英国式

科学が実証する睡眠の技術

人生を最高にする眠り方

アリス・グレゴリー＝著
西多昌規＝監訳　日向やよい＝訳

NEWTON PRESS

著者覚書

本書で取り上げた論点を具体的に示すため，逸話を用いた。著名人や科学者への言及を除き，匿名性の保護のために氏名や詳細は変えてある。著者は睡眠の研究者であるが，臨床のための教育は受けていない。睡眠を改善するためのヒントを本書の各所で提供しているとはいえ，生活習慣に何らかの変更を加える場合は，事前にかかりつけ医に相談し，あなた個人の状況を考慮しながら，変更が自身にとって適切かどうかを判断してほしい。

This translation of NODDING OFF is published by Newton Press by arrangement with Bloomsbury Publishing Plc through Tuttle-Mori Agency, Inc., Tokyo

英国式

科学が実証する 睡眠の技術

人生を最高にする眠り方

序文

PROLOGUE

オックスフォード大学の講堂の3列目の席に，わたしはそっと体をすべり込ませた。べとつくカーペットが敷かれたナイトクラブでの連夜のどんちゃん騒ぎのせいで，目がしょぼしょぼする。精神医学講座の今学期最後の授業だけれど，ひと眠りするつもりだった。とにかく眠くてたまらない。しばらく目を閉じていられるなら，あとで課題図書リストの本を一冊残らず読んでもよい。そんなふうに思っていたのに，眠るどころか，耳をすまして講義の一言一句をむさぼるように吸収することになった。

現在はカリフォルニア大学バークレー校の教授を務めるアリソン・ハーベイは，当時オックスフォード大学の心理学科の講師になったばかりだったが，その1時間の講義中，わたしたち学生の注意を引きつけて放さなかった。講義のテーマは，その時のわたしに最も不足していたもの，つまり睡眠だ。考えると妙な話だが，精神と行動について3年間も学んでいたのに，このテーマについての講義はほかに一つも思い出せなかった。ところがハーベイによれば，眠りはわたしたちの覚醒時の状態を左右するきわめて重要なものなのだという。

さらに彼女は，たとえあなた方が心理学の課程を修了して，小児発達や教育心理学，精神衛生を専門とする道に進むにせよ，あるいは何か別の方法で生計を立てるにせよ，睡眠の重要性を過小評価するのは賢明ではないでしょうと続けた。それは，わたしが世のなかを観察しながら常々感じていることそのままだった。親は，子どもに十分な睡眠をとらせようと躍起になる。自分たちの精神衛生のためだけではない。睡眠時間が足りないと，望みどおりの優しくて元気な子に育ってくれないのではないかと，本能的に恐れているからだ。ティーンエイジャーの多くは朝寝坊で，大人からはばかにされたり，ガミガミ叱られたりすることがある。だが，あまりにもありふれた行動なので，そうした行動が生まれつき体に組み込まれているのだとわかったとしても，少しも意外なことではない。ひょっとすると，若者に朝寝坊をやめさせようとすれば，睡眠不足のせいで試験に落第したり，事故にあったり，感情のコントロールが効かなくなったり，といったリスクが高まることさえありうるのかもしれない。

大人にとっては，眠れないことが時として恐怖の対象となる。寝なければと必死になるあまり，自然な眠りの訪れが妨げられてしまうことさえある。横になってもいっこうに寝つけず，眠れないことをくよくよ悩む。こんなにも眠れないようでは，頭のなかがぐちゃぐちゃになり，明日の仕事に差し支えるのではないか,「あの苦手な同僚」に冷静に対応できないのではないか，といった具合だ。心配し出すときりがない。それに，大切な人が病気や高齢の影響で眠りが浅くなったときには，せめてひと晩だけでもぐっすり眠らせてやりたいと思うものだ。ハーベイは,この睡眠という「謎に包まれた気晴らし」についてわかっていることがどれほど少ないかも指摘した。あとから気づいたのだが，睡眠の世界的な研究者の間でも，その主要な機能についてはいまだに見解が一致していない。睡眠と，わたしたちの生活のそれ以外の側面間との関わりについては，まだ学ぶべきことがたくさんあるのだ。

その夏，わたしは大学を卒業し，日本で1年間学ぶために渡航した。まわりのものすべてが美しく,出会う人は誰もが親切だったにもかかわらず,わたしは日本での生活に落ち着かなさを感じていた。睡眠についてもっと知りたかった。そこで，厚かましくもハーベイにメールを送り，遠くから研究を手伝ってもらえないか尋ねてみた。そしてハーベイと一緒に計画を立てた結果，わたしが日本で，睡眠についてのアンケートを大勢の学生に配ることになった。ハーベイがイギリスで同じことをしてくれる。そうすれば，あとで回答を比較することができる。睡眠の研究者ではないにもかかわらず，わたしの婚約者も熱心に手伝ってくれ，2人で何時間もかけてアンケート用紙を大学の寮で手渡して回った。結果を集計してみると，おおよそ次のようなことがわかった。寝る前にどうしても色々なことを考えてしまって眠れなくなるという不眠のタイプが，この二つの異なる文化にほぼ共通していたのだ。興味深い結果ではあるが，ごく小規模の調査だったため，論文はそれほど大きな話題にはならなかった。それでも，本物の研究の世界に足を踏み入れたという事実に何より興奮させられたし，この先の人生において，こうした研究をして過ごせたら最高に幸せだろうと悟ったのだった。

イギリスに帰国すると，ロンドン大学キングスカレッジの博士課程に入学して，社会心理学，発生心理学，発達心理学を中心に学び始めた。この大学では多方面の研究が数多く行われているにもかかわらず，わたしの所属する学科には睡眠について指導してくれる専門家がおらず，睡眠を主な研究テーマにしたいというわたしの希望はいくらか奇異な目で見られた。わたしは小児発達を長年研究している院生仲間に質問をぶつけては，一日のうちのどの時間帯の眠りでもよいから，眠りについて親や子どもに尋ねた人はいないか，そうしたデータを集めた人はいないかと探したものだった。そうやって見つけたものと，さらに集めたデータを使い，睡眠の不十分な子どもが将来，不安や抑うつ傾向といった問題をより体験しやすいかどうかという疑問に答えを出そうとした。睡眠とそうした問題の関係性を説明するうえで，どのような遺伝子や環境が影響を与えるのかにも目を向けた。睡眠とそうした問題は一緒に遺伝するのだろうか？　担当の指導教官たちは，このなじみのない研究分野に対するわたしの情熱に困惑させられることもあったのではないかと思う。でも，もしそうだったとしても，そうしたそぶりはまったく見せることなく，いつも信じられないほど力になってくれた。快く時間を割いてくれたり，データを提供してくれたりした。

ロンドン大学ゴールドスミスカレッジの講師になってからも，わたしの一番の興味はやはり睡眠についてだった。わたしは独自の研究を行い，子どもの思考と睡眠との関係に関する疑問を解き明かそうとした。遺伝子がわたしたちの眠りにどのような影響を与えるのかについて，さらに多くのことを学んだ。ヒバリのように朝が一番調子がよいのか，それともフクロウのように夜型なのかに対する遺伝子の影響も検討した。世界中の研究者と共同研究を行い，睡眠への尽きない興味を熱心な学生たちと分かち合う機会にも恵まれた。1週間に6日仕事をし，一瞬一瞬を楽しんだ。

そして30歳になったとき，子どもを授かった。ところが，生まれた赤ん坊はちゃんと寝てくれず，当然わたしも眠ることができない。生活のすべてに影響が出るに及んで，これまでにわたしが書いたあらゆる研究論文が突然，新たな意味をもつようになった。ほかの新米の親たちにとってもこの問題は大きな関心事で，わたしたちの会話はいつも，この話題へと戻っていったものだ。それに，「子どもは一人で寝つくまで放っておくように」という，経験者ぶった押しつけがましいアドバイスが，たとえ善意から出たものであっても，それぞれ複雑な事情を抱えた親にとってどれほどありがた迷惑なものかも，よくわかった。親によっては，そうしたやり方を望まない場合もあるし，不適切な場合もある。子どもが寝てくれないという問題を解決してくれる決定的な本をついに見つけたと，興奮気味に話す何人もの親にも出会った。ところが，たいてい2，3週間後にはその勢いもどこへやら，念入りに調整した寝かしつけ方が，赤ん坊がちょっとくしゃみをしただけで吹き飛んでしまったと，がっくり肩を落とすのだった。しっかりした証拠に基づいて書かれた本がほとんどないため，親たちにしてみれば，どの「専門家」を信じるべきか，判断が難しい。本当にわが子を「泣き叫ぶ」ままにしておいていいのか？　寝かしつけてやるのが当たり前だと思えるようなときに添い寝してやるのが，本当に間違ったことなのか？寝てくれないという状態に終わりはないのか？　子どもの睡眠に関する本を書いている人々は，魔法のようなやり方を紹介しようと自信たっぷりに宣言する。彼らに子どもがいるとしたら，たぶん素晴らしくよく寝てくれるのだろう。それに比べ，わたしは一応睡眠の専門家ではあるけれど，答えをすべて知っているわけではない。たとえばわたしは，夜間に時折激しい発作を起こす息子を一人で眠りにつかせようとは思わなかった。しばらく入院したあとは，そばで横になって小さな手を握り，ノイローゼ寸前の錯乱状態で何時間も過ごした。呼吸の一つひとつを見守りながら，このまま何事もなく眠っていてくれますようにと，祈る思いだった。

それが，この本を書こうと思ったきっかけだ。睡眠の科学への尽きない情熱を分かち合いたかった部分もあるが，その熱い思いを現実の生活に当てはめてみたいと思った。子どもを産み，睡眠を奪われるという過酷な体験をしたこと，わが子の睡眠パターンがしだいに発達し，変わっていく様子を観察したことが，執筆の主な原動力となった。とはいえ，睡眠は常にわたしたちとともにあって，生涯を通して欠かせないものであり，変わっていくその過程にはそれぞれ異なる課題がある。小児期と青年期には，睡眠が奪われると，まるで注意欠如・多動性障害（ADHD）*1のような挙動を示すことがある。そのため，子どもに夜更かしの習慣があるかどうかを考慮しない医師には，ADHDと誤診されてしまうおそれがある。ことによると，世界中でそうした事態が起こっているかもしれない。成年に達しても睡眠の変化は止まらず，きつい仕事に明け暮れる生活が睡眠に大きな影響を及ぼすことが多い。日中に寝て夜間に働かなければならない人たちは，その影響で健康を損なう危険がある。定年退職し，好きなだけ寝ていられ

＊1　神経発達障害であるADHDという疾患が現実に存在しないという意味ではない。ADHDを思わせるような症状があった場合には，睡眠が何らかの役割を演じていないか評価することが大事だということだ。睡眠が関係している場合もある。

るようになってからも，さらに難題が待っている。高齢になると目に変化が起こり，光にフィルターがかかったようになるため，体内時計の設定がうまくできなくなる場合があるのだ。もっとも，絶えず進化し続ける科学のおかげで，やがては愛する人が息を引き取る時刻さえわかるようになるかもしれない。

睡眠に関する知識は，日ごとに —— それに夜ごとに —— 増えている。青年期の友情に関して睡眠が重要であるとわかったのは，最近になってからだ。研究では実際に友人同士のグループを実験室に連れてきて，睡眠不足が他者との人間関係にどう影響するかを調べた。ベッドにのりづけされたかのように動けない状態になる，睡眠麻痺（金縛り）の原因に関する全面的な調査が始まったのも，せいぜいここ2，3年のことだ。研究者は今ようやく，成人の睡眠を孤独な気晴らしとみなすのをやめ，成人の大多数が誰かと同じベッドで眠っているという現実にしっかりと目を向け始めた。といっても，わたしたちがまだ知らないことはたくさんある。研究は急速に進んでおり，今では十分な睡眠が，少なくとも健康的な食事と同じくらい重要なものとして考えられている。メディアは毎週，睡眠の重要性を何か新しい話題と関連づけて取り上げる。その話題は，肥満の蔓延《まんえん》，がん，糖尿病，アルツハイマー型認知症，学習と記憶，一流スポーツ選手の成績，事故死，仕事の成績，創造性，不安や抑うつ傾向と，実に多彩だ。しかし，わたしたちはどうしたらもっとぐっすり眠れるのだろうか？　カフェインやアルコールは控えて，酸っぱいチェリージュースや温かいミルクを飲んだほうがよいというのは本当なのだろうか？　どれが正しくて，なぜこうした情報があとからあとから出てくるのだろうか？　睡眠はわたしたちの人生の約30％もの割合を占めるにもかかわらず，きわめて過小評価されている。そうした睡眠に関心のあるすべての人に，この本を捧げる —— これはあなたのための本だ。

第1章

CHAPTER 1

睡眠に関する入門講座

わたしは，渡されていた茶色い小びんのふたをねじって開けた。不安感を鎮めてくれるものが入っているという話だったが，たとえこれでリラックスできたとしても，本当に薬が効いたのか，それとも偽薬的なプラセボ効果なのか，定かではない。そう思いつつ，実験に慣れている者ならではの正確さで，その薬をピペットで数滴，舌の上にたらす。びんを次の院生に手渡すと，彼女はためらうことなく，残りをひと息に飲み干した。それからわたしたちは一緒に，タウンハウス（集合住宅の一種）の古ぼけた地下にある小さなセミナー室に向かった。そこはロンドンのデンマークヒルという場所で，外の通りでは向かいの大きな病院に出入りする救急車のサイレンがけたたましく鳴り響き，精神状態にとって好ましい環境とはいえなかった。わたしはロンドン大学キングスカレッジにおける専攻学科の優秀な教授たちの前で，博士課程の研究成果を初めて発表することになっていた。世界中から慎重にヘッドハンティングされて大学に迎えられた教授陣は，それぞれの専門分野の第一人者と目される人たちだ。その研究者たちは小児発達や精神衛生，遺伝学についての考え方を一新させる論文を数多く書いていたものの，わたしの研究テーマである睡眠について多くを知る人は一人もいなかった。

猛練習のおかげで，プレゼンテーションは一言一句間違えずに繰り返せるまで準備できていた。どこで間を置くかやにっこりとするか，さらに，どこで即席の冗談を挟んだりするかまで考えてあった。それなのに，いざ本番となると自分の不安をコントロールするのが精いっぱいで，その場の状況を冷静に把握する余裕などほとんどなかった。プレゼンテーションは自動操縦のように機械的に終了し，質疑応答が始まった。わたしはすばやく，薬をひと息に飲み干した院生仲間のほうを見やった。この恐ろしげな聴衆の前でわたしを輝かせてくれるような，そんな質問をしてくれる気はないだろうか。でも，彼女はどこかうわの空で，迫りくる自分の発表のことしか頭にないようだった。

それに引き換え，居並ぶ教授たちは誰もがいつものようにしっかり集中していたらしく，熱心に手を挙げている。次々に質問を繰り出す用意がすっかりできているようだ。誰にしよう？　どうか，どうか，お手やわらかに。

「では，イアン」。まずは，陽気な人柄で知られる遺伝学の教授を指名した。すると，「ええと，睡眠という言葉を正確にはどういう意味で使っているのかな？　それに，なぜ人は睡眠に頭を悩ますのだろう？」と質問された。

自分の研究の複雑な側面について色々と答えを準備していたが，この一見単純な質問には，なぜか答えに窮《きゅう》した。結局，わたしは要領を得ない答えしか返せず，注意深く見守る指導教官の前で顔から火が出るような思いをしたあげく，睡眠の研究の際には，この質問に答えられるようになることをいつも念頭に置こうと，心に誓ったのだった。

睡眠とは何か？

眠りは毎晩訪れるのに，いざ定義しようとすると，なかなか難しい。いったい睡眠とは何なのだろう？　わが家の7歳と10歳の息子たちに聞けば,「横になって何もしていないこと」と答えるだろう。静止した状態になるというところは比較的しっかりと捉えられているが，ほかにもある重要な特徴が見逃されている。たとえば，周囲の世界への反応性は低下するものの，それは復元可能だ（目覚めさせることができる）。科学者なら，就寝前には何か決まった行動が見られると指摘するかもしれない。それは種《しゅ》によってさまざまで，人間の場合はたいてい歯を磨く。場所も，睡眠の定義に役立ちそうだ。わたしたち人間はベッドで丸くなって眠るが，コウモリは洞窟の天井から逆さにぶら下がって寝る姿がよく見られる。

単純な説明としてはほかに，スイッチという考え方がある。あるときまでは目覚めていても，次の瞬間にこのスイッチがパチンと切られると，眠ってしまうというわけだ。もっとも，夜眠っているとき，わたしたちのなかではある変化が起こっており,「スイッチが切られた」状態というわけではない。単なる停止状態ではなく，脳も体も忙しく働いて，驚くべき仕事をこなしている。それに，目覚めている状態から夢の国へは，一段階の単純な変化でたどり着くわけでもない。生理過程におけるさまざまな変化を見せながら，異なる睡眠段階を通り抜けていく。最初の段階はあまりにも軽微なので，もしその段階で目覚めても，居眠りしていたという自覚はないかもしれない。

それでは，眠っているときと，「スリーピング・ライオン」*1のゲームをしているときの違いはどこにあるのだろう？　それを知る一番よい方法は，生理的な状態を観察することだ。「睡眠ポリグラフィー」と呼ばれる睡眠モニターを体につけておけば，本当に寝ているかどうかを正確に把握することができる。体や頭皮のさまざまな部位に電極を装着し，脳の活動，眼球運動，筋緊張度，心拍数などを記録していく。血中酸素濃度も，体の一部（指先や耳たぶ）に光を当てるパルスオキシメトリという測定技術を用いることで，痛みもなくモニターできる。そうした情報があれば，本当に眠っているかどうかがわかるので，いくら寝たふりをしてもだますことはできない。また，ひと晩中スリーピング・ライオンをしていた人と，実際に寝ていた人にどんな気分かと尋ねたら，両者の答えは大きく異なっていて，どちらが寝たふりをし，どちらが実際に寝ていたかが簡単にわかるだろう。寝たふりをしていた人は眠くてたまらず，睡眠不足を取り戻そうとするはずだ。

---

*1　子どものゲームで，誰が一番長く，横になってじっと静かにしていられるかを競う。

睡眠と「似て非なるもの」という意味で，睡眠と全身麻酔との違いに関心がもたれてきた。痛みを感じないように手術前に麻酔をかけるとき，「患者を眠らせる」という表現が使われるくらいだから，両者に関与する共通の脳回路があるのかもしれない。とはいえ，睡眠と全身麻酔には明確な違いもある。寝ている人に手術をしようとすれば，メスを入れたとたんに飛び上がるだろう。即座に目を覚まして，痛みに金切り声を上げるに違いない。では，睡眠とは何なのだろう？　何がわたしたちを眠らせたり，目覚めさせたりするのだろう？

睡眠欲と体内時計

睡眠と覚醒は，二つのプロセスが大きく影響しているように思われる。一つは，長時間起きていたあとに，眠いという感覚を起こさせるプロセスだ。ずっと起きていれば眠くなるのは当たり前と思うかもしれないが，実はもっと複雑な仕組みが関わっている。「睡眠恒常性維持機構」と呼ばれるプロセスで，そこには睡眠欲が関係してくる。睡眠のタイプを調べれば睡眠欲がどの程度かを測ることができ，特に疲れているときや夜の初めには徐《じょ》波《は》睡眠[*2]が多くなる。ところで，わたしたちの体は長時間起きていたことをどうやって知るのだろう？　まだ科学的に完全に解明されたわけではないが，有力な説の一つによると，脳をはじめとする神経系が長い間覚醒していればいるほど，眠さを誘発する物質がたくさん蓄積するという。

そうした物質の一つがアデノシンだ。覚醒している人の脳内には，エネルギー代謝の副産物であるアデノシンが蓄積する。カフェインを摂取すると，アデノシンの作用は妨げられる。そのうえ，カフェインを摂取すると体はアドレナリンを放出して「闘争・逃走反応」と呼ばれる作用を起こし，こちらも人が眠りに落ちるのを邪魔する。コーヒー業界が繁盛し，何十億ドルもの市場規模を誇っているのは，主にアデノシンのおかげというわけだ。

睡眠欲を説明するうえで重要な物質はほかにもあり，まだ解明されていないことがたくさんある。さらに研究や発見が進めば，時には目を開けておくのがなぜこれほど難しいのかという謎も，完全に解ける日がくるだろう。

この仕組みについて，ピッツバーグ大学で精神医学の教授を務めるダニエル・ビュイスと意見を交わしたとき，彼は次のように指摘した。「睡眠のこの恒常性維持に関わる側面は，生存に不可欠でありながらある程度意識的に制御できる機能を果たしているという点で，ユニークだ。ただし，代替は効かない。生存に不可欠であって恒常性維持のための制御を受け，その制御がある程度意識的にできるものとしては，ほかに食べる，飲む，呼吸するといった機能がある。しかしこれらは，栄養剤や水分を静脈内に投与したり，人工呼吸器を使ったりというような人工的な手段で代替できる。睡眠は恒常性維持のための生理機能としては唯一，代替の利かないものなのだ」。

睡眠と覚醒をコントロールしている二つ目のプロセスは，わたしたちがいつ，眠りに落ちたり目覚めたりするかに関係がある。このプロセスは，強力な体内時計のように働く。つまり，目覚めてからの時間の長さに関わりなく，わたしたち人間には，日中は目が覚めていて，夜になると疲れを感じる傾向がある。それは，体のさまざまな部分に時計があるからだ。実際，体内のかなり多くの細胞が，それぞれ概日《がいじつ》時計をそなえている。これは，エネルギーを使うことや，損傷を修復するといった細胞内のさまざまな活動について，細胞が独自の指示を出せることを意味している。「概日（circadian）」という言葉は，ラテン語で「おおよそ」を意味する*circa*と「日」を意味する*dies*を由来とし，当然このプロセスはほぼ24時間周期で

＊2　脳波に大きくゆるやかな波が現れる深い眠り。「ノンレム睡眠」の一部を占めている。

作用する。

「親時計」（つまりグリニッジ天文台の時計に当たるもの）は，脳の視交《しこう》叉上核《さじょうかく》と呼ばれる小さな領域にある。視交叉上核は脳の奥深くにある視床下部に位置し，視床下部は目から脳への信号伝達において重要な視交叉のうえにある。この「親時計」は「指揮者」と呼ばれることもあり，体中の時計がすべて同調して時を刻み，美しいメロディーを奏でるように調整している。何がそれらの時計を動かしているのかというと，もちろん単3乾電池があるわけではなく，生物学的な仕組みが大きな原動力となっている。

特に重要なのが「時計遺伝子」だ。これが細胞に指示を出し，特定のタンパク質をつくらせる。複雑なプロセスだが，特定のタンパク質が時とともに蓄積し，やがてその濃度が十分に高まって細胞核，つまりコントロールセンターに侵入すると，タンパク質をつくらせていた遺伝子はスイッチがオフとなる。タンパク質が変化，または分解し始めると，時計遺伝子は再びスイッチオンとなり，一連のプロセスを繰り返すようになる。このサイクルにはおよそ24時間を要し，わたしたちの体が24時間のリズムを刻むことをサポートしている。このように，わたしたちの概日リズムは大部分が体の内部からコントロールされているのだが，外部からの刺激も欠かせない。体内時計を周囲の世界に合わせるうえで一番効果的なのは光を用いる方法で，これについては改めて詳しく取り上げる。

段階によって異なる睡眠

睡眠はいくつかの段階に分けることができる。重要な区別の一つは，急速眼球運動（レム）睡眠と非急速眼球運動（ノンレム）睡眠だ。それほどワクワクするような違いには聞こえないかもしれない――眠っている間に目がキョロキョロ動くからといって，誰がそんなことを気にするのだろうか？　ところが，眠りは段階によって性質が大きく異なる。レム睡眠がおそらく一番奇妙な段階といえるだろう。その名が示すように，目が落ち着きなく動くのだが，ほかにも活発になるものがある。脳の活動が高まって，目覚めているときとやや似たような状態になる。呼吸が速くなる特徴もあり，夢を見るのはたいていレム睡眠中だ。一方で，生後早い時期からレム睡眠中には体をピクリとも動かせなくなり，麻痺したような状態になる。ほかの機能はすべてオーバードライブ気味になっているように見えるのだから，考えてみるととても妙な話だ。この麻痺については，一種の生存メカニズムと捉えるのが一番無理のない説明かもしれない。もし夢のとおりに体を動かせるとしたら，人間はどこで何をするかわかったものではない。テムズ川で泳いだり，ホワイトハウスを訪問しているかもしれない[*3]。

レム睡眠以外をノンレム睡眠と呼び，主にN1，N2，N3という三つの部分に分けられる。N1が最も眠りの浅い段階で，まだ半ば目が覚めているように感じられる場合もある。N3が最も眠りが深い。これらの段階は，脳の電気的な活動のほかに，心拍数や呼吸数，体温といった指標によっても区別される。

成人が眠りに落ちるときは，レム睡眠の前にノンレム睡眠に入る。一般に，わたしたちの睡眠は一夜を通して約90分周期で変化する。目覚めているときの脳波は周波数が高く（高速で），振幅が小さい（山がそれほど高くない）。こうした波は，湖に小石を投げ込んだときにすばやく広がる小さな波紋に似ているかもしれない。これらはアルファ波およびベータ波と呼ばれる。眠りに落ちると，わたしたちはN1に入る（次図参照）。この段階では脳波の周波数がわずかに下がり，振幅が少し大きくなる傾向がある。

＊3　実際に，レム睡眠中に麻痺の仕組みが働かなくなってレム睡眠行動障害（後述）が起こり，発声や動きをもたらすことがある。

これはシータ波と呼ばれる。N1に続くN2は，脳の電気的活動の急激な高まりを特徴とする。これは，脳波のプリントアウトに現れた形から，睡眠紡錘波と呼ばれる。この段階ではほかにＫ複合波と呼ばれる特徴的な波形も見られ，Ｋ複合波は脳波上のビッグイベントで，大きな振幅をもち，まるで異常波のようによく目立つ。その後，睡眠はより深くなり，深い睡眠，デルタ睡眠，徐波睡眠などとも呼ばれるN3では，さらに周波数が低く，振幅が大きいデルタおよびシータ波が現れる。こうした波は外洋で見られる大波と共通点が多い。

睡眠のさまざまな状態を特徴づける脳波

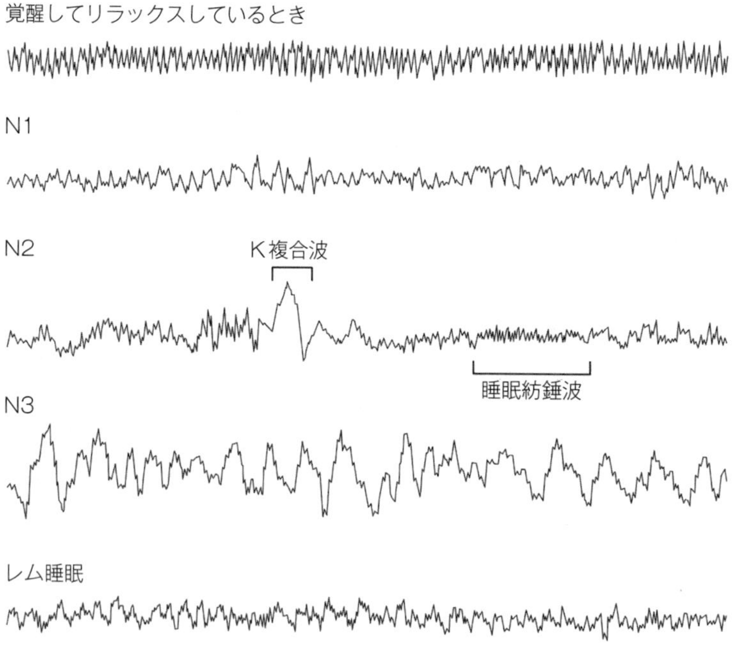

出典：Penfield, W., & Jasper, H. (1954). Epilepsy and the functional anatomy of the human brain. Little, Brown & Co., Boston.

睡眠が最も深い段階に達したあと，たいていはN2に戻り，その後，再び最初のレム睡眠に入る。これで睡眠サイクルが完成し，時には一時的に覚醒したあと，2番目のサイクルに入って，ひと晩中これを繰り返す。睡眠サイクルは常時一定とは限らず，睡眠の最初のほうでは，あとのほうに比べて深い睡眠の割合が高い傾向がある。逆に，夜が更けるにつれ，レム睡眠の比率が高くなる。睡眠の段階およびサイクルを「睡眠構造（sleep architecture）」と呼ぶ。建築においては建物の構造に関心が寄せられるように，睡眠においてもその構造が注目される。

睡眠と脳

わたしたちが眠りに落ちるとき，脳では何が起こるのだろうか？　個々の神経構造の電気的活動，つまり活性化を調べると，脳は運転状態でもなければ，安静時のようにアイドリング状態でもないことがわかる。覚醒と睡眠は，睡眠の各段階と同じように，個別の脳領域の活性化と抑制との間のダンス，あるいはバランスと考えることができる。たとえば，わたしたちが寝入るとき，腹《ふく》外《がい》側《そく》視《し》索《さく》前《ぜん》野《や》と呼ばれ，視床下部の前にある脳領域の活性が高まる。すると，上《じょう》行《こう》性《せい》網《もう》様《よう》体《たい》賦《ふ》活《かつ》系《けい》に関連する脳領域のような，覚醒に関わる脳領域が抑制される。目覚めるときには逆に，上行性網様体賦活系に関連する脳領域が活性化され，睡眠に関わる領域（たとえば腹外側視索前野）が抑制される。

脳の各領域が睡眠や覚醒をもたらす方法については，神経伝達物質と呼ばれる化学的な伝達物質を通じて行われることがわかっている。覚醒から睡眠への切り替えをコントロールしている脳領域（すなわち腹外側視索前野）は，γ《ガンマ》-アミノ酪酸（略してGABA）などの神経伝達物質を放出する。GABAは抑制性神経伝達物質で，覚醒促進神経伝達物質にブレーキをかけて，わたしたちがひと眠りするのを助ける。反対に，覚醒に関わる脳領域

（すなわち上行性網様体賦活系に関連した脳領域）は，オレキシン，アセチルコリン，ヒスタミン，ドーパミン，ノルアドレナリン，セロトニンといった神経伝達物質を放出し，それが大脳皮質全体にメッセージを送って，わたしたちを目覚めさせておく。こうしたメカニズムは複雑で，簡単に割り切れない部分もあるのだが，これが脳内で起こっている現象の要点である。

睡眠の必要性

最も優秀な科学者の間でさえ，人がなぜ眠るのかについての見解はまちまちだ。だが，睡眠の重要性については意見が一致している。シカゴ大学名誉教授のアラン・レヒトシャッフェンはいみじくも，「もし何か肝心な機能を果たしていないなら，睡眠は進化における最大のミスだ」と語っている。では，わたしたちはなぜ眠るのだろうか？

レヒトシャッフェンは1980年代にこの謎の解明を試み，その方法の一つとして，動物から睡眠を奪う実験をした。水面に浮かべた円板にラット（ネズミの一種）を乗せ，眠りそうな仕草を見せるたびに円板を回転させて，強制的に覚醒させておいたのだ。わたしたちが空港の動く歩道を進むときに注意を怠らないようにする必要があるように，回転する円板の上にとどまるためには，ラットは目を覚ましていなければならない。歩き出さないと水に落ちてしまうからだ。睡眠を長時間奪われたラットには，体温調節に関する問題など，さまざまな生理学的な変化が現れた。この実験は，普段の睡眠のおかげで「正常に保たれている」ものがあることについての手がかりを与えてくれた。

睡眠不足が生命そのものに影響を与えることも，わりと早い段階で明らかになった。2～3週間にわたり睡眠を奪われたラットは死んでしまったのだ。睡眠タイプごとの重要性を見分けるため，レム睡眠だけを奪う実験も行われた。ノンレム睡眠の恩恵はいくらか受けられるようにしたのだが，やはりラットはまもなく死んだ。ただし，今度は少し生存期間が延び，4～6週間前後生きていた[*4]。眠らないとラットが長く生存できないことは事実のようだ[*5]。果たして人間も同様なのだろうか？

当然ながら，この疑問に答えるのはそう簡単ではない。幸いなことに，深刻な危害が及ぶまで，人間の睡眠を奪うような実験を許可する倫理委員会は世界中どこにもない。代わりに，自然に起こった不眠の例から，その答えを推測することができる。印象的な例として，まれな遺伝的疾患である致死性家族性不眠症がある。この病気にかかった人は眠れなくなり，発症から平均18カ月以内に命を落とすおそれがある。これはプリオン病の一つで，異常タンパク質が脳内に蓄積して損傷を与える。睡眠と覚醒のサイクルに不可欠な脳部位である視床を侵すため，この病気にかかると，睡眠時間の減少，睡眠段階の乱れや崩壊といった異常な睡眠パターンを示すようになる。最終的に，まったく眠れなくなることもある。もっとも，不眠が死をもたらす例としてこの病気がよく引き合いに出されるとはいえ，決めつけるべきではないだろう。この悲惨な変性疾患のその他の特性が死亡原因になっている可能性もあるからだ。致死性家族性不眠症の症状には不眠だけではなく，認知症も含まれるし，発話や嚥下《えんげ》，体温調節の困難なども見られる。

完全かつ長期にわたり睡眠が奪われた過去の例からも，睡眠の重要性に

---

*4　研究者にとって，こうしたタイプの研究を行うのは苦痛だったに違いない。死への途上にある動物は，しだいに骨と皮にやせ細り，体が冷たくなって潰瘍ができていく。睡眠研究の分野における画期的な実験ではあったが，現在ではこうしたタイプの実験は不可能だろう。実験動物の苦しみを最小限にとどめるための厳格な規制が整備されているからだ。

*5　実験結果に対しては，ストレスや概日リズムの崩壊など，別の解釈も提案されている。ただし，もとの論文の著者らは，そうした解釈が成り立つ可能性は低いとしている。

関する情報が得られる*6。ランディ・ガードナーのケースを見てみよう。1960年代に，高校生のランディが科学研究の一環として，264時間にわたって睡眠を奪われた。目を覚まさせておくために，コーヒーなどの刺激物は使われなかったそうだ。睡眠剥奪中には，協調運動の欠如，神経過敏，妄想など，さまざまな問題が見られたという。

その後，わたしが博士論文を提出した2004年ごろには，テレビのあるリアリティ番組が，10人の参加者に賞金10万ポンドで，1週間眠らずにいられるか，競わせた。いくらエンターテインメント番組とはいえ，そんな企画が許されるのは驚くべきことに思われた。科学の分野ですら，いまだにそうした実験が許されているのかどうか，わたしにはよくわからない——特に，最初のラットの実験結果の悲惨さがよく知られているとあっては。番組で賞金を勝ち取ったクレアという女性は，7日以上という厳しい睡眠剥奪に耐えた。頭のなかで繰り返し歌を歌ったり，まばたきゲームをしたりして，何とか目を覚ましていたのだ。睡眠剥奪が参加者に及ぼした影響は見た目にも明らかで，ガードナーの体験したことと似ている部分もあった。神経がぼろぼろになり，幻覚が起こって，ある参加者は自分がオーストラリアの首相だと思い込んだ。明らかにわたしたちには睡眠が必要で，睡眠を奪われると感情をコントロールできなくなり，幻覚や妄想が生じる。しかし，睡眠はなぜ，それほどまでに重要なのだろうか？

睡眠の役割

睡眠に関する代表的な理論として，わたしたちが眠るのはエネルギーの節約，または危険回避のためだという考え方がある。「進化説」と呼ばれることもあるこうした理論にはなるほどと思わせるところもあり，睡眠の謎の一端を正しく捉えているのかもしれない。しかし，それらの説で，わたしたちがなぜ眠るのかを完全に説明することはできるのだろうか？　まず，エネルギー節約という仮説を考えてみよう。これは睡眠中は使うエネルギーが少ないとする説で，その理由としては体温の低下や睡眠に伴うその他の生理的変化，たとえばノンレム睡眠時の代謝率の低下などが挙げられる。この説の根拠となっているのが，動物の体のサイズと必要な睡眠量の観察結果だ。概して，代謝率が高くてエネルギーを急速に消費する小さな動物ほど，睡眠時間が長い。ゴールデンハムスターが日に14.3時間くらい寝るのに対して，キリンは日に1.9時間ほどしか睡眠を必要としない。ただし，常にそう断言できるわけではなく，モルモットが日に9.4時間前後寝るのに対して，それよりずっと大きなトラは15.8時間も寝る。

エネルギー節約仮説の支持者は時に，冬眠する動物を引き合いに出す。そうした動物は代謝を大幅に引き下げ，体温を最大氷点下2.9℃まで下げることによって，冬中エネルギーを節約する。しかし睡眠は冬眠ではない。また，わたしたちが寝ている間に節約できるエネルギーの量はそれほど多くはないようだ。ひと晩中起きているのではなく睡眠をとることで，どれくらいエネルギーを節約できるのかご存じだろうか？　推定では，わずか134カロリーだ。わたしは，オフィスでの長い一日を終えて帰宅する途中に大好きなチョコレートバーをよく食べるのだが，そのカロリーより少ない。睡眠の主な機能がエネルギーの節約であるならば，なぜもっと多くのエネルギーを節約しないのだろう？　おそらく，わたしたちが寝ている間も体内では基本的な生理プロセスが進行中で，そのためにエネルギーが必要なのだろう。そのうえ，睡眠のさまざまな段階について考え始めると，この説はさらに理屈に合わなくなってくる。レム睡眠中は覚醒時と似た脳

＊6　こうした研究では，必ずしもすべての睡眠が妨げられるわけではない。たとえばマイクロスリープ（瞬間睡眠，瞬間的居眠りなどと呼ばれる）が起こるのを防ぐことは難しい。

活動が行われており，覚醒時と比べて少しもエネルギーを節約できているようには思えない。睡眠による節約は，チョコレートバーどころか，セロリ1本のカロリーにさえ匹敵しそうにない。

それに，とりわけ一部の動物には睡眠中のエネルギー節約が起こりそうもないことが発見されている。たとえばイルカは，一度に脳の半分しか眠らず，ずっと動き続けることができる。そう，イルカは風変わりな方法で眠るのだ（ほかにも，クジラやネズミイルカのような海生動物，時には鳥類も同様だ）。ひと眠りする準備ができると，脳の一方の半球だけが睡眠モードに入る——興味深いことに，レム睡眠ではなく，深いノンレム睡眠と決まっている。もう一方の半球は，周囲の世界に対する一定レベルの警戒を維持する。そのうえ，イルカは一方の目だけを閉じる（通常，閉じるのは眠っている半球の反対側の目だ）。こうした動物は，両半球を交互に眠らせることができるので，脳のどちらの側も睡眠の恩恵を受けられる。こうした眠り方をする理由については，水面に浮上して呼吸したり，周囲の状況を把握し続けたり，熱を発生したりできるからだといわれている。というわけで，イルカなどの一部の動物は睡眠中も脳の半分が常に覚醒しており，エネルギーをたくさん節約しているようには思えない。一方で，睡眠をエネルギー節約の手段として捉えるより，もっと説得力のある説が唱えられている。睡眠とは，生命維持に不可欠な生理プロセスにエネルギーを適切に配分するための，異なった行動状態だという説だ。

寝るのは危険を避けるためだというのは，ベッドで丸くなっていれば災難にあうおそれが少ないという意味だろう。人間だけでなくほかの動物も，安全に寝られるところで横になろうとする。しかし，この説は本当に筋が通っているだろうか？　あなたやわたしのような昼行性動物*7が眠るのは，あたりが暗くなる，一番気味の悪い時刻だ。睡眠中，わたしたちは無防備になり，目覚めているときに比べて明らかに攻撃されやすくなる。捕食者に襲われる危険が増し，ありとあらゆる凶悪犯罪の被害者になるリスクが増大する。わたし自身，うたた寝中に写真を撮られるという被害を受けたことがある。いびきをかき，二重あごになって，よだれまで垂らしている姿を撮られたのだ！

もっと筋の通る説として，ひと眠りすれば脳や体に自らを修復する機会を与えられるという考え方がある。実際，睡眠は夜間にある種のホルモンをつくる特別な機会となることが知られている。深い睡眠中には，成長ホルモンの分泌が最大になる。これは細胞の再生にとって重要で，おかげで体は傷ついた細胞や死んだ細胞を取り換えることができ，わたしたちは成長したり変わったりできる。睡眠は，体内の生理プロセスの微妙なバランスの再調整や回復を可能にするというわけだ。

最近の修復説の一つによれば，わたしたちが眠るのは，睡眠によって脳がいわば「シャワーを浴びる」ことができ，日中に蓄積した毒素を洗い流せるからだという。つまり，覚醒時には脳に毒素がたまるという考え方だ。毒素にはさまざまな形態があるが，よく研究されているものの一つが，アルツハイマー型認知症の発症に大きな影響を与えるアミノ酸のアミロイドβ《ベータ》である。眠ることによって特定の脳細胞が縮み，そうした毒素を除去する液体が浸透するためのスペースができるというのだ。

さらに，睡眠は情報や記憶の処理に欠かせないという説もある。寝ている間に新しい情報を得るという意味ではなく，日中に学んだことを整理統合するという意味だ。もしかしたら，試験勉強をしながら，頭がぼうっとした状態でベッドに入ったという，あの感覚を覚えている人もいるかもしれない――どこまで習得できたのか，その知識をどうまとめればよいの

＊7　日中に活動し，夜間に眠る生活様式（昼行性）を示す動物。

か，あやふやなまま眠りにつく局面だ。だが，目が覚めてみると頭のなかの整理が完了し，何もかもがあるべきところにきちんと保管されていて，必要なときにアウトプットすることが可能だと気づくのだ。

試験期間中もひと眠りすることを優先する学生がいる一方で，徹夜で勉強する学生もいる。しかし，徹夜には用心する必要がある。その頑張りが裏目に出ることもあるからだ。徹夜での試験勉強を続けると，健康面に多くの悪影響を及ぼすおそれがある。多くの証拠からも明らかなように，睡眠を無視するのは決して望ましいやり方ではない。とはいえ，人によって方法やスタンスはさまざまだ。派手な遊びをたっぷり楽しんだあと, 24時間ぶっ通しで勉強し，試験で最高の成績を収めるクラスメートもいた。そうかと思えば，一番能率が上がるのは，試験当日の明け方の３時という切羽詰まった時間帯だと断言するクラスメートもいた。人生の多くのことと同様，ここでも個人差を無視すべきではないだろう。

睡眠は，試験のために用語や事実を頭に詰め込むことを助けてくれるだけでなく，ほかのタイプの記憶や学習にとっても重要だ。ハーバード大学医学部のわたしの同僚に，睡眠および記憶に関する研究をしているポスドク研究員のダン・デニス博士がいる。彼は次のように言う。「実験参加者に創造的な思考を使う課題を与える場合，睡眠後に実施することで，より高い創造力を示すという素晴らしい研究がある。しかも実験参加者は，寝る前につくったアイデアのリストから，どれが最も創造的かをより的確に判断できる」。これは，一部の人間が目覚めた瞬間に，「わかった！」というひらめきに近い感覚を感じ取れる理由につながるかもしれない。人によっては，ひと晩ぐっすり寝ただけで問題が解けてしまうのだ。寝ることによってとてつもない難問への答えを見つけた幸運な者のなかには，化学元素の周期表に関するアイデアを整理したドミトリ・メンデレーエフがいる。伝えられるところによると，彼は元素を表の形で分類しようとしばらく苦労していたが，ある朝目覚めると問題が解けていたという —— 答えを夢のなかで見たのだ。その一方で，わたしたちの多くが「わかった！」という感覚を味わうのは，夕飯の献立を何にするかといった，より日常的なテーマの場合が多いかもしれない。デニスはさらに，睡眠が手続き記憶（運動スキル），陳述記憶（たとえば明快な出来事の記憶），感情記憶も増強すると指摘する。

それでは，学んだことや記憶は夜の間にどのようにして整理統合されるのだろうか？　そこには，いくつかの重要なプロセスがあるようだ。学習の際にまず残るのは，わたしたちが体験した物事の弱い記憶で，次の段階でそれをもっと安定した，長続きするものにしなければならない。デニスは次のように説明する。「脳はどの記憶を睡眠中に整理統合するか，優先順位をつけることもできる。符号化の弱い記憶を優先するようだ（脳が「おや？　この記憶は十分に形成されていないな。睡眠中に強化しなくては」と考えるのかもしれない）。今後のために重要になりそうな記憶も優先される（脳は，記憶しておくことがきわめて重要だと考えるものを優先させるわけだ）」。

睡眠は，新しく形成された記憶表象を再活性化することによって，記憶の整理統合に関わっていると考えられている。デニスはさらに次のように続ける。「この再活性化は，海馬と呼ばれる脳部位に短期貯蔵された記憶を，皮質にある長期貯蔵のための領域に再配分するのに役立つ。再活性化のプロセスは，ノンレム睡眠中に起こると考えられる。ノンレム睡眠は陳述記憶，すなわちエピソード記憶（事実や知識の記憶など）と，手続き記憶（歩くとか自転車に乗るといった，何かをどうやって行うかに関する記憶）の両方にメリットがあることが証明されている。ノンレム睡眠中の再活性化に続いて，再活性化された記憶の安定化が行われる。それにはレム睡眠が重要な役割を演じ，関連のあるほかの記憶と統合して長期貯蔵に確実に残るようにすると考えられる。きわめて感情的な記憶は，レム睡眠中に追加の処理を受けるという証拠もある」。結論として彼は，「全体像はまだ明らかになっていないものの，研究によれば，記憶の整理統合には睡眠のあらゆる段階が重要なのだ」と述べている。

何かを学んだり覚えたりするとき，わたしたちは脳細胞間の接続を確立し，強化するだけでなく，接続の一部を解除する必要もある。古いものを捨て，新しいものを入れる余地をつくるのだ。睡眠に関するシナプス恒常性理論によると，わたしたちは日中，情報の集中爆撃にさらされており，その結果，脳は新しいネットワークを形成しようとする。その処理能力が追いつかなくなると，新たな情報の吸収にストップがかかるおそれがある。そうした事態に対処するために睡眠が登場し，脳に休息を与えて，ニューロンのシナプス入力のバランスを取り戻させる。実際に，深い睡眠中にはそれほど重要でない経路は弱められ，脳への負担を軽減すると考えられている。では，わたしたちが寝ているとき，脳内の経路は強化されるのだろうか，それとも解消されるのだろうか？　答えはたぶん，両方ということになるだろう。

また，別の説 ── 睡眠と精神衛生との密接なつながりを説明するのに使われてきた説 ── では，感情の調整に注目する。この説を唱えたのは，カリフォルニア大学バークレー校の神経科学および心理学の教授であるマシュー・ウォーカーだ。共同研究者らとともに，睡眠，特にレム睡眠が何らかの形の「夜間治療」を施すのだろうと述べている。

BBCのある記事によるとウォーカーは，わたしたちの初期の記憶は大きな感情が関与する出来事であることが普通だが，そうした記憶も時間とともに，それほど感情的な反応を引き起こさなくなると述べている。ベビーベッドに一人で放置されるという「恐怖の体験」も，何十年後かには恐怖も涙ももたらさなくなるものだ。これはレム睡眠が過去の出来事を乗り越えさせ，感情的な要素を切り離したからだと説明される。そうしたことが起こるメカニズムはおそらく複雑なものだろう。とはいえ，レム睡眠の生物学的性質は，感情的な体験を再活性化して記憶として貯蔵させながらも，同時に，もとの出来事に伴う感情喚起を弱める働きをする。レム睡眠中には，たとえば不安やストレスに関係のあるノルアドレナリンの脳内レベルが大幅に低下するからだ。だからわたしたちは悩みすぎることなく，学びながら前進し，日々の暮らしを送ることができる。

睡眠の機能と覚醒の機能

睡眠の存在理由については，いまだに明確な答えがなく議論が続いている。だが，わたしたちの身体的および精神的機能のほぼあらゆる領域にとって，睡眠が重要であることは明らかだ。ウォーカーは最近，わたしたちの体のシステム，たとえば免疫，生殖，代謝，心血管機能，体温調節などに関わるシステムは，一つ残らず睡眠に助けられていると断言した。「睡眠によって改善されないもの，あるいは睡眠剥奪によって損なわれないものが何かあるだろうか？　一つもない」と彼は言う。わたしがこれについて，アリゾナ大学医学部で睡眠および健康に関する研究を主導するマイケル・グランドナー博士と話し合ったとき，彼は次のように説明した。「『睡眠の機能は何か？』と問うのは，『覚醒の機能は何か？』と尋ねるようなものだ。たった一つの機能というものはないし，日々生きるわたしたちには両方とも必要だ」。丸１週間にわたり睡眠を奪われたあのテレビ番組の参加者が示した行動を思い返してみると，感情の激発，幻覚や妄想が現れたのもうなずける。目覚めているときの生活にとって，睡眠は不可欠なものなのだ。

全体的に見て，睡眠にはさまざまな動物に共通する普遍的な機能がいくつかあるものの，種や個体によって違いもあるように思われる。睡眠の役割には，個体に合わせて調整可能なものもあるのだろうか？　睡眠はわたしたちのあらゆる要求を満たしてくれる究極の個人秘書で，衣料品や食料品の戸棚が空になりそうなら補充し，日中に生み出された際限のない書類を整理して，新たな一日に備えさせてくれるのだろうか？　人生の段階が違えば，内なる秘書に対する要求事項も違ってくる。若い時の睡眠が脳の成熟に重要な役割を果たすのに対し，人生の後半では，むしろ脳の劣化を防ぐために睡眠が重要になってくる。こうした事実から，動物によって睡眠に違いが見られる理由の一端も説明できるかもしれない。実際，カリフォルニア大学ロサンゼルス校で精神医学および生物行動科学の教授を務めるジェローム・シーゲルが，睡眠に関しては動物間で多種多様な違いがあるとして，水に浮かべた円板のうえを歩かせることによって眠りを奪うと，ラットはすぐに死んでしまうと指摘している。ハトに同じことをすれば，おそらく壁に寄りかかって少しうつらうつらしたり，半球睡眠をいくらかしたりしてわたしたちを欺《あざむ》きながら，ぶらぶらと歩き続けるだろう。ライオンの眠りは王者にふさわしく，深くてダラダラと続くのに対し，キリンは浅くて短い眠りで間に合わせるしかない。人間の男性とアルマジロの夜間勃起を調べれば，人間はレム睡眠中，アルマジロはノンレム睡眠中と，まったく異なる睡眠段階で起こることがわかるはずだ。

夢という果てしない興味の対象

この章を終える前に，夢についても言及しておく必要があるだろう。睡眠の理論を紹介しておきながら，なぜ夢を見るかという部分を考察しないのでは不十分だ。才能ある芸術家や作家，それにうちの７歳の息子まで，誰もが夢を果てしない興味の対象と捉えている。シナリオライターにとっては究極の商売道具であり，1980年代のテレビドラマ『ダラス』のファンであれば，殺されたはずのボビー・ユーイングが復活してシャワーを浴びているシーンを忘れることができないだろう。過去1年間の出来事は，すべて「夢」だったというのだ。ちなみに，驚いたことに睡眠に最大の関心を抱いている人々（睡眠研究者）は，この夢という話題を避けることが多い。一つには，夢を科学的に研究するのはあまりにも難しいからだ。何しろ，夢を見るという主観的な体験については，その人が目覚めているときに内容を尋ねるしか方法がない。

なぜ，わたしたちは夢を見るのだろうか？　注目を集めているいくつかの理論を簡単に紹介するにあたり，まずはジークムント・フロイトから始めよう。夢はわたしたちの「潜在意識」で何が進行中であるかについての手がかりを与えてくれるという。彼によると，潜在意識とは，心の一部でありながらわたしたちが気づいていない部分であり，シンボルにあふれている。夢は時に，わたしたちの隠された欲望や願望を実現する方法の一つであり，夢を分析することで，潜在意識についてもっと知ることができると，フロイトは指摘する。

とはいえ，多くの科学者にとって，フロイトの理論は受け入れ難いものだ。代表的なサンプルに対する系統立った実験に基づいたものではないからだ。科学者であれば，仮説の検証に十分な数の人々からデータを集めるよう教育される。ところが，フロイトの考えのほとんどは，自分自身の体験や黙想，さらには自分の患者の体験や思いに基づくもののように見える。そうした考えが世間の人々に幅広く適用できるかどうかはわからない。また，彼の説の一部については，検証が不可能ではないにしても難しいように思われる。

ほかに，夢の感情的な意義に注目する理論もある。夢はわたしたちが感情を処理し，うまく対処するのを助けてくれるのだという。否定的な感情に対処するとき，なぜ「ひと晩寝て考える」のが効果的なのか，説明がつく。

ハーバード大学医学部精神医学名誉教授のアラン・ホブソンは，夢の活性化—合成モデルを提案している。レム睡眠中に，感情や記憶などさまざまな機能に関わる脳領域が活性化されるというモデルだ。この活性化は，どちらかといえば非特異的な脳活動をもたらす。すると脳は，こうした活動の意味を理解しようとする（むしろ意味を合成する）。その結果，わたしたちが夢として体験するものがもたらされる。夢がなぜあれほど奇妙なのか，それで説明がつくかもしれない。ただ，この理論は夢にもっと深い意味があると考えたい人々には人気がない。

その後ホブソンは，「原始意識」という理論を提案した。その理論では，世界の仮想現実モデルを提供するという意味で，夢は役に立つとみなす。そのモデルのなかでわたしたちは，自己認識や自分自身の思考プロセスを検討する能力といった，高次意識のスキルを発達させることができるのだという。

20年前，デンマークヒルのほこりっぽい地下室で，わたしは遺伝学教授のイアンにこう質問された。「君は睡眠という言葉を正確にはどういう意味で使っているのかな？　それに，なぜ人は睡眠に頭を悩ますのだろう？」。答えるのに20年近くかかったかもしれないが，この問題の複雑さを考えると，それほど悪くない数字だと思う。何しろ，世界の一流の科学者たちでさえ，そうした問いへの最良の答えについては意見が一致していないのだから。睡眠の科学は絶えず発展し続けており，今から20年後には，わたしの答えもはるかに充実したものになっていることだろう。

第2章

CHAPTER 2

赤ん坊の眠り方：乳幼児の睡眠について

乳児（生後4～12カ月）には，24時間につき12～16時間の睡眠が推奨される

幼児（1～2歳）には，24時間につき11～14時間の睡眠が推奨される[*1]

超音波技師の女性が，わたしのお腹をあちこちスキャンしている。それを見守る夫の顔には，ぴったり貼りついたようないつもの笑みが浮かんでいた。でも，見慣れたわたしの目には，むしろしかめ面のように見えた。知りたくてたまらないのにおあずけをくらうのは，誰だってつらいものだ。と，そのとき，わたしたちの赤ん坊が見えた。自分専用のプールのなかでかすかにゆらゆらしているほかは動きがない。じっと目をこらしていたわたしは，超音波技師の無表情な顔に視線を移した。押したり，つついたり，ダイヤルを回して計測したりしている間，微動だにしなかった表情が，お腹に塗布したゼリーをふきとるためのティッシュをわたしに手渡すと同時に，大きな笑顔へと変わった。「赤ちゃんは眠っているんでしょう。よい徴候です」。わたしにも，わたしたちの可愛い息子の姿がはっきりと見えた。しばらくの間，これから生まれてくる赤ん坊に問題のないことが確認できた安堵感《あんどかん》をかみしめ，その姿を見られた喜びに浸った。同時に，超音波技師が睡眠について言及した言葉が頭に浮かんだ。赤ん坊のバイタルをチェックした直後に，睡眠のことを考えるなんて奇妙ではないだろうか？ ひょっとして，わたしの専門分野のことがカルテに書かれていたのだろうか？ そうかもしれないし，そうではないかもしれない。とはいえ，子宮

＊1 必要な睡眠時間は人によって異なり，本書の各章で示す範囲より多く必要な人もいれば，少なくてすむ人もいる。子どもや若者（0～18歳）について本書で紹介した勧告は，睡眠時間と健康に関する研究を精査している専門家たちの見解に基づく。これらの勧告はアメリカ小児科学会および睡眠研究協会によって承認されている。とはいえ，こうしたタイプの明確な勧告ができるほどのデータはまだそろっていないと考える専門家もいる。

のなかで眠る胎児の話はすでに多くの人々が取り上げており，赤ん坊が生まれると睡眠はひっきりなしに話題に上るようになる。「寝つきはいい？」。息子を友人や親戚に紹介すると，まずそう質問された。見知らぬ人でさえ，そう聞いてきた。なぜ，乳児の睡眠がそれほど興味の的になるのだろうか？

赤ん坊が子宮にいる間，わたしたちはたいていその睡眠パターンのことなど気にもとめない。赤ん坊の睡眠パターンが一種の強迫観念となり，親がわが子の睡眠と自分の睡眠を引き換えにするようになるのは，いよいよ赤ん坊が生まれてからだ。わたしの場合，母親になったときには学生として，また専門家として，10年近く睡眠を研究していた。それに，当時32歳だったわたしは，その時点で丸10年相当の時間をぐっすりと寝て過ごしていたことになる。しかし，この睡眠という謎に満ちたプロセスが自分の息子のなかで発達し成長していく様子を目の当たりにするのは，一つの天啓のような経験だった。そのなかでわたしは息子がいつ，どのくらい長く眠るのかを把握しようとし始めた。赤ん坊はたくさん眠り，寝方も大人とは大きく異なる。乳児を注意深く研究することで，生まれたばかりの子どもにとって睡眠がいかに大切であるかが明らかになっており，わかりにくいその総合的な機能についての手がかりも得られている。

そう，新生児は確かにたくさん眠る —— 新米の親には，とてもそうは思えないときがあるとしても，その睡眠時間は驚くほどだ。1日に17時間以上というのも珍しくない。生後4～12カ月では，日に12～16時間ほどを寝て過ごす。眠って過ごすには，なんと長い時間だろう！　人生の先輩としては，しっかり目を覚まして周りの世界のことも学んだほうが身のためではないかと思いたくなるくらいだ。しかし，睡眠と学習の関係性は，もはや無視できないレベルにあり，新生児は睡眠中に記憶の強化に加え，新しい情報の学習も行っていることが発見されている。眠っている赤ん坊に，あるメロディーを聞かせて目にそっと息を吹きかける。するとまもなく，新生児はその音楽を聞くと風が当たることを予期し，まぶたをぎゅっと閉じるようになるのだ[*2]。

ほとんどの親にとって，難題は赤ん坊の睡眠時間ではなく，「いつ寝てくれるか」だ。妊娠中だったわたしは，「生後6カ月の間に睡眠統合が起こり，より夜間に集中するようになる」と述べた論文を読んだ覚えがある。それが実際に何を意味するかといえば，新米の親として，わたしはおそらく丸6カ月も，邪魔の入らない眠りを得られないということだ。丸々6カ月も熟睡できない！　それに，多くの親にとって，最初の6カ月間は徹夜パーティーの始まりにすぎない。このことは，乳幼児の睡眠について3万人近い親に尋ねた国際的な研究で裏づけられている。生後2～3カ月までの赤ん坊は，ひと晩に2度ほど起きることがわかった。これは予想どおりだったとしても，驚いたことに2～3歳の子でも，夜間に一度は起きる傾向があるという。この研究はベテランの親ならすでに承知していることを追認し，新米の親が乗り出そうとしている安眠妨害というマラソンに科学的な裏づけを与えたわけだ。

なぜ赤ん坊は夜中に何度も目を覚ますのか？

新生児がなぜ夜中に目を覚ますのかについては，第1章の睡眠をもたらすプロセスを思い返すのが一番わかりやすいだろう。ただ，それらのプロセスは，新生児と大人ではまったく違うように作用する。たとえば，当たり前のこととして，長く起きていればいるほど睡眠欲が大きくなるわけだ

＊2　この研究では単純な学習が用いられた。もっと複雑な情報がこのようにして学習できるとは考えにくい。睡眠中に新しい情報を教えようという試み（ほかの年齢群を対象にさまざまな方法を用いた実験）の大部分は失敗している。

が，このプロセスに関わる神経伝達物質のシステムは出生時には未熟なため，もっと大きくなってからでないと，大人と同じようには働かない。眠り込むほどの疲労を感じるには，大人は新生児よりずっと長く目を覚ましている必要があり，一日が始まって３～４時間が経ち，大人がようやく本調子になってきた頃にもう赤ん坊はうとうとし始める。

とはいえ，さらに大きな問題となっているのはおそらく概日時計のほうで，当然尊重すべき昼と夜の区別に新生児が無頓着な原因も，そこにある。出生時にはその時計がまだ発達しておらず，24時間周期に合わせてリズムよくチクタクとは時を刻まない。生まれたての赤ん坊の覚醒と睡眠のパターンは，まだ24時間周期にはなっていないのだ。視覚系や言語スキルの発達に時間が必要なように，体内時計も周囲の世界とかみ合うための時間を必要とする。親たちにはつらいことだが，夜であろうと昼であろうと，赤ん坊の睡眠は同じように起こる。脳は人生における最初の３カ月間に素晴らしい発達を遂げ，体内時計が昼と夜の周期に同調し始める。生まれて３カ月後には事態が好転し，睡眠の大部分は夜に起こるようになる。といっても，しばらくの間，睡眠はまだ途切れ途切れなままだ。

発達の多くは自然に起こるとはいえ，親もそのサポートができる。発育中の体内時計を周囲の世界に同調させるうえで最も効果的なのは，光を浴びることだ。そこで，日中外に連れ出したり，遮光ブラインドを購入して夜間は真っ暗にしてやったりすれば，望ましい睡眠パターンの確立を促すことができる。ほかにも役立つものとして，母乳中のメラトニンがある。新生児は暗闇ホルモンのメラトニンをごくわずかしかつくれないが，母親の体内時計が順調に時を刻んでいれば，夕方や夜の母乳にはメラトニンが多く含まれる。この母乳のホルモンが，寝る時間であることを新生児に知らせる手がかりになるかもしれない。メラトニンは光のレベルが落ちたときに脳の松《しょう》果《か》体《たい》から放出され，寝る時間であることを教えてくれる。前述した視交叉上核にある親時計を思い出してほしい。メラトニンの生成を制御しているのは，この親時計だ。メラトニンは睡眠ホルモンと考えられることが多いが，それは正確ではない。動物によっては，メラトニンによって活発な行動が引き起こされる。眠いときというより，薄暗いときに放出されるのがメラトニンの重要な特徴なので，夜行性動物の場合は目覚める時間の合図になる。あなたやわたしの場合は同じ理屈から，吸血鬼でもない限り，メラトニンは眠気をもたらす可能性が高い。したがって，メラトニンはおそらく「暗闇ホルモン」と呼ぶほうがふさわしい。生き物に，何であれ夜間にすべきことをするようにと促してくれるのだ。

生後6カ月になる頃には，体内時計の機能はかなり発達しているのが普通で，思春期まで順調にチクタクと動く。思春期に達すると，時計の電池交換が必要になったのかと思うほど，劇的に睡眠が変化する。

睡眠のタイミングだけでなく睡眠段階も，乳児は大人とまったく違う。あまりにも違うので，異なる名称がつけられているほどだ。レム睡眠に近いものは，6カ月未満の赤ん坊では「動睡眠」と呼ばれる。その名称は，この睡眠段階の赤ん坊が体をピクッとさせたり，落ち着きなくもぞもぞさせたりするところからきている。呼吸も速く不規則で，小さな動きをしたり，音を立てたりする。

生後間もない頃から，この睡眠段階にある赤ん坊がニコッとすることがある。起きているときにはまだ笑顔が現れない時期であるため，親にとっては特にワクワクさせられる瞬間だ。この現象について，ロンドン大学ゴールドスミスカレッジの同僚であり，赤ん坊の笑いに関する専門家で，『*The Laughing Baby*（笑う赤ん坊）』の著者であるキャスパー・アディマン博士と話をしたとき，彼は次のように語った。「もし睡眠の機能の一つが感情の調節であるならば，まだ幼い赤ん坊が睡眠中に感情を体験しているとしても，それほど驚くことではないだろう。新生児であっても感情はある。実際,子宮内の胎児が早期の『動睡眠』とよく似た状態にあるときにも，すでに本物のほほ笑みや事実上の笑いといえそうなものまで見られると，ダラム大学の研究者らが高解像度超音波を用いて発見している」。

この睡眠段階にそうした活動が見られるのは，大人が麻痺状態になるのとは大違いだ。大人の場合，レム睡眠中は，筋肉に流入する神経インパルスを脳幹（脊髄につながっている脳部位）がブロックして,夢を実演することのないようにわたしたちを麻痺状態に置く。このメカニズムは新生児ではまだ完全には働かず,６～12カ月になるまで成熟しない。興味深いことに，この麻痺メカニズムはいたずらをする能力と同時に発達する。動き回れるようになり，危険な目にあう可能性が出てくる時期に，睡眠中の安全を保ってくれるようになるわけだ。

一方で，赤ん坊のノンレム睡眠は「静睡眠」と呼ばれ，その間，赤ん坊はじっとして動かない。6カ月未満児のノンレム睡眠は，まだ明確に各段階に分けることはできない。たとえば「睡眠紡錘《ぼうすい》波《は》」(N2に特徴的な短く律動的な電気活動。第1章で言及した）は，生後２～３カ月になるまで発達しない。このころ，赤ん坊は一般にクークーと喉を鳴らすような声を出すようになる。N3に特徴的な徐波睡眠は,睡眠恒常性維持機構（つまり長く起きていれば眠くなるという当たり前のこと）について知るための情報として使われるが，生後３カ月ごろになってようやく現れる。ちょうど笑顔がよく見られるようになる時期だ。さらにその後，多くの赤ん坊がハイハイを覚え始める生後約６カ月ごろに,N2のもう一つの顕著な特徴であるK複合波が完全に発達する。

最後に，睡眠の各段階を体験する順序さえ新生児は異なることに触れたい。生後３カ月未満の赤ん坊は，レム睡眠の前にノンレム睡眠に入るのではなく，レム睡眠のような動睡眠からスタートし，その後，ノンレム睡眠のような静睡眠に移行するという逆のパターンを示す。彼らは本を後ろから読んでいるのだ。

睡眠の様相が大人とこれほど違っている理由の一部は，各段階がそれぞれ異なる機能を担っていることにあると考えられる。新生児が睡眠の50％近くをレム睡眠に似た状態で過ごすのに対し，2歳児では25％にすぎないという事実が重要なヒントとなる。このタイプの睡眠は，脳の発達にとりわけ大切だということなのだろうか？　人生で脳の発達速度が最高となる時期にレム睡眠に似た眠りが最も多く見られることから，そう考えて間違いないようだ。レム睡眠は脳が最も「可塑性《かそせい》に富む」時期，すなわち永続的な変化を受け入れる時期であり，驚異的な速さで接続を形成している時期に人生最大のピークに達する。

レム睡眠によって促進されると考えられる領域の一つが，視覚機能の発達だ。視覚は重要な感覚で，脳の膨大な部分がその処理にあてられている。人生の初期段階にある赤ん坊は，周囲の世界の視覚情報を理解する必要に迫られる。それがどれほど偉大なことか，ぜひ考えてみてほしい。赤ん坊たちは視覚的な刺激のかたまり——未熟な網膜にぶつかってくる光子の爆撃——を受け止め，そこから意味を創造する。徐々に，重要なものに焦点を合わせたり，両目を連係させたりすることを学んで，物体の動きを目で追ったり，遠近を認識したりできるようになる。初期の視覚体験は乳児が目を覚ましているときに起こる。ただし，この体験の脳に対する効果，すなわちニューロン間や脳領域間の接続が強化されたり弱められたり，排除されたりという効果は，レム睡眠に似た睡眠中というオフラインの状態でも，おそらく起きているだろう。

人間は一人ひとり違う

若い親たちは夜中に起こされるという問題に悩む一方で，わが子の睡眠の夜ごとの変化にさらに苦しめられることもある。その目まぐるしい変わりようは，日々の天気が安定のお手本であるかのように見えるほどだ。「ようやく，ひと晩中寝ている[*3]ようになった」とうれしそうに宣言している親がいると，「果たしていつまで続くものか」と思わずにはいられない。夜中に一度も起きることなくひと晩寝ていてくれたからといって，途中で起こされる夜が過去のものとなったということではない。3月に陽光あふれる日が一日あったからといって，夏に好天が続く前兆だとはみなせないのと同じだ。

痛みや不快感を引き起こすものは，何であれ乳児の眠りに影響を与えることがある。つまり，お腹の調子がよくなかったり，頭痛，風邪気味，耳痛，注射による痛みなどがあったりすれば，どんな子でも睡眠に問題が生じるおそれがある。さらには，オムツがぴったり合っていない，ベビー服の洗濯に柔軟剤を使った（もしくは使わなかった），好みより少し暑すぎるか寒すぎる部屋に寝かされた，というようなことも問題の原因になりうる。そう考えると，そもそも赤ん坊が寝てくれるのが奇跡に思えてくる。わたしたちの食生活がその日の活動によって日々変わるように，わが子の睡眠の質も毎晩同じだと期待すべきではないのだ。

それに，子どもによる違いもある。ある種の親たちは，わが子が生後4週間から「ひと晩通して寝た」と吹聴せずにはいられない（そういう人々は，デール・カーネギーの名著『人を動かす』を読むべきだろう）。わたしが親になったとき，サスキアという名の母親に出会った。洗いたての髪と，新たに発見した育児スキルについての陽気な自信とともに，親同士の集まりにコーヒーを飲みに現れたものだ。いつも自分の成功談を嬉々《きき》として語り，あるとき，うちの娘は生後4週間からひと晩中寝ていたと自慢した。自分は「もともと親に向いている」のだという。対照的に，別の友人のルーシーは，コーヒーの染みがついたシャツで集まりに現れた。そして涙ながらに打ち明けるには，生活はもうめちゃくちゃで，赤ん坊の睡眠に手を焼いており，正気を試されているように感じるという。

２人の話にこれほど差があるのは，一部は受け止め方の違いや根拠のない自信が原因だとしても，一部は本当に子どもたちの違いが影響しているのだろう。結局，人間は一人ひとり違うのだ。夜遅くまで起きていようとひそかに天才的な計画をあたためている子もいれば，こちらが気づかないうちにいつのまにか眠りに逃げ込む子もいる。わたしはいまだに，1990年代の初めに放映されたテレビドラマ，『ツイン・ピークス』の結末がどうなったのかを知らない。夜遅くまで起きていることが絶対にできないからだ（今日に至るまで変わらない）。

遺伝的な違いと環境の違い

睡眠に関する個人差を理解する方法の一つとして，わたしは膨大な数の双子を調べてみた。双子について詳しく知らない人でも，双子に２種類あることはご存じだろう。世のなかにはありえないほど似ている双子がいて，さまざまな混乱や騒ぎを巻き起こす。そうかと思えば，全然似ておらず，血のつながりを感じさせないような双子もいる。『ハリー・ポッター』に出てくるウィーズリー家のフレッドとジョージは前者の好例で，『ツインズ』のアーノルド・シュワルツェネッガーとダニー・デヴィートは，やや誇張された後者の例といえる。

こうした双子を研究することで，人による違いを説明するうえで遺伝子がいかに重要かがわかる。理屈からいえば，次のようになる。一卵性双生児は互いの遺伝的なクローンで，同じ一つの受精卵から生まれる。同じ両

＊3　「ひと晩中寝ている」の定義は親によって驚くほど違う。夜間覚醒は正常な現象だが，多くは目覚めたという自覚がほとんどないまま，すぐにまた眠りに落ちる。それに，連続５時間をひと晩中とみなす親もいれば，もっと長時間でなければ「ひと晩中寝ている」とはみなさない親もいるだろう。

親をもち，たいてい育つ環境も同じで，同じ地域の同じ家に住んでいる。大きくなると，同じ学校に通うことが多い。

そして，同じ理由で（遺伝子の影響，および環境中のさまざまな要素の影響で）やはり似ている二卵性双生児がいる。一卵性双生児と異なるのは，ただ遺伝的なクローンでないという点だけだ。彼らは異なる精子によって受精した二つの受精卵から生まれ，互いを異なる存在とする遺伝子をもっている（その点は対立遺伝子，すなわち人々の間の違いを説明する遺伝子の50％を共有する兄弟姉妹と何ら変わらない）。

したがって，一卵性双生児の睡眠パターンが二卵性双生児より似ているとわかれば（実際にそうなることが多い），遺伝子が一定の役割をもっていると結論づけられる。そうした研究の一例として，ロンドン大学ユニバーシティカレッジを本拠地とする研究チームが行った取り組みがある。チームは生後15カ月の双子の親に，子どもたちの睡眠についてあらゆることを尋ねた。その回答によると，同一家族内の双子は一卵性であれ二卵性であれ，就寝時刻はほぼ同じだった。ただし，睡眠について調べたそのほかの要素，目覚める時刻，夜間の睡眠時間，昼寝の睡眠時間，睡眠の乱れなどについては，一卵性のほうが二卵性よりもよく似ていた。こうした情報から，研究者たちは程度の差はあれ，遺伝子がそれらすべてに影響していると結論づけている*4。

遺伝子が原因で，ある赤ん坊が別の赤ん坊よりもよく眠るかもしれないというこの情報を，どう捉えるべきだろうか？　若い親たちは罪悪感に押しつぶされそうになっている――「うちの子が寝ないのは，おっぱいをあげすぎたせい？　それとも足りないせい？　寝かしつけ方が悪いから？　親として失格？」。友人のルーシーは実際にそのような不安を打ち明け，赤ん坊が寝ようとしないときには際限なく自分を責めていた。もって生まれた遺伝子が睡眠に何らかの影響を及ぼすと知ることが，不安をやわらげるのに役立つ情報の一つになればよいと思う。たとえ，ある子がほかの子よりも頻繁に目を覚ますとしても，それはきっと，もともとそういう質《たち》だからなのだ。だから，サスキアのような人に声をかけられたときは――生後4週間の子が毎晩一度も起きずに眠ると得意満面で言われたときは――，それが親としての能力の反映である可能性は低いと思うべきだ。たぶんルーシーとサスキアは子育てに関して，まったく違うスタート地点に立たされていたのだろう。

しかし，遺伝子がわたしたちの寝方に影響を与えるという発見は，もはや眠りを改善する方法はないということを意味しているのだろうか？　もしわたしたちの祖父母や両親，子どもたちの誰もが寝つきが悪いとしたら，幾夜も眠れずに寝返りを繰り返すのがわたしたちの運命なのだろうか？　必ずしもそうとはいえない。実際，行動遺伝学の学生が最初に学ぶことの一つが，遺伝子が人の行動に影響を与えるからといって，それに対して何もできないわけではないということなのだ。その驚くべき例として，フェニルケトン尿症がある。ある遺伝子の特定の変異を両方の親から受け継ぐことで発症する病気で，この病気をもって生まれた人は，フェニルアラニンという物質が血中に異常に高濃度に蓄積する。フェニルアラニンは乳製品，魚，肉などの食品に含まれるが，この病気の人はそれを分解することができない。フェニルアラニンの蓄積は永続的な脳損傷を引き起こし，学習障害に至ることがある。非常に深刻な事態をもたらす可能性のある疾患で，そのほかの症状としては行動上の問題やてんかんなどがある。幸い，今はほとんどの赤ん坊が出生時に踵《かかと》からの採血によるスクリーニング検査

＊4　この研究では，遺伝子は就寝時刻の違いの説明には役立たなかったが，睡眠に関するそのほかの要素には影響を与えていた（分散の26〜40％を説明）。遺伝率は集団統計値の一種だ。つまり，違う集団を調べた場合は違う推定値となるかもしれない。

を受けるので，この病気をもっているとわかれば，フェニルアラニンを多く含む食品の摂取を制限すればよい。そうすれば，この遺伝性疾患の悪影響は避けられる。というわけで，フェニルケトン尿症は遺伝子によって引き起こされるが，環境という手段で対処できるのだ。同じように，子どもの寝つきの悪さはもって生まれた遺伝子のせいかもしれないが，行動介入によって解決できるだろう。

双子の研究から，子どもによってなぜ眠りの様相が異なるのかについて多くのことがわかった。なぜ，人によって睡眠時間の長さが違うのか？　なぜ，熟睡できる人と不眠に悩む人がいるのか？　そうしたことを説明するうえで，遺伝子が重要な役割を果たすように思われる。しかし，睡眠に対する環境の重要性については，双子研究は何を教えてくれたのだろう？たいていそうした研究では，睡眠に関する個人差は遺伝子よりも環境のほうが重要らしいと強調されている。ロンドン大学ユニバーシティカレッジの研究者らによる双子研究を振り返ってみても，遺伝子とは関係のない理由で双子の睡眠は似通っていることが見いだされた。つまり，双子の置かれた環境が，同一家庭内の双子に似たような眠り方をさせていたのだ。

睡眠に影響するのは，どの遺伝子？　どの環境？

というわけで，遺伝子と環境の両方が睡眠に影響を及ぼすらしいとわかったわけだが，それはどの遺伝子であり，環境のなかのどういった要素なのだろうか？　わたしたちが生まれつきもっている約２万個の遺伝子のなかで，どれが最も影響するのだろうか？　簡単な問いに思えるかもしれないが，睡眠の質の個人差に影響する遺伝子に関しては，ようやくしっかりとした証拠が得られ始めたばかりだ。この事実に驚いたり，「だから，この種の遺伝子研究は当てにできないのだ」と考えたりする人もいるかもしれない。こうした研究がなかなか進まない理由の一つは，重要らしい遺伝子があまりにも多いうえ，それぞれの遺伝子が出来事のごく一部の説明にしかならないのが一般的だからである。

かつての科学者は，適切な道具も使わずに，個人間の違いを説明するうえで重要な遺伝子を探してきた。一度にひと握りの遺伝子だけに注意を集中させてきた。しかしそうではなく，もっと全体像を眺め，もっと多くの遺伝的な要素を調べて，睡眠に差が生じる理由をそれらの差異で説明できるかどうかを確かめるべきだった。また，こうした研究に必要な実験参加者の数も少なく見積もりすぎていた。今では，複雑な行動に関与している遺伝子を突き止めるには，膨大な人数の実験参加者が必要なことが明らかになっている。かつての科学者たちは，調べなければならない効果がどれほど微妙なもので，どれほど大規模なサンプルが必要になるか，まったくわかっていなかったのだ。

睡眠の質に及ぼす遺伝的な影響を理解するため，科学者はこれまで，サッカーチームの2チーム分くらいの人数からDNAを取得してきた。もし一方のチームが熟睡し(「いびきチーム」と呼ぶことにしよう)，もう一方が不眠に悩む(こちらは「不眠症チーム」だ)とすると，科学者はひと握りの遺伝子変異が，二つのチームの睡眠の違いを説明してくれるかどうかを探ろうとした。そこで，ある遺伝子変異(「うとうとタイム」と呼ぼう)が，不眠症チームよりいびきチームの選手のほうによく見られるかどうか，という問いを立てた。これは関連解析と呼ばれる研究手法だ。こうした研究の多くがあまりにも小さな規模で実施され，関連の検出に十分なデータが得られなかったことが今ではわかっている。そのような研究は，たとえば睡眠の質の違いの遺伝的特徴について，わたしたちにそれほど情報を与えてはくれなかった。そのうえ，そうした研究において，どの遺伝子変異に注目すべきかを決めるのも難しかった。研究を進めるにあたっては，そのようなやり方ではなく，解析すべきデータをもっとたくさん得られるよう，多くの人々(競技場にいる何万人というサポーターくらい)からDNAを採集する必要がある。「うとうとタイム」の変異だけに注目するのではなく，それらの人々のゲノム全体にわたる遺伝的な差異に目を向ける必要もある。

何百，あるいは何千という遺伝子変異を調べる新しい手法はゲノムワイド関連解析(GWAS)と呼ばれ，睡眠のさまざまな側面に関する情報を生み出している。2～14歳の子どもを対象としたあるGWASメタ分析では，睡眠持続時間に注目して，23対ある染色体の一つ(11番染色体)にある遺伝子変異と睡眠持続時間の関連を発見した。とはいえ，この結果は別の二つのサンプル群では再現されず，結局のところ真の影響はなかったこと，もしくは影響があまりにも小さくて，再現を試みた小規模なサンプルでは検出されなかったことをうかがわせる。

そのほかのGWAS研究では，異なる年齢群における睡眠に注目している。アムステルダムの研究チームは，不眠症に関連した遺伝子の特定を目指し，10万人以上の成人(不眠症に悩む人もいれば，そうでない人も含む)のDNAを調べた。チームは関連する七つの遺伝子を突きとめ，そのうち五つは追加サンプルのDNAの調査で裏づけられている。研究の規模はどんどん大きくなり，不眠症の遺伝的特徴を調べる2019年の研究は，優に100万人を超える個人を対象としていた。

研究の規模を拡大すると同時に，今はその存在がわかっている無限の，そして気が遠くなるほどの複雑さについても，もっと時間をかけてよく考える必要がある。ある遺伝子をもっていたとしても，別のある遺伝子ももち合わせていなければ，睡眠に関する問題は発生しないかもしれない。両方がそろったときだけに問題が起こる場合もあるのだ。一緒にいると悪さをしやすくなる友人がいるようなものだ。

睡眠にとって重要と思われる遺伝子が特定されているほか，個人の環境における多くの要素も重要であることが明らかになっている。その一例として，就寝時のルーティーンの効果が挙げられる。これは新生児から5歳児までの母親1万人以上を対象とした研究で明らかになったものだ。さまざまな国籍の母親に，明かりを消す前の活動について尋ね，子どもの睡眠のパターンや質についても質問した。就寝時に一貫した習慣のある子のほうが，就寝時刻と寝つくのにかかる時間が早い。さらに夜間に起きる回数も少ないため，総合的な睡眠時間が長い。また，日中の睡眠や行動に関する問題も少ないように見えた。驚くべきことに「用量―反応」関係が存在し，就寝時のルーティーンを行う回数が多いほど，その子は寝つきがよかった。相関関係が因果関係を意味するわけではないとはいえ，一つの解釈として，1週間に1回か2回だったとしても全然しないのよりはよいだろうが，毎晩のようにルーティーンを行うほうが，子どもの健全な眠りには断然よいと考えられる。

育児の仕方が子どもの睡眠にどう影響するかは，常に単純明快とはいかず，苦闘する親への普遍的な解決策はない。両親が子ども2人（仮にエイミーとビーと呼ぼう）を午後7時に寝かせる家庭を考えてみよう。生まれつき朝型で睡眠時間の長いエイミーは，喜んですぐに眠りに落ち，朝になると元気に目を覚ます。就寝時の習慣は，エイミーの睡眠の質に良好な影響を及ぼしているように思われる。一方，ビーは生まれつき夜更かしをする傾向があり，睡眠時間が短い。寝る時間になっても素直にいうことを聞かず，ベッドに入ってももぞもぞと動き回り，しばらくしてようやく眠気に屈する。エイミーと同じ習慣や育児法が，ビーの睡眠の質に好ましくない影響を及ぼしたのかもしれない。乳児に睡眠訓練をしようとした親ならわかるように，同じ育児法でも異なる影響を及ぼすことがあり，ルーティーンもその子に合わせて調整する必要がある。

睡眠にとって重要な環境要素には，よいルーティーンを取り入れること，静かで暗く落ち着いた適温の環境を用意するといったこと以外にも，はるかに多くの要素が含まれる。子宮内での体験さえ，重要な影響を及ぼしうる。出生前の体験に関しては，わたしも2000年代中ごろに，子宮内での体験が睡眠障害とどのような関係にあるかを調べる共同研究に参加したことがある。研究の指揮を執ったのは，ニューヨーク州にあるロチェスター大学メディカルセンターのトム・オコナー教授だった。その研究は，生まれた子の睡眠パターンが妊娠中のストレスから予測できるという，動物を対象とした研究から得られた知識をベースにしていた。似たような法則が人間にも当てはまるのかと，わたしたちは母親に妊娠中に不安や気分の落ち込みに悩まされたかどうか報告してもらった。続いて，その回答と生まれた子の睡眠に関する報告に関連があるかどうかを調べた。動物での研究結果と同じく，妊娠中の不安や気分の落ち込みを多く経験した母親の子どものほうが，夜間に起きる回数が多かった。この傾向は子どもが１歳半と２歳半のときの両方に見られた。興味深いことに，妊娠中の不安や気分の落ち込みは，赤ん坊が生後６カ月のときの短い睡眠とは関連がないようだった。おそらく，その月齢の赤ん坊はほとんどが途切れ途切れに眠るため，特に深刻な問題を見きわめるのは不可能なためだろう。さらに，妊娠中の不安や気分の落ち込みは睡眠障害の一般的な指標（なかなか寝つけない，夜間や早朝に目が覚める，悪夢を見るなど）と関連があるが，子どもの睡眠時間の長さとは関連がないことがわかった。研究チームは，これらの結果の説明となりうるほかの要因にも目を向けた。母親が妊娠中ではなく，出産後に気分の落ち込みを感じた影響なのか，それとも母親の大量飲酒や住宅事情の悪さといったその他の原因の影響なのかを調べたのだ。しかし，それはありえないことがわかった。そうではなく，妊娠中の不安や気分の落ち込みに反応して「ストレスホルモン」のコルチゾールが放出され，それがおそらく発育中の胎児に影響を与え，睡眠障害という結果となって現れたのだろう。こうした知見は，妊娠中の母親に不安や気分の落ち込みがあった場合，専門的な支援が重要であることを浮き彫りにする。

生まれも育ちも眠りには重要

この分野の研究に携わり，遺伝子や環境の影響を理解しようとするにつれ，わたしたちは生まれと育ちが真っ向から対決するという単純な考え方を自然と放棄した。そして，生まれも育ちも重要であり，さらにはその両者が相互作用するという，もっと微妙なニュアンスを含む認識をもつようになった。つまり，遺伝子は環境から独立したものではないのだ。もって生まれた遺伝子は，環境における特定の側面（たとえば，「寝なさい」とガミガミいわれる）に対するわたしたちの感受性（ガミガミを気にするかどうか）だけでなく，そうした側面にわたしたちがさらされる可能性も高めるのかもしれない。問いも技術も理解も，絶えず進化している。わたしが引退する頃には，この分野の研究はわたしが今日関わっているものとはまったく別の形に変わっていることだろう。

対処が必要なとき

乳児の睡眠は一人ひとり異なる場合が多いとわかっているわけだが，そうした違いは親の絶大なうぬぼれにつながることもあれば，絶望をもたらすこともある。それにしても，対処が必要なレベルの問題を抱えているというのは，どういう状態なのだろうか？　確かに，大部分の親はわが子の睡眠に問題があると考えている。それを裏づけるように，赤ん坊やよちよち歩きの子の親に「お子さんに睡眠の問題がありますか？」と尋ねると，大部分が「はい」と答える。その割合は，タイでは11％，中国では76％と大きな幅がある。しかし，赤ん坊やよちよち歩きの子の睡眠の問題を定義するのは，いつだってたやすいことではない。抱っこしていないと寝ようとせず，夜中に目を覚ますたびに抱っこをせがむ赤ん坊がいるとする。それは問題だろうか？　答えは，両親がその要求を感じ取り，応えてやりたいと思うかどうかにかかっている。親によっては，その要求を受け入れ，再び寝かしつけることを好むかもしれない。そういった両親に，それが儀式のようになっているのは問題かと尋ねたら，断固として「ノー！」という反応が返ってくるだろう。その一方で，赤ん坊をベビーベッドに寝かせたら，朝まで姿を見ないことを望む親たちもいる。そのような親たちは赤ん坊が一人で寝ないとイライラする。後者のグループに属する親たちは，抱っこをせがむような子どもの行動を苦痛に感じ，深刻な問題として友人や小児科医に話す。けれども，どちらのケースでも赤ん坊が寝る前にしてほしがったのは，まったく同じことなのだ。親側の反応が異なるのは，育児への，ひょっとするともっと広く人生一般への取り組み方の違いに関連している可能性が高い。こうした話題は激しい論争に発展する。ある親は本能の命ずるままに行動するのに対して，別の親は本能を定評のあるテクニックで補いたいと思う。どちらのグループも，自分たちの家族にとって何を最善とみなすかに基づいて，判断を下している。

　このような場合には，文化も大きな意味をもつ。文化による違いの例として添い寝（一緒に寝たり，同じ部屋に寝たりすること）があり，国によってよく見られるところとそうでないところがある。たとえば，3歳までの子どもを対象としたある調査で，添い寝をするかという問いに対し，ニュージーランドでは10人に1人以下だった一方，ベトナムでは10人に8人以上だった。就寝時刻にも文化による違いが見られ，ニュージーランドでは子どもの平均就寝時刻が午後7時半前後，香港では午後10時15分前後だった。『アトランティック』誌の記事にあるように，いびきの描写さえ文化によって違い，日本人はグーグー，ポーランド人はクルルル，朝鮮人はデ・リュー・ルンとなる。

睡眠について考える場合は年齢も重要だ。ひと晩中目を覚まさない赤ん坊は両親にとって夢のような存在かもしれないが，もしその子が新生児であれば心配したほうがよい。そう，小さな赤ん坊は目を覚ます必要があるのだ。胃が小さいので，起きてミルクを飲まないと脱水状態になって弱ってしまう。それより大きな赤ん坊や子どもでさえ，あまり長時間眠る必要はなく，そんなことがあれば何か問題があるのかもしれない。年齢別睡眠時間の各種の指針では賢明にも，必要な睡眠時間は子どもによって違う可能性があるという意見を付記している。

ことによると，乳児の睡眠のある面をヒーローを見るように称賛したり，逆に悪役のようにみなしたりするべきではないのかもしれない。一人で放っておかれた場合，時に乳児が眠ることを拒否するのには，もっともな理由がある。いくつかの説では，眠るためには安全だと感じる必要があることに注目している。よく知られているように，わたしたちが「眠りに戻る」ことができるのは脅威がなくなってからだ。安全だと感じられないのに眠り込むのは，確かに賢明ではない。眠りはわたしたちを無防備にする。警戒が弱まり，忍び寄るライオンや天井の落下，あるいはもっと可能性が高いものとして，恨みをつのらせた年上の兄弟からの攻撃などを警戒できなくなる。そう考えると，乳児が環境中の脅威の複雑さを判断できない間は，一人で放っておかれる状態になることに抵抗するのは理にかなっているのかもしれない。同じように，睡眠訓練スケジュールを頑として受け入れない子どもが示す粘り強さや固い意志は，その子をオリンピックの金メダリストにするのと同じ特質かもしれない。遺伝子研究を振り返ってみると，特定の問題に関連している遺伝子が，ある強みを発揮するということもある。遺伝的に不安を強く感じやすい質《たち》であることは，試験に備えて熱心に復習することを意味する可能性があり，進化の観点からは有益だとも考えられる。ある種の人々はそうした性格のおかげで環境中の脅威に特に注意を払い，その存在に気づきやすいのかもしれない。

というわけで，赤ん坊が目を覚ますのはたぶん悪いことではない。時期がくれば，夜中に親を起こさなくなるものだ。同じように，ハイハイや寝返りがほかの子より遅い赤ん坊も，ある時点でそうしたスキルを獲得できるのだから，親は心配しなくてよい。できるようになるのが生後３カ月か５カ月かという違いは，それほど大きな問題だろうか？

とはいうものの，睡眠は家族という枠組みのなかで考える必要もある。子どもの睡眠パターンや不眠はその子だけでなく，両親や兄弟姉妹，さらには隣近所にさえ影響を与えるかもしれない。両親の健康も大事で，わたしたちが健康でなければ子どもを助けることは不可能だ。それを痛感したのは，38歳のテアと話しているときだった。ロンドンの有名企業の会計士だった彼女は，育児に専念するため，会社を辞めて南フランスに引っ越す決心をした。彼女はそれを嬉々《きき》として実行に移し，自宅は高級雑誌のワンシーンさながらというだけでなく，実際にそうした雑誌に取り上げられた。３人の息子たちが生まれたときは，どの子もおっぱいを飲ませながら寝かしつけ，ひと晩中添い寝した。ところが，一番下のジョージがわずか５カ月のときにテアは潰瘍性大腸炎で倒れ，緊急手術のために自宅を離れなければならなかった。ジョージを残していくと考えただけで打ちのめされ，揺らしたりおっぱいをあげたりしながら寝かしつけられないことで，ジョージを悲しませるのではないかと感じた。しかし病院から戻ってみると，夫がジョージに「完璧なルーティーン」とテアが描写するほどの習慣をつけさせていた。これはいくらか極端な例だとしても，家族は時には綱渡りを演じなければならない。乳児の睡眠を考える際に，家族のさまざまなメンバーからの多様な要求やプレッシャーを考慮しなければならないのだ。

異なるテクニックが好ましい結果を生む場合もあり，同じ家庭内でさえ，子どもによって就寝時の対応を変えている親もいる。毎晩のように抱っこしておっぱいをあげながら寝かしつけるのは優しさと愛情の表れであり，多くの親にとって，それは選択肢の一つだ。そうかと思えば，子どもを一時《いっとき》泣かせておくのは，手助けなしでも寝つくように学習するために役立つと考える人たちもいる。赤ん坊が一人でひと晩中寝られるようになるために，親ができること，そして最善のテクニックとは何だろう？

安全な環境で眠る

子どもの睡眠に使えるテクニックを考える前に，まず安全について考える必要がある。わたしの世代のイギリス人なら誰でも，テレビ番組の司会者アン・ダイヤモンドの息子で，生後4カ月のセバスチャンが乳幼児突然死症候群（SIDS）で亡くなった恐ろしい出来事を覚えているだろう。テレビ番組の司会者には，どこか家族の一員のように感じさせるところがある。わたしたちは彼らと朝食をともにする――彼らは朝一番に，わたしたちの寝室やリビングルームに顔を出す。そのため，人々はこの事件に計り知れないほどの悲しみを感じた。この悲劇のあとにBBCが報じたところによれば，悲嘆にくれた一人の母親が立ち上がり，乳児の安全な寝かせ方を推進する「バック・トゥ・スリープ」と呼ばれる運動を始めた。赤ん坊を仰向けに寝かせる重要性を強調したこの運動の結果，数え切れないほどの死が避けられた。それは統計でも明らかで，イギリスではセバスチャンの死のわずか2年前，1989年には1,500例以上のSIDSが報告されていたが，2015年には214例に減っている。

SIDSに関する指針は絶えず見直されており，時とともに変わる。特に最新の指針では，乳児は必ず仰向けに寝かせること，表面がしっかりしているもの，たとえば安全性が認められた適切な硬さのマットレスなどのうえに寝かせることを推奨している。自分だけのスペース（専用のベビーベッドなど）に寝かすべきだが，世話をする人と同室がよいとも指摘している。

睡眠中に体温が上がりすぎないように注意し，やわらかいおもちゃや，ずれやすいシーツ，枕，ベビーベッド用の衝撃吸収パッドなどは避け，夜間は特に使用しないようにすることが大事だ[*5]。

赤ん坊の安全を守る一助になればと，世界には今，病院職員が新米の親の家庭に段ボール箱を届ける取り組みをしている地域がある。このアイデアは1930年代にフィンランドで生まれた。政府が，新生児に必要なこまごました物を詰め合わせた箱を出産間近の親に配ったのだ。その箱が赤ん坊を寝かすのにちょうどよい場所にもなるという利点まであった。箱に寝かせるというと，赤ん坊をタンスの引き出しに寝かせるという，昔の不適切な慣習を思い浮かべる人もいるかもしれない。フィンランドの政策に似た構想は，その後スコットランド，アルゼンチン，ニュージャージーで採用されたが，この取り組みを誰もが歓迎したわけではない。懐疑的な人々は，この政策に効果があったように見えたとしても，それは医療の総合的な改善と偶然重なったためであり，その改善の反映にすぎないと指摘した。慈善団体も安全性の試験に疑問を投げかけ，赤ん坊を寝かせるには新生児用のかご型ベッドやベビーベッドが最適だと主張した。

子どもを寝かしつける方法

安全を考慮したあと，いざ子どもを寝かしつけるにはどのようなやり方があるだろう？　小児睡眠会議の議長を務めるジョディ・ミンデル博士が主導するプロジェクトにわたしも参加したことがあるが，そのプロジェクトでは誰でも自由に利用できるウェブサイト（https://www.babysleep.com）で情報を提供している。小児の睡眠の世界的な権威による助言を比較対照して載せているので，もし乳児の睡眠に関心があればチェックしてみるとよい。医師や心理学者，研究者らが，動画や文章を通じて，睡眠についての数多くの質問に答えている。就寝時の習慣，寝室の明かりや温度，移行対象（訳注：母親への完全な依存を脱却する課程で特別な愛情を寄せるぬいぐるみなど），夜間の離乳，昼寝，オムツ，書籍，おしゃぶり，添い寝，就寝時に音楽を聴かせることなどのほか，さまざまな事柄についてのヒントが見つかるはずだ。これらのことをよりよく理解することは，健全な睡眠ルーティーンをつくり出すのに驚くほど役立つうえ，そのような情報に接するだけでも，わが子の睡眠にうまく対処できるという自信につながるだろう。

しかし，もしそれ以上のアドバイスがほしいとしたら？　その場合は，ほかにも色々な情報源がある。書店には子どもの奇妙で不思議な睡眠パターンとつき合うための助言を載せた本が山のようにある。だが，そのなかのどれが一番よいのだろう？　それに，本によって正反対のことが書いてあったらどうするべきなのだろう？　そうした疑問に答えるには，科学が何を教えてくれるのかを考えてみることが有効だろう。どんな主張であろうと，正当化する研究論文が見つかるものだといわれることがあるが，それはある程度本当だ。1990年代には肥満のもととされた高脂肪食が，2000年代初めには逆に，きわめてスリムな体形をつくるといわれたのではなかっただろうか？　それを考えると，科学者が何カ月もかけて，あるテーマに関して手に入る限りの文献を注意深く読んで理解したり，自分の得た知見を仲間と共有したりするのは素晴らしいことだ。10年以上前，アメリカ睡眠医学会の設立した特別委員会がまさにそれを行い，乳幼児の就寝時の問題や夜間の覚醒に対処する行動療法について，考察を加えた。狙いは，

＊5　広告主は安全性の推進を重視する新しい考え方に後れをとらないようにする必要がある。ベビーベッドを市場に出す際には，衝撃吸収パッドやずれやすいシーツのような安全でない睡眠用品で飾り立てることはやめるべきだ。ふわふわしたおもちゃに囲まれて眠る赤ん坊はとてもかわいらしく見えるかもしれないが，万が一事故が起こった場合を想像するとすすめられない。リスクを冒すほどの価値はない。

クリニックで親たちがよく相談する問題に対する最善の方法を把握することだった。その結果，行動介入の有効性を裏づける強力な証拠が見つかった。検討した研究の94％で,就寝への抵抗や夜間覚醒を減らすのに役立つとみなされたのだ。

特に二つの方法が，経験に基づく最大の支持を獲得した。ほかにも支持されるテクニックはあったが，支持の程度はもっと低かった。最大の支持を得たテクニックは，出生前にも使えて，生まれたあとは家族が赤ん坊の睡眠について考えるのに役立つ。それは親としての教育だ。子どもの睡眠についての知識を身につけさせ,よい習慣や問題への対処方法を学ばせる。たとえば夜，乳児が眠そうにしているが眠り込んではいないときに下ろして寝かせる。すると乳児は最初から，親の手助けなしで寝つくことを学ぶ可能性が高まる。これは就寝時だけでなく夜間にも役立つ。睡眠周期からすると，夜間に覚醒が起こるのは自然な現象だ。赤ん坊が一人で就寝できるなら，夜間に目を覚ましたとしても，眠りに戻るのに誰かの手助けを必要とする可能性は低くなる。子どもが眠くなった徴候はすぐに見分けられるようになる。あくびは疲れたという万国共通の印かもしれないが，ほかにもユニークな徴候がさまざまある。うちの息子の一人は自分の髪の毛をクルクルねじるが，もう一人は右手を自分の左の鎖骨の上に置く。

大きな支持を得たもう一つのテクニックは断絶という方法だ。「泣かせておく」と称されることもある。最も異論の多い方法かもしれない。夜,明かりを消したら，子どもの寝室からどんな物音が聞こえても，いっさい応えないようにする。物音には歌やクスクス笑い，大きな笑い声などもあるが，現実には泣き声が一番多い。最初のうち，子どもは泣いたり叫んだりするかもしれないが，やがては一人で眠りに落ちることを学ぶ。この断絶法の「無修正版」は，親子双方にストレスとなりうるため，すすめられない。もちろん，もし親が実際にこの方法や似たような方法を使うと決めたとしても，出生後の数カ月は夜間に授乳する必要があることを忘れてはならない。したがって，赤ん坊がまだ幼いうちは，この方法は適切ではない。実際，医師が乳児の睡眠の問題が大きくなるのを防ぐ方法を助言するにしても，6カ月以下のようなごく幼い乳児の問題を「解消する」方法を示唆するとは考えにくい。断絶法（親が同室にとどまるといった修正版も含め）はもっと大きな乳児では目的の達成に効果を発揮しうるが，警告しておくと，すべての親がこの方法を使いたいと思うわけではないし，実行が難しい親もいる。わたしがこのテクニックについてある親と話をした際には，次のように言われた。「もう破れかぶれでこの方法を試してみました。すると娘はさんざん泣いた末に，ようやく寝つきました。朝になってみたら，全身ずぶぬれになっていました！」。この方法を用いるとしても，子どもの要求に常に気を配る必要があるということだ。具合が悪いのではないか，ベッドの柵に挟まっていないか，オムツ交換の必要がないか，さまざまなことを確かめなければならない。

そのほかの行動療法テクニックも経験上の支持を得ているが，前述の方法ほどではない。一部の人にはもっと受け入れやすいと考えられるテクニックとして，段階的断絶がある。断絶法と似ているが，親が子どもの様子をチェックし続けてもよいところが違う。ただし，その頻度や程度をだんだん減らしていく。つまり，たとえ子どもが泣き叫んでいても，見にいく前に一定の時間（たとえば5分）待たなければならない。その次はもっと長く（たとえば10分）待ってからでないと，子どものところに向かってはならない。次はさらに長く（たとえば15分）待たなければならない。同僚の一人がこのテクニックをそのまま取り入れ，厳密にスケジュールどおりに部屋に入って子どもの様子をチェックすることにした。子どもの泣き声を聞かされるストレスを避けるため，耳栓をして，子ども部屋の外に座っていたという。データをグラフにしてみると，毎晩寝つくまでの時間がわずかに減っていくことがわかった（動物に新しいスキルを教えるときと同じだ）。およそ1週間後，この同僚の子どもはおとなしくベッドに下ろされて眠りにつくことができるようになった。

好ましいルーティーンと就寝時フェーディングも，有効なテクニックと考えられる。好ましいルーティーンとは，何か子どもにとっての楽しみを設けることを指す。子どもがそれを睡眠と結びつけるようになればしめたものだ。当然のことながら，よくすすめられるルーティーンはリラックス効果のあるもので，たとえば入浴や穏やかなおとぎ話などだ。理にかなってはいるが，人生はさまざま。わたし自身が小さかった頃のルーティーンは，それほどはっきりと眠気を誘うものではなかった。姉とわたしは階段のてっぺんで，ドアに近づく黒っぽい影が見えるのを今か今かと待っていた。影が見えると猛ダッシュで階段を駆け下りて，仕事から帰った父に一番に抱きつこうとした。もっと若い頃に兵役を完了していた父は軍隊式の敬礼を陽気に要求したあと，その服従へのごほうびとして昔の軍歌を歌いながら，わたしたちを肩にかついで階段を上り，ベッドに連れていってくれたものだった。

家族の風変わりな思い出話はさておき，就寝時に好まれる行動というものがあるように思われる。もちろん，お話は就寝時の儀式の中心的な要素であることが多く，子どもは同じ物語を何度も読んでもらいたがる。親は辟易《へきえき》させられることもあるが，子どものためにはなるようだ。2014年に発表されたある研究では，物語をくり返し聞いたあとにすぐ眠ると，幼児が言葉を覚えるのに役立つことがわかっている。

ある家族が具体的にどんなルーティーンを採用するかは，多くの要因に左右されるし，時とともに変わる。アイロンのかかったペイズリー柄のパジャマを午後8時にさっと身につけるのは，小学生の男の子にとっては夜の締めくくりとして完璧かもしれないが，パートナーを見つけようとしている男子大学生には，それほど理想的とはいえないだろう。

というわけで，家族によって違いはあるものの，睡眠訓練に用いられる方法のなかで好ましいルーティーンがどのようなものかは明らかだ。それでは，少しずつ就寝時刻をずらす「就寝時フェーディング」のほうは？　これは，就寝時の親子の争いに一時休戦を宣言し，子どもが疲れたときに眠らせることを意味する。就寝時刻の遅さを朝寝坊で埋め合わせることを許さないようにすれば，次の夜はもっと早めに疲れて，早めに寝るだろうという考え方だ。それを続ければよい。一貫した起床時刻がカギで，やがて赤ん坊はわたしたちの受け入れ可能な時刻に寝るようになる。

計画的覚醒というテクニックもある。何とかしてわが子を眠らせようと苦労している親には，ばかげた方法に聞こえるかもしれない。子どもが自分で目を覚ますだろうと思われる時刻より前に，親が子どもを起こすという方法なのだ。つまり，もし子どもが午後7時に寝つくけれど11時に目を覚ます傾向があるなら，11時になる前に子どもを起こしてから，眠りに戻らせる。機先を制するわけだ。子どもが目を覚まして騒ぎを起こすのを待たずに，代わりにやってやるという理屈だ。そうすれば，ドラマチックな出来事は何もなく，また眠りにつかせることができる。

もっと最近になって，メタ分析という統計手法を用い，いくつかの研究のデータを使って結論を導き出すことが行われた。この研究を率いたのはナショナル・ジューイッシュ・ヘルスの小児心理学者，リサ・メルツァー博士で，研究チームは新生児から5歳児までの不眠症を取り上げた。すると，行動療法テクニックは明らかに子どもをすばやく寝つかせ，夜間の覚醒回数を減らし，覚醒してもすばやく眠りに戻るのに役立っていた。おそらく子どもは，夜間に目を覚ましたときに両親がそばにいなくても眠りに戻れるように学んだのだろう。残念ながら，研究の数が少なすぎて，どのテクニックが一番有効かは判断できなかった。特定の年齢のグループに特定のテクニックがどのように効果を発揮したかも不明だった。ただし，よちよち歩きの子どもに有効な方法は，入学を前にした子どもには効かない可能性がかなり高い。

睡眠訓練の効果が，乳幼児にとどまらず，世話をする側にも何らかの効果を及ぼすことはありうるのだろうか？　ある研究によると，生後7カ月のときに睡眠の改善を目指した簡単な介入を行ったところ，その子が2歳になったときの母親の気分の落ち込みが対照群と比べて減少したという。しかし，子どもの睡眠のためのさまざまな選択肢が家族に及ぼす長期の影響を完全に理解するには，もっと多くの研究が必要であると注意を呼びかける説もある。

なぜ，行動療法が有効なのだろうか？　それは，そうした対処法はすべて，刺激と反応のつながりに注目する学習原理に基づいているからだ。強化された行動は強まり，無視された行動は消滅するという，条件づけという考え方を用いる学習原理だ。泣きわめいている赤ん坊を抱っこしてやれば，泣けば抱き上げてもらえると学習する。無視すれば，泣いても反応を引き出せないと学習し，やがて泣かなくなる。

とはいえ，誰もがこうした考え方をよしとするわけではない。たとえば，次のように主張する人たちがいる。親が耳を傾けていることがわかるように，泣いたら何らかの反応を示してやる必要があり，そうした意思疎通の試みをくじくべきではないというのだ。このことについて，オーストラリアのセントラルクイーンズランド大学の小児睡眠研究の責任者であるサラ・ブランデン教授は，わたしと討論した際，次のように述べた。「睡眠訓練で興味深いのは，子ども，とりわけ小さな子どもが，親から夜間（無視される可能性がある）に受け取る反応と，昼間（おそらく痛みや恐怖といった何かほかの理由から慰《なぐさ》めを必要としているとき）に受け取る反応に違いがあるわけを理解しているものと，親が考えることです。この点に，わたしたちは注目しています」。一部の人たちは，親は無視してはならず，赤ん坊のうちは24時間休みなく世話を必要としていることを理解すべきだという。親の都合に合うように子どもの睡眠を変えようとするより，そうした現実を受け入れるべきだというわけだ。とはいえ，短い出産休暇や社会的支援の欠如，多忙なフルタイム勤務という現状では，そんなことは実行不可能だと考える人たちもいる。

睡眠訓練をしてみようかと考えたとき，悪影響があるかもしれないと心配になる親もいる。うちの子はそのストレスに耐えられるだろうか？　自分は親として耐えられるだろうか？　よくなついているのがとても自慢なのに，その絆《きずな》が消えてしまわないだろうか？　親のこうした疑問の深刻さを知って，フリンダース大学の児童青年睡眠クリニックの責任者で臨床心理学者のマイケル・グラディザール教授は調査を始めた。彼は次のように語っている。「睡眠訓練が親子間の愛情に問題を引き起こすという主張があるが，それを裏づける直接の証拠はない。そうした主張は貧困，あるいは暴力的な生活環境にいる子どもから得られた間接的な証拠によるものか，動物（つまりラット）の研究をもとにしている場合さえあった。そこで我々は，面倒見のよい家庭で実際に睡眠訓練をした場合に何が起こるかを知りたいと思った。睡眠には有益でも，親子関係に犠牲を強いるのかを探ったのだ」。グラディザールのチームは小規模な研究を行い，一つの親のグループには段階的断絶，または就寝時フェーディングを用いて乳幼児を眠りにつかせるよう頼んだ。別のグループには睡眠教育を受けさせたが，親の好きなやり方で眠らせた。一年後に連絡をとって確認したところ，睡眠訓練テクニックが大きな効果を上げたように思われた。段階的断絶と就寝時フェーディングのグループの子どもたち（親の好むやり方で眠らせたグループではない）は，以前よりすばやく寝つくようになっていた。また，ストレスホルモンであるコルチゾールを測定したところ，睡眠テクニックグループの乳児に重大な増加は見られないという，安心できる結果が得られた。多くの親の一番の懸念は，子どもとの間の愛情関係が損なわれるのではないか，あるいは子どもの行動や感情に問題が起こるのではないか，ということだったが，どちらも根拠のない懸念のように思われた。1歳時点での追跡調査では，しっかりした愛情関係や子どもの問題行動に関して，二つのグループ間に差は見られなかった。さらに，オーストラリアの研究者らは乳幼児への睡眠介入（生後７カ月で行った）の長期の影響を調べ，子どもが7歳になるまで複数回にわたって家族を評価した。その研究でもやはり，子どもにも親にも，行動介入の悪影響を示す印は認められなかった（ただし，注目すべきことに，対照群と比べた場合，睡眠に対する長期の恩恵も報告されていない）。

こうした結果について話し合った際に，サラ・ブランデン博士は，次のように述べている。「証拠からすると，睡眠訓練に長期の悪影響はないようです。赤ん坊も親も，泣くことによる即座の影響が過ぎ去ったあとは，徐々に適応できるからです。それは素晴らしいことですし，勇気づけられる結果です。でも，訓練のときに泣かせること自体は，とても耐え難いものです。だからこそ，無視以外のやり方で効果を上げる，証拠に裏づけられた方法を見つけようと努力することが重要なのです。わたしも今まさに，それを追究するプロジェクトに取りかかっています」。

こうした心強い所見とは対照的に，多少の懸念をもたらす研究結果がある。その研究では，5日間の睡眠訓練中の乳幼児と母親について，ストレスホルモンのコルチゾールを測定した。最初のうち，母親と乳幼児のコルチゾール濃度は同調していた。一定期間の睡眠訓練のあと，乳児はベッドに下ろされても泣かなくなった。しかし，そのコルチゾール濃度は下がらなかった。それに対して，赤ん坊が泣くのを見なくてよくなった母親のコルチゾール濃度は下がり，わが子と一致しなくなった。

一見すると厄介な研究結果だが，そうではないと反論する研究者もいる。グラディザールを含む研究者らがこの研究を検討したところ，無修正の断絶（特に生後4カ月という幼い乳児には推奨されないテクニック）の使用といったいくつかの問題点に気づいた。また，この件に関しては基準となるデータがないため，この研究で乳児のコルチゾールが「高い」レベルにあると証明されたわけではないとも指摘している。見解の応酬のなかで，もとの研究の著者の一部がそうした指摘に対する回答を発表した。そのなかで学者たちは，この研究結果がまだ睡眠訓練の方針や実践の目安となりうるものではないと認めつつも，自分たちの仕事が今後研究すべき重要な疑問を提起したと述べている。改めて論文全体を精読してみると，親が判断を下すために，さらに質の高い研究が不可欠であることは明らかだ。

直感に従うということ

さらに多くを知る必要があるとしても，睡眠訓練には，乳幼児の就寝時の大騒ぎを減らし，夜間に親を呼ぶ回数を少なくする効果があるように思われる。この訓練が母親の気分の落ち込みを低く抑えると指摘する証拠もある。こうしたテクニックの使用に関する親の懸念のいくつかは，根拠のないものなのかもしれない。しかし，昔ながらの素晴らしい直感についてはどうだろう？　これまでわたしたちが学んできたことからすると，もし大騒ぎなしに眠りの国に行ってくれる子どもをもつチャンスを高めたいなら，わたしたちは進んで子どもをベッドに下ろして一人で寝つかせるべきだということになる。そして，睡眠訓練を行うということは，時には子どもが泣いても放っておくことを意味する。とはいえ，そういうやり方をするようにいわれると，大多数の親は不愉快に思い，ひどい苦痛を感じる場合さえある。直感的に正しくないと感じるというかもしれない。睡眠に関して，そうした直感を本当に無視すべきなのだろうか？　無視することは，子育てについて教えられてきたあまりにも多くのことと，真っ向から対立する。赤ん坊を医師のところに連れていくと，「本能的な直感に従うべきです」といわれるだろう。わたしたちは直感に従うようすすめられたり，直感に従ったとして称賛されたりすることが非常に多い。では直感とは何かといえば，ひょっとすると証拠に基づく反応であって，わたしたちの生存を助けるために発達したものなのかもしれない。場合によって，これは確かに役に立つ。

もちろん，本能的直感が間違っていることもある。ある親は，医師の賢人ぶったアドバイスを真に受けて，「自分の本能的直感」に従った結果を思い出して赤面していた。息子が初めて哺乳びん１本分のミルクを飲んで派手にむせたとき，救急サービスに電話したのだという。息子はもちろん何ともなかった。それに，面接に出かける代わりに本能に従って家でじっとしていたとしたら，いったいどれほど多くの人が仕事のチャンスを逃すはめになったことか。おそらく，「本能的直感」は証拠を公平に熟慮した結果ではなく，感情的な反応の場合もあり，やみくもに従うべきものではないのだろう。新米の親が育児という未知の海を航海するには，直感の教えに応えるのと同時に，自分の頭で考えるべきだ。

ぐっすり眠る

乳幼児期の睡眠とつき合うのは簡単なことではない。修正版の断絶テクニックを実践している親は，休日やちょっとした病気で計画がすっかりくるってしまってショックを受けることがある。夜間に子どもの泣き声を無視していると，「自分の要求には応えてもらえないのだ」と教えることになり，のちのち悪い影響が出るのではないかと心配する親もいる。それに，人が違えばやり方も違うということについてはどうなのだろう？　ある家族には綿密に練った計画で子どもの不眠を解消するのが適しているのかもしれないが，別の家族にはそうではないだろう。うちの息子の一人は小さい頃，夜中に時折，発作を起こし（成長とともにやんだが），そのせいでわたしにはその子の睡眠に関する不健全な神経症的傾向が残った。そばについている必要がある子どもを放っておき，危険にさらすのがよいことだという人は誰もいないだろう。とはいえ，いったんその子が元気になってリスクがなくなったとみなされれば，睡眠訓練計画に従っている人たちは，「親の介入なしでも眠ることを学べるよう，子どもをしばらく泣かせておきなさい」と助言されることがある。しかし，それは常にたやすいとは限らない。

多くの親がわが子に睡眠訓練をしようと悪戦苦闘しているが，子どもを訓練しようとは思わない親についてはどうなのだろう？　そういう人たちはおそらく，子どもが寝つくまで抱いているのを苦にしないか，楽しんでさえいる――ちょうどあの元会計士のテアのように。そういう親は，一人で眠りにつくことを奨励しないせいで，その子の人生に不利益をもたらすのではないかと心配すべきなのだろうか？　将来の不眠症の下地をつくることになるのだろうか？　わたしたちの行動パターンが若いときに確立するというのは本当で，だから睡眠については，子どもは「大人の父」（ウィリアム・ワーズワースの詩に由来する言葉で，人の性格は子どもの頃につくられるという意味）なのだろうか？　いや，そんな心配は無用だ。睡眠は時とともに変化しうるといわれているのだから，親は安心してよい。子どもが幼いときや病気のとき，あるいは休日には，眠りにつく手助けをしてやりたいと思うこともあるだろうが，だからといって，のちのち子どもの発達段階に応じて違う対処法を決めることができないわけではない。親の選択に役立つごく基本的な問いに組織的に取り組む研究はやっと始まったばかりだ。答えの出た疑問と同じくらい多く，答えの出ていない疑問が残っている。

ずっと前，わたしが超音波技師に診てもらったときのことを振り返ってみると，睡眠への言及は理にかなっていたのだと，今ならわかる。あの受診の前，わたしは睡眠に関する科学文献を嫌というほど読んでいたが，寝てくれない赤ん坊という現実に対処する方法については，まるで無知だった。ほかの親たちもこの問題に振り回され，自分たちも不眠になってしまったと嘆いていた。赤ん坊が夜間に目を覚ますのには大事な理由があり，目を覚ますのを喜ぶべき多くの理由がある。ある子どもの睡眠が別の子の睡眠と違うのには理由があり，そうなったのは世話をする人が何か「間違ったこと」をしたせいである可能性は低い。いうまでもないことだが，乳幼児の睡眠パターンは変えようがなく，安全を考慮することは共通していても，ある家族にとって正しいことが別の家族にとってもそうとは限らない。わたしたち一人ひとりのユニークさは間違いなく，ほめたたえるべき素晴らしいことなのだ。

第3章

CHAPTER 3

園児と小学生：睡眠にまつわる多様な問題

園児（3～5歳）には，24時間につき10～13時間の睡眠が推奨される
小学生（6～12歳）には，24時間につき9～12時間の睡眠が推奨される

園児や小学生はどう眠る？

「パパ，隣に寝てくれる？」

「嫌な夢を見たの。暗闇が怖い」

「眠りそうになったとき，頭のなかで大爆発が起こったんだ」

「おばけを見たんだよ。だから一人で寝たくない」

寝ようとしない赤ん坊という難題が，また別の多種多様な睡眠問題に取って代わることがある。乳児期からティーンエイジャー時代にかけて睡眠は劇的な変化を遂げるが，その間に，「レストレスレッグス症候群（むずむず脚症候群）」[*1]から頭の大爆発まで，好ましくないことがどっさり起こりうる。では，人生のこの時期についてはどんなことがわかっているのだろう？　子どもの「おばけを見た」という訴えには，実は何か科学的な説明がつけられるのだろうか？

成長するにつれ，子どもが寝て過ごす時間はだんだん短くなる。1～2歳児には1日に11～14時間の睡眠が推奨されているが，3～5歳には10～13時間になる。親にとっては，自分たちの夕食を楽しむ時間，または子どもの夕食を壁からぬぐい取る時間がやっと1時間とれるわけだ。昼寝の回数も減り，1歳児には午前と午後の睡眠がつきものだったが，「恐るべき2歳」が始まる頃には午前か午後のどちらかがなくなるのが一般的だ。

＊1　『睡眠学』（朝倉書店）によると，「レストレスレッグス症候群（むずむず脚症候群）」は，不快で耐え難い下肢を中心とした異常感覚を指す。じっと座っているときや横になっているときに起こりやすく，下肢を動かすことで軽快する特徴がある。症状は昼間よりも夜間に生じるケースが多い。

３～６歳で昼寝はたいてい過去のものとなる。成長するにしたがってベビーベッドを卒業し，自分で自由に上り下りできるベッドを使うようになる。これは３～４歳前後のことが多い。

子どもがいよいよ初めての登校日を迎える頃，親には事態が上向きつつあるように見えるかもしれない。これまで子どもの世話に明け暮れてきた人には，日中，子どもが学校に行っている間，家のなかを掃除したり，仕事に復帰したりする時間ができる。ちょっぴり運に恵まれれば，しばらくの間，学齢期の子どもはひと晩中寝てくれるだろう。この睡眠の重要なポイントへの到達はしばしば親業のハイライトとなる。

もちろん，睡眠パターンの発達の仕方は，わたしたちがたまたまどこで育つかにも左右される。たとえば，長い昼寝はスペインに暮らす人々には都合がよいかもしれない。昼寝は世界中でよく見られ，気分改善から機敏さや効率の向上まで数多くの利点がある。しかし昼寝は，イギリスに暮らす親の一部が恐れる宵っ張りにつながる場合もある。一方が正しく，一方が間違っているということではない。おそらく，長年培われたこうした習慣はそう簡単に切り捨てることはできないし，環境によってはそういう生活パターンが適しているということなのだろう。最近，二児の父親で，スペインに住み，毎年イギリスで１カ月の休暇を過ごすエミリオがシエスタと呼ばれる昼過ぎの休息の習慣についての考えを聞かせてくれた。スペインでは道理にかなっているが，イギリスではたぶんそうではないと言う。「スペインの暑さは半端じゃない。日中，40度にもなる暑さのなかを出歩きたい人がいるかな？　寝ていたほうがいい」。さらに続けて，「でも同じように，イギリスで子どもたちが夜の９時にぱっちり目を覚ましていてほしいなんて誰が思う？　何もかも閉まっている！　子どもたちには何もすることがない。日中にせいぜい疲れさせたほうがいいんだ」と語った。

子ども時代の初期には，睡眠は見た目にはわからないような変化も起こし，レム睡眠の減少傾向が続く。「睡眠周期」(レムおよびノンレム睡眠の段階が循環する)の各段階をめぐるのにも，しだいに長い時間がかかるようになる。小さな子がサッカーの試合時間の半分，つまり45分ほどで睡眠周期を1回完了するのに対して，若者が周期を完了するには約90分，試合終了の笛が鳴るまで待たなければならない。残りの人生はずっとその状態が続く。したがって睡眠について考える際には，赤ん坊や子どもはミニサイズの大人ではないことを忘れてはならない。

子どもにまつわる睡眠問題

もちろん，睡眠に関しては色々と具合の悪いことが起こりうる。睡眠障害の患者を治療している医師ならば，『睡眠障害国際分類』(2018年，日本睡眠学会)という書物の存在はよく知っているだろう。現在は第3版が出ているが，そこにはたいていの人が思いもよらないほど多くの睡眠障害が載っている。そうした障害はいくつかの大きなグループに分類されていて，具体的には，不眠症，睡眠関連呼吸障害，過眠症という中枢神経系障害(日中の眠気を含む)，概日リズム睡眠－覚醒障害，睡眠時随伴症(睡眠中や，入眠または目覚めという移行期に起こる望まない身体的体験や出来事を特徴とする)，睡眠に関連する運動障害，その他の睡眠障害に分けられる。リストにある障害は，たとえば不眠症のように大半の人が聞いたことがあり，場合によると経験したことさえあるものから，おそらく一度も聞いたことも経験したこともなさそうなものまで多岐にわたる(「頭内爆発音症候群」についてはあとで詳しく述べる)。さまざまな睡眠障害がさまざまな年齢で起こるが，いくつかは子どもの頃に初めて現れるので，この章で取り上げる。

眠れない，眠りたくない：睡眠拒否と不眠症

不眠症というと，慢性的なストレスを抱えた大人がベッドで寝返りばかり打って眠れずにいるイメージが浮かぶかもしれない。不眠症とは，入眠や睡眠続行に問題があったり，早く目覚めすぎたりすることをいう。しかし，子どもの場合はまったく違う。子どもの不眠症の定義に用いられる分類システムを見ると，適切な時刻に寝るのを拒否したり，一人で寝ることを嫌がったりするという記述がある。これらはよくある症状で，パロディ絵本の『Go the F○○○ to Sleep（いい加減に寝なさい）』が親の間であれほど人気があるのは，もしかしたらそのせいかもしれない。

では，もし子どもが午後7時の就寝時刻に従おうとしなかったり，「寝つくまで隣で横になっていて」と懇願したら，不眠症の症状を示しているといえるのだろうか？　もちろん，そういった症状だけでは不眠症とはいえない。もしそれが不眠症だとしたら，世界中の親たちが一人残らず，わが子の睡眠に関して助けを求める事態になってしまう。ここで診断基準を長々と述べたりすれば（たとえば，症状は3カ月にわたって少なくとも週に3回現れなければならない），読者はすぐに眠くなってしまうだろう。研究者の間でも，不眠症の定義については見解が一致していない。子どもの不眠症の有病率を調べようとすると数字に著しく大きなばらつきが見つかるのは，そうした見解の相違に一因がある。どんな障害でもそうだが，問題がどれほどの頻度で起こり，どれほど深刻かを考える必要がある。医師はまず，睡眠障害がいつ家族の生活に悪影響を及ぼすかに注目する。これは子どもの好ましくない行動も含む。少なくとも，疲れたらテレビの前にごろりと寝転がるわたしたち大人には奇妙に思えるかもしれないが，睡眠不足の子どもはしばしば，元気いっぱいで，まるで「壁から壁へと跳ね返るボール」のように見える。すると，全然疲れていなさそうだから，もう少し遅くまで起きているのを許してもよいだろうという憂慮すべき結論に

至るおそれがある。

睡眠の問題はほかのありとあらゆる問題とつながりがあるように思われる（後述する）だけでなく，不眠症のなかには，ほかの全員が眠っているときに子どもだけが起きているというタイプがあり，親を不安にさせる。これは単に，子どもがくたくたに疲れた両親の間に心地よく収まり，窮屈になった親が安眠できないという結果をもたらすだけの場合もある（そして，スーパーキングサイズではなくキングサイズのベッドを買ったことを嘆く羽目になる）。しかし，もし子どもがこれとは別の行動をとり，たとえば誰にも見守られることなく遊んでいたら，夜間覚醒はもっと困った結果につながることもありうる。

では，なぜ一部の子どもはほかの子どもより寝つく（そして眠り続ける）のが難しいのだろうか？　前にも述べたように，子どもたちの間の違いを説明する際には，遺伝子や環境による影響が重要である可能性が高い。前章でも環境のさまざまな要素が子どもの睡眠に影響を与える様子を考察したが，家庭内での出来事が中心だった。成長するにつれ，子どもは家族から離れて過ごす時間が増えるのが普通で，家庭外での体験が睡眠にも影響を及ぼし始める。そうした体験が，兄弟姉妹の睡眠パターンの類似性を低下させることもある。いじめられている子どもはそうでない子どもより熟睡できない傾向があることが，研究で明らかになっている。これにはさまざまな理由が考えられるが，いじめを受けている子どもは就寝時にあれこれ考えて不安になりやすいのかもしれない。ベッドに横になって恐怖やフラストレーションや怒りを覚えた出来事を追体験することが，穏やかな眠りの助けになることは到底ありえない。

質の悪い眠りにつながるのは，たとえばいじめのように，ストレスになる出来事だけとは限らない。運動をする時間が短すぎるとか，日光を浴びる時間が不足しているといった要因も考えられる。もちろん，ほかに深刻な要因が関わっている場合もある。戦争に関連したストレスであれ，自然災害や虐待であれ，体験によるトラウマに苦しむ子どもは，短期的にも後の人生においてもよく眠れずに苦しむことがあると，読むのが苦痛に感じられる報告によって明らかになっている。

というわけで，個人差の説明には遺伝子と環境の両方が重要であることがかなりはっきりしているわけだが，それはなぜだろう？　環境がどうやって「わたしたちを悩ませて」，睡眠の問題を引き起こすのだろう？　一つには，わたしたちの考え方に影響を与え，それが眠り方に影響するからだと考えられる。大人については，それがどう作用するか詳しくわかっている。わたしたちは眠れないことを「まるで大惨事のように考える」ことがあるが，そうしたからといって眠りが訪れるわけではない。そういう大げさな考えには，「もし○○だったら」という思考プロセスが含まれる。ベッドに横になって，「もし一睡もできなかったら，明日はどうなるだろう」と，くよくよ考える。たぶん疲れが抜けず，そのせいで仕事の能率が上がらずにクビになるかもしれない。そうすれば家計が苦しくなって家を失い，子どもの養育権を失い，ストレスが高じて病気になるかもしれない，といった具合だ。また，眠れないときにはベッドから出ずにもっと眠る努力をすべきだと考えるかもしれないが，これは逆効果だ――よい睡眠とは，努力を要するものではなくて自然に訪れるものであるべきだからだ。よく眠れる人たちは，安眠を勝ち取るために必死になって努力する必要がない。知らないうちに眠っているのだ。

一方，子ども時代の不眠症はもっと謎に包まれている。少し前，わたしは不眠症の子どもが迷路のネズミのように考えられてきたことに衝撃を受けた。親があることをすれば出口Ａ（不眠症の子ども）に至り，別のことをすれば出口Ｂ（よく眠れる子ども）に行き着くというのだ。しかし，子どもが睡眠についてどう考えているかは，ほとんど考慮されていなかった。そこでわたしはロンドン大学ゴールドスミスカレッジでの最初の研究プロジェクトの一つとして，子どもたちが睡眠についてどう考えているかをもっとよく理解することにした。勉強熱心な若い学生や研究者からなる献身的なチームと一緒にロンドン旧市街のいくつかの学校を訪問し，子どもたちに睡眠の実態について尋ねるだけでなく，就寝時に考えることや睡眠をどう思うかについても，たくさん質問した。主に8歳の子を対象としたのは，それより小さいと質問の意味が理解できないだろうと思ったからだ。その結果，不眠症の大人の思考について知られていることの一部が，子どもにも当てはまるらしいとわかって興味をそそられた。よく眠れない子どもたちも大人と同じように，睡眠について，逆効果になるような考えを抱いていたのだ。ほかにも興味深い類似点が数多く見つかった。たとえば，よく眠れない子どもは自分の睡眠について大げさに考える傾向があった。これは不安や失望といった感情と関連があるように思われた。子どもが何を考えているのか，もっとよく知るにつれ，好奇心をかき立てられた。ある女の子が，眠れないときの思考プロセスを話してくれた。寝ないと頭が痛くなって，次の日の学校のテストでよい成績がとれないかもしれない。そうしたら両親の機嫌を損ねて，ほしいものを買ってもらえなくなる。そう思って不安になるというのだ。ある男の子からは，さらに驚くような答えが返ってきた。寝ないと，イモ虫を食べるおばけレスラーに変わってしまうのではないかと心配していたのだ！　また，眠れない子どもたちはよく，ベッドに入ると色々な考えが頭を駆けめぐると話してくれた――これも大人と同じだ。

では，これらの情報をどう考えるべきだろうか？　まず，就寝時刻前に子どもの緊張をほぐす手助けをしてやるのがよいように思われる。おとぎ話には，眠気を誘うどころか，子どもをワクワクさせるようなものも多い。大人ならさしずめ，寝る直前に届く興味深いメールといったところだ。宇宙を飛び回ったり，怪物に遭遇したり，動物に話しかけたり，アドベンチャーパークで一日過ごしたり —— そんなストーリーにリラックス効果があるといえるだろうか？　そういう話を読んであげたあとで子どもが寝つかないと，親は意外に思ったり，イライラしたりする。だが，そんな話で眠くなれというほうが無理なのだ。子どもも大人と同じように，寝る前にはしばし緊張をほぐす時間を必要とする。そこをうまく突いたのがスウェーデンの作家，カール＝ヨハン・エリーンで，ベストセラーとなった絵本『おやすみ，ロジャー　魔法のぐっすり絵本』（2015年，飛鳥新社）を書いた。子どもをリラックスさせて眠らせるための本で，「あくびおじさん」とか「ウトウトフクロウ」といったキャラクターが登場する。読み手には，特定の箇所をゆっくりと静かな声で読むこと，そして読みながらたくさんあくびをすることがすすめられている。子どもは寝る前に緊張をほぐす必要があるという一般的な考え方に基づき，わたしも共著で，夜，子どもをリラックスさせるためのさまざまなテクニックを盛り込んだ『ねむたいこいし～読むだけで眠たくなる絵本～』（2020年，かんき出版）というおとぎ話集を出版したことがある。作成段階では，ほかの小児睡眠専門家だけでなく，心理学者や小さな子の親たち，そして子どもたち自身とも，アイデアやストーリーを話し合った。次いでわたしたちは，それらのストーリーが家族にどう受け止められるか，役に立つと報告されるかどうかを知りたいと思った。そこで100家族に，ストーリーの一つを子ども（3～11歳）に三晩続けて読み聞かせるよう依頼した。それが終わった時点で，ストーリーの長さをどう思ったか，ストーリーの印象を具体的に説明するとしたらどうなるかといった質問を含む調査票に記入してもらった。研究に参加した家族のうち，70家族から回答があった。重要な質問の一つに，「総合的に見て，ストーリーはお宅のお子さん，またはお子さんたちの睡眠にどんな効果があったと思いますか？」というものがあった。回答によると，104

人の子どものうち80人（約77％）に対して，ストーリーは「非常に好ましい」または「やや好ましい」効果があった[*2]。

わたしが睡眠に関する子どもたちの考えを調べる研究を行っていたのと同じ頃，ロンドンでまったく別の科学者チームが似たような問題を調査していた。チームを率いていたのは心理学者のキャンディス・アルファノだったが，当時のわたしにはつながりのない人物だった。ヒューストン大学の心理学教授である彼女は，不安に苦しむ子どもたちからなるサンプルを対象に，睡眠と睡眠前興奮（つまり就寝時刻前にかき立てられる感情）との関連を調べた。そして，不十分な睡眠と大きな精神的興奮に，特に心配性の子どもではつながりがあることを発見した。異なる集団を対象とした別々の研究が同じような結論に達していたことになる。この分野におけるこれらの予備的な研究は，子どもたちの考え方が睡眠にとって重要であることを示しているように思われる。子どもを大人のミニ版と考えるべきでないという先ほどの主張を取り下げる気はないが，ひょっとすると，考えられているよりも類似点があるのかもしれない。子どもたちがどう考えているかも重要なのだ。

寝なさいといわれたときに子どもたちが寝るのを拒否することについて話す際，親は苦笑し，どうしようもないといわんばかりに目をぐるりと回すことがある。ほとんどの子どもは睡眠を嫌っているということなのだろうか？　当たらずといえども遠からずだろう。大人のなかには，睡眠は時

＊2　同じく親からの報告によると，104人中21人（約20％）については，本は何も効果がないように思われた。104人中3人（約3％）については，わずかに好ましくない影響があった，またはきわめて好ましくない影響があった，あるいは無回答だった。期待できる結果だが，これは本をさらによいものにする目的で考案された予備的な調査であり，科学的な厳密さの点で限界があった（対照群を設けておらず，主観的な回顧型の報告を使用しており，またソーシャルメディアを通じて募集したため，実験参加者の一部は著者を知っていた）。

間の壮大な無駄使いであり，人生における重要なものごとの邪魔になると考えている人が実際にいるが，ひょっとすると子どもたちもそう考えているのかもしれない。確かに睡眠は，カタツムリを競争させたり，スーパーヒーローごっこをしたり，丘をごろごろ転がり落ちたりする楽しみには遠く及ばない。子どもの心の底に隠れている睡眠に対する考え方をもっとよく知るため，わたしは現在ストラスクライド大学の講師になっているメガン・クロフォード博士と共同研究を行った。博士は潜在的連合テスト[*3]を用いる独創的な実験法を開発した。この手法では，人がさまざまな刺激を分類するのに要する時間を調べ，それを使って，その人が本当は何を考えているのかを見つけ出す。このテストは，たとえば人種やジェンダーに関する偏見のように，人々がたとえもっていても認めたがらないような考え方を調べるのにしばしば使われる。テストの核心は，わたしたちの本当の信念に反するやり方で何かを分類するには，信念に合致するやり方で分類するよりも長い時間がかかるという事実にある。つまり，もし睡眠があらゆる悪いものに匹敵すると本当に信じていれば，パジャマの絵と「よい」とか「楽しい」といった肯定的な言葉とをひと組にするのは，「たまらなく嫌だ」とか「悪い」といった否定的な言葉とひと組にするよりも時間がかかる。この方法を使ってクロフォードは，子どもが睡眠に関連した絵（たとえば枕の画像）をよい言葉よりも悪い言葉とすばやくひと組にすることを発見した[*4]。

というわけで，子どもたちは「寝るのは好きでない」と口でいっているだけでなく，本当に好きではないのかもしれない。理解し難いと思う人もいるだろう。何しろ，一部の大人にとっては，長い一日の最後に自分のベッドのパリっとしたシーツに横になるほどうれしいことはないのだから。とはいえ，他人の好みには驚かされることがあるものだ[*5]。睡眠（あるいはひょっとすると寝室さえも）が悪いものだという考えが強まるのを避けるため，そのような結びつきを弱めるためにできることは，もちろんすべてやるべきだ。たとえば，行儀が悪いからといって「寝室に行かせる」「ベビーベッドに入れる」「夕食抜きで寝させる」などと，決して子どもにいってはならない。何といっても，睡眠は素晴らしい楽しみだ。違うだろうか？そう，一部の人にとってはそうだ。だが子どもにとって，早く寝ることが好ましい振る舞いに対するごほうびになるかといえば，残念ながらわたしには，今すぐそうなると言い切る自信はない。

子どもを寝かせたいという親の願望と，寝るのを嫌がる子どもの気持ちとが組み合わさると，一触即発のベッドタイムにまっしぐらということになりうる。すでに述べた行動療法テクニックのなかには，たとえば就寝時フェーディングのように，子どもがベッドに入ることや一人で寝ることを拒否したときに役立つものがある。子どもがもう少し大きい場合は，著しい不眠症は認知行動療法，すなわち考え方や行動に働きかける話し合い療法を適用する正当な理由となるかもしれない。この療法は親と子どもの双方を対象とするのが一般的で，多くの要素で構成されている。睡眠衛生，つまり快眠のチャンスを最大限に利用する習慣に関する知識，たとえば日中に光に当たり，夜間は避けることを伝えるのもその一つだ。呼吸法のようなリラクゼーション・テクニックを教えることもできる。現在の就寝時刻では眠れないなら，睡眠制限，つまり就寝時刻を遅くするのが有効だろうという考え方もある。刺激制限療法では，寝室を寝るためだけに使うよ

＊3　言葉の分類作業を通じて，自分では意識していない潜在的態度を測定するテスト法（訳注）。

＊4　この研究結果は未発表だ。このテストの使用に対して，テストのスコアは個人の考えではなく社会的な見解を反映している可能性があるというような一般的な批判が突きつけられていることからしても，この知見が再現可能かどうかは今後の課題だろう。

＊5　わたしは最近，夫が食べ物をすべて，栄養バランスのとれた錠剤に交換できるものなら喜んでそうするというのを聞いて唖然《あぜん》とした。

うにして，子どもが寝室を興奮と結びつけないようにする。最後に，認知療法はわが子の睡眠に何を期待すべきかという点に関して，親の期待を管理するのに役立つ。このタイプのテクニックは，5 ～ 10歳の子どもの睡眠行動を短期および長期に改善するのに有効なことがわかっている。

快眠のチャンスを増すには，一貫した揺るぎない態度で臨み，健全な睡眠に導く環境をつくることだ。まず手始めに，寝室にはテレビを置かないのが理にかなっているだろう。自分の部屋にテレビがある園児は，ない子どもよりも睡眠の質が劣ることが研究で明らかになっている。子どもが安全だと感じる環境をつくる必要があるという考え方に立ち戻ることも大事だ。安全だと感じられないのに，眠り込んで警戒がおろそかになるのは理屈に合わない。映画『怪盗グルーの月泥棒』のグルーは愛すべき人物だが，くり抜いた爆弾に子どもたちを寝かせるという養育法は，そうした勧告にあまり沿うものではないかもしれない。

寝る前の子どもに眠気を催させるのに役立つちょっとしたコツの一つに，明かりを暗くすることがある。この方法は，明るい光がメラトニンの生成を抑えるという科学的根拠に基づく。明かりを暗くすればメラトニンが自由に流れ出し，眠る時間であることを体に知らせるというわけだ。

賢明な起業家たちが光とメラトニンとのつながりに投資してくれたおかげで，わたしたちはこの知識を活用した製品を簡単に手にできる。たとえば，常夜灯よりメラトニン抑制が少ないという宣伝文句の夜光ステッカーや，便器を照らし，穏やかな赤色発光に設定できるモーションセンサーライトなど，多くの製品がある。家のなかの明かりを暗くすることも睡眠に有効だとはいえ，この方式にはリスクもある。うっかり水虫の薬で歯を磨いたり，明かりの乏しい部屋で読書をして眼精疲労を起こしたりするおそれもあるだろう。

このように，小さな子どもが寝つくチャンスを高めるために家庭でてきることはいくつかあるが，社会全体としてもっと何かできることはないだろうか？　まず，幼稚園や保育園，託児所や学校で，睡眠の大切さを子どもたちに納得させるような取り組みを行うのがよいかもしれない。親もそれに合わせて，「よく寝れば走るのがもっと早くなるし，友だちとたくさん楽しく遊べて，学校の成績もよくなる」と言い聞かせることができるだろう。しかし，そうしたテクニックには効果があるのだろうか？　それはまだよくわからない。研究によれば，学校で睡眠に関する教育を施せば知識は増えるが，それが必ずしも睡眠の改善や，睡眠に関連した問題の減少にはつながらないという。つまり，子どもは寝るべきだと理解はするかもしれないが，寝ることについてはやはり拒否するのだ。

この問題を第2章で触れたサラ・ブランデン教授と話し合ったところ，教授は次のように述べた。「問題は，なぜ子どもたちが睡眠行動を変えようとしないのかということですね。それはたぶん，彼らが睡眠より楽しいと考えるもの，たとえばゲーム機やスマートフォンの画面を見ている時間や，友だちや家族との交流を続けたいからでしょう。彼らに行動を変えるよう促すうえでカギとなるのはチームになること。ああしなさい，こうしなさいというのではなく一緒に動くことです。選択の自由や選択肢を与え，よりよい睡眠行動を選ぶ手助けをしてやるのです。子どもも大人と同じく，たとえそれが自分のためになるとわかっていても，何かをしなさいと一方的にいわれるのは好みません。それでも，正しいことをしたいと思っているのは確かで，そうすればわたしたちに認めてもらえるとわかっています。わたしはいつも，子どもたちの相手をするときにはこう言います。『疲れた？　そういう感覚は好き？　自分の成績や気分に満足している？　もし満足していないなら，あなたにはそれを変える力があるのよ。それに，わたしはあなたの役に立つようなことを色々知っているしね』。大事なのは，睡眠行動を変えるための強力なチームワークなのです」。

夢と悪夢について考える

人は自分の見た夢について話すのが大好きだ――たとえそれが家事の夢であっても，あるいはクマをペットにしているとか，広々とした水面の上を飛ぶ夢，あるいはヘンリー王子との揺るぎない友情の夢であっても変わらない。その夢の内容から何らかの意味を引き出したり，夢を未来の前兆とみなしたりすることも多い。実際，アブラハム・リンカーンは夢を驚くべきもの，何か悲痛なものだと信じていたといわれている。本当に暗殺される何日も前に，それを夢で見たのだという。

「超常体験」をしたと主張する人たちもいる。たとえば，ある友人の夢を見たと思ったら，その直後にその友人が妊娠していることを知ったというのだ(「わたしの直感をばかにしちゃだめよ」と友人のミシェルに言われたのは，アフタヌーンティーを飲みながら，妊娠初期にそれを秘密にしたがる人たちを話題にしていたときだった。「わたしの夢はいつも何が起こっているのか教えてくれるのよ」)。ただ，誰もが夢に大きな意味があると確信しているわけではない。科学者は，そうした「証拠」を疑問視するように，そして夢に出てきたけれども妊娠していない人の数を考慮するようにという教育を受けている。

ゴールドスミスカレッジの同僚で，超常現象信仰や超常体験の背後にある心理の解明を主に研究している心理学教授のクリス・フレンチが，この件に対する自分の姿勢を説明してくれたことがある。彼はアメリカの数学者ジョン・アレン・パウロスによる分析を引用しながら，夢を見た直後にその夢によく似たことが現実に起こったとしたら，その人は強い印象を受けるかもしれないと指摘した。もしそうしたことが起こる確率，しかもその夢を覚えている確率が仮に1/10,000だとしたら，特に感銘を受けるだろう。これは起こりそうにないほどわずかな確率に聞こえるから，実際に起こったときには超常現象の証拠とみなされることもある。しかし，実際に計算をして，この確率が時間とともにどう変化するかを割り出すと，おおまかにこれと等しい確率でも，19年に一度このタイプの夢を見るという結果になった。これは，もし大学生のクラスでこのタイプの予知夢を見たことがあるかどうか尋ねたら，大多数がイエスと答えることを意味する。こうした夢はまれではあっても，現実に起こりうるのだ。確率を計算してみないというのが，人が無批判に超常現象信仰を受け入れてしまう理由の説明として役立つかもしれない。

夢に大きな意味があると信じていない人でも，夢が感情や認知機能の発達について教えてくれると知れば，興味を引かれるのではないだろうか。たとえば，ハンガリーの科学者たちが主導した研究では，4～8歳の子どもが報告した夢を，認知スキルとの関連という観点から調べている。報告された夢のタイプは発達に伴って変化し，能動的な自分が出てくる夢はよりよいスキルの印だった。また，夢には精神的な健康のさまざまな側面との興味深いつながりもあった。最も顕著だったのは心的外傷後ストレス障害（PTSD）とのつながりで，トラウマとなった出来事の夢が何度も繰り返された。

悪夢についてはどうだろう？　思春期前の子どもにとって悪夢はかなりありふれたもので，苦痛の種となる。子どもが動揺して目を覚まし，誰かに安心させてもらいたがるため，家族全員の安眠が妨げられることもある。何が悪夢を引き起こすのかについては，もちろん重要なのは遺伝子や環境なのだが，果たして環境のなかのどういった要素が影響するのだろうか？新しい幼稚園や学校に通い始めるときや，家庭環境が変わるといった，ストレスとなるライフイベントが重要な影響を及ぼす可能性がある。それだけでなく，子どもが日々どんなことにさらされているのか，特に就寝直前にどんな体験をしているのかをよく考えてみることも役に立つかもしれない。刺激の強いテレビ番組を見たり，夜遅くまでゲームをしたり，怖い本を読んだりすることが子どもの安眠に役立つだろうか？　実際問題として，子どもの不安を高めるようなことは何であれ問題となる可能性があり，子どもの不安と悪夢との関連が報告されている。だがこのつながりは双方向に作用する可能性があり，悪夢を見る子どもはほかの子どもより不安を感じやすい傾向がある。

睡眠について話し合うことは，医療サービス提供者にとって家族と良好な関係を築くよい方法だ。大半の人はこの話題で心がなごむようで，気もちよく会話できる雰囲気をつくってから，抑うつ傾向といった，もっと慎重さを要する話題に移ることができる。「よく眠れますか？」と聞くのは確かに，「悲しい，むなしい，あるいは絶望的だと感じますか？」と聞くよりも，カウンセリングを始めるにははるかによいやり方だ。ひょっとすると，夢や悪夢について話すことも，何が子どもにストレスを与え，動揺させているのかを親が理解するのに役立つのではないだろうか。隣家の大きな犬や外見は天使のような遊び友だちの何であれ，くり返し見る悪夢について話を聞いてやることが重要な話し合いのきっかけになるかもしれない。親が子どもの心の底にあるストレスを理解すれば，苦しんでいる子どもを助けるのにも役立つだろう。子どものストレスのなかには大人には奇妙に思われるものもあるため，その種の話し合いを始めるのはよいことだ。あこがれている友だちからのバレンタインカードは，成人男性にはうれし涙を流させるかもしれないが，7歳の男の子には怒りの涙をもたらすかもしれない。

一般的に，悪夢に治療の必要はない。ぎゅっと抱きしめたり，優しい言葉をかけたりして，慰《なぐさ》め，安心させてやればよい。とはいえ，深刻なケースにはすぐに手の届くところに助けがある。子どもの睡眠問題を扱う専門家にとって理想の本としてよく言及される『A Clinical Guide to Pediatric Sleep（小児睡眠の臨床ガイド）』では，漸進的筋《ぜんしんてききん》弛《し》緩法《かんほう》のようなリラクゼーション・テクニックをすすめている。全身の筋肉を緊張させたり弛緩させたりして，各段階のもたらす感覚への意識を高める方法だ。イメージトレーニングも役に立つかもしれない。これは，よく見る悪夢を子ども自らがもっと肯定的なものに変えられるよう仕向ける方法だ。たとえば悪夢を見て目が覚めたときには，それを振り返って，自分にもっと支配権があるストーリーにしたり，好ましい内容に変えたりすればよい。この種の心理学的な治療法が悪夢の頻度を減らすのに有効であることがわかっている。父が死んでしまうというわたし自身の悪夢は，子ども時代のキャンプ旅行を思い出すことで書き直された。信じられないほどハンサムで健康的かつ幸せそうな40代の父が，永遠にその姿で生き続けるようになったのだ。

夜間驚愕：睡眠時驚愕症（夜驚症）

夢や悪夢を見るのは主にレム睡眠中で，体が麻痺状態にあるため，夢を実演せずにすむ。「睡眠時驚愕症（夜《や》驚《きょう》症）」*6は悪夢と間違われることもあるが，実はまったく違うものだ。夜驚症では麻痺はない。実際，夜驚症が他人を不安にさせるわけはまさにそこにある。夜驚症の人は，ベッドから飛び起き，叫んだり金切り声を上げたりして，恐怖を感じているように見える。このとき，本人はノンレム睡眠の最も深い段階から覚醒するが，完全には目が覚めていない。こうした睡眠障害は寝入った直後に最も起こりやすい。夜を通しての睡眠周期の構成を考えると，そのタイミングは完全に筋が通る。夜の初めには深いノンレム睡眠の時間が長いのに対して，

---

*6 『睡眠学』（朝倉書店）によると，「睡眠時驚愕症（夜驚症）」は，引き裂くような悲鳴や叫び声を突然上げ，急激に覚醒するのが特徴だ。エピソード中は外的な刺激に反応せず，覚醒させることが困難だが，終了後にはすぐに再入眠する。持続時間は数分で，多くの場合で健忘が残る。

夜が更けるにつれ，レム睡眠の比率が増えていくからだ。

この診断名グループ（ノンレム睡眠時随伴症と呼ばれる）に属する障害はほかにもあり，恐怖を感じているというより混乱してぼーっとしているように見える以外は夜驚症に似ている「錯乱性覚醒」から，夢中歩行や睡眠関連摂食障害まで多岐にわたる。これらの障害の重要な特徴として，そうした体験をしている人を完全に目覚めさせるのが難しいことが挙げられる。また，そうした体験には複雑度が低いという行動特徴もあり，注意深く計画されたものではなく，やや自動的な行動の場合が多い。

夜驚症をそばで見た人はたいてい，どうにかして解決策を見つけてやりたいと必死になる。ところが当人は夜間の劇的な出来事などまったく意識になく，朝になると何事もなかったかのように起き出すことが多い。そうした様子を目の当たりにするのはつらいものだ。夜驚症の引き金になったもの，たとえば前の晩の寝不足や途切れがちな睡眠，あるいはストレス体験などがわかれば，そうした引き金をなるべく減らすことで防げる可能性が出てくる。いつ起こるかをモニターして，起こる前に睡眠を中断させるのが役立つ場合もある。どんな対策を講じようと，おそらく一番の朗報は，ゆりかごから墓場までの睡眠の変化がわかっていることだ。成年に近づくにつれノンレム睡眠が劇的に減り，それとともにノンレム睡眠に関連した睡眠障害を体験する可能性も劇的に減ることだろう。

夜歩く：睡眠時遊行症（夢中歩行）

夜驚症と夢中歩行は，双子のようによく似ている。どちらも睡眠中の覚醒を伴い，ノンレム睡眠中に起こる。「睡眠時遊行症（夢中歩行）」*[7]の人は，ベッドから飛び出すこともあれば，もっとゆったり動き回ることもある。態度は興奮していて攻撃的な場合もあるが，非常に落ち着いていることもある。行動は単純な場合も一見複雑な場合もあり，ゴミ箱に排尿するというような非常に奇妙な行動がしばしば見られる。症状の出現を体験している人は，やがてベッドに入るとたちまち眠りに落ち，何も覚えていなかったり，あるいは思いもよらない場所で目覚めたりする。

夢中歩行は人生のごく早い段階で初めて起こることもある。歩けるようになるとすぐ，という場合もある。それどころか，それより前に夢中歩行ならぬ「夢中ハイハイ」をする子もいる。

夢中歩行している人は，ノンレム睡眠から完全にではなく，部分的にしか覚醒していないように思われる。運動に関わる脳の領域が「目覚めて」いるのに対して，その他の領域，たとえば記憶に関わる領域などは眠っている。夜驚症と同じく，こうした出来事もノンレム睡眠が最も多い睡眠初期に起こる傾向がある。夢中歩行はよくある現象で，6～16歳の子どもの40％が少なくとも一度は経験している。常習的な夢中歩行はこれよりはるかに頻度が低く，わずか2～3％だ。

比較的ありふれているとはいえ，夢中歩行は憂慮すべき事態だ。動き回る力があるのに，安全を確保するための脳の高次機能が使えないからだ。ニューヨークを拠点とするジャーナリストのホアンが，疲れているときだけ現れるように思われる娘のリンの夢中歩行のことを話してくれた。覚えているなかで一番恐ろしい体験は，ナポリに旅行中に起きた事件だという。「リンがホテルのドアに歩み寄って開け始めるという，ゾッとするような出来事があったんです。幸い夫が目を覚まして，やめさせることができました。イタリアでの最初の晩だったので，娘はたぶん，夜通し飛行機に乗

＊7　『睡眠学』（朝倉書店）によると，「睡眠時遊行症（夢中歩行）」は，睡眠中に歩き回るなど，一連の複雑な行動が認められる。起き上がるだけのものから，階段の昇降，他人の部屋への移動，水を飲むなど，その行動は半ば目的があるかのようなものが多い。エピソード持続時間は数分から数十分。その記憶を翌朝起床時に回想することは困難とされる。

っていたせいでかなり寝不足だったのでしょう。翌晩はドアの前に障害物を置きましたが，それでも気が気ではありませんでした」。夢中歩行をする子どもは，お泊まり会のような楽しいイベントを避けようとするかもしれない。しかし，ある医師と話をしたとき，わたしは大人のもっと心配な事例を聞いたことがある。あるセールスパーソンは子ども時代を過ごした家まで車を運転していった――その間ずっと熟睡したままだったという。真夜中に隣人のアパートに入り込んだ（警官が呼ばれた）男性のケースや，眠ったまま自宅の屋根に上って，屋根の上で目を覚ました男性の話もあった。

しかし，このような例は，親が睡眠クリニックでの診察を希望しても，医師が睡眠クリニックでの評価のためになかなか紹介してくれないことがある。一つには，そうした評価で多くを知ることはしばしば難しいからだ。たとえば，睡眠研究所で過ごす夜に限って夢中歩行が起こらないことも多い。イギリスでは「ソッドの法則」，アメリカでは「マーフィーの法則」と呼ばれる現象だ。家庭でビデオカメラを設置して夢中歩行の記録をとったほうが効率的だろう。

夢中歩行の原因は夜驚症の原因と似ている。ストレスや寝不足だ。ただし，夜間の呼吸困難のようなほかの睡眠障害や，頭部損傷に原因のある身体的な問題が関係していることもある。夜間の携帯電話の着信音のような外部刺激によって睡眠が乱され，覚醒をもたらすという指摘もある。寝室から最新テクノロジーを排斥すべき理由は数多くあるが，これもその一つだ。

夢中歩行への対処には，睡眠習慣をできるだけよくすることが役に立つ。おそらく一番大事なのは，玄関にかんぬきを下ろし，窓にはチャイルドロックを掛け，階段にゲートを設置して，安全な環境をつくることだろう。親がアラームで目を覚まし，子どもを目覚めさせることなく静かにベッドに戻らせるのも有効かもしれない。深刻な場合は薬が処方され，毎晩起こるようなケースでは，起こりそうな時刻の前に子どもを目覚めさせるという方法も使われる。何よりも心強いのは，夢中歩行も夜驚症も青年期あるいは成年期には解消している傾向があることだろう。

いびきをかく赤ん坊：睡眠呼吸障害

睡眠呼吸障害も，人生のごく早い段階から起こりうる。無呼吸とは何秒かにわたって心配になるほど長く呼吸が止まることだが，脳の呼吸中枢の発達が不十分な未熟児では特によく見られる。新生児がくすんくすんと小さく鼻を鳴らす様子はとてもかわいらしいものだ。ただし場合によっては，ただの風邪よりも深刻な事態の現れだ。体質の影響で睡眠中に呼吸困難を起こしやすい赤ん坊もいる。子ども時代はアデノイドや扁桃腺が最も肥大しやすい時期で，この肥大がしばしば問題になる。睡眠呼吸障害のその他の原因には，アレルギーまたは屋内に充満した煙などによって起こる鼻詰まり，ダウン症候群などのさまざまな障害によって起こりうる特異な顔貌《がんぼう》，肥満などがある。近年の肥満の増加が，睡眠呼吸障害の増加にも関係しているのかもしれない。

睡眠呼吸障害と問題行動のつながりにも懸念が大きくなっている。睡眠呼吸障害のある子どもはのちのち問題を抱えるようになるかもしれない。夜間にくり返し目が覚めるため，必要な睡眠が十分にとれないからだ。体が必要とする酸素を十分に取り込めないことが関連している可能性もある。神経認知障害や顎骨の不定形発達といったその他の問題ともつながりがあるとされているので，もし睡眠呼吸障害があるなら必ず医師に相談すべきであり，医師は真剣に受け止めるべきだ。どのような対策を選ぶかは，問題の原因と深刻さによって違う。成長するにつれて消える可能性もあるので，しばらく様子を見るようにいわれる場合もある。結局，子どものアデノイドはしだいに落ち着いた状態へと向かうもので，大人になる頃には存在しないも同然で，もう悩まされることはなくなる。軽いケースではアレルギー性鼻炎治療剤のモンテルカストや鼻用ステロイド剤が処方されるかもしれない。場合によっては手術をすすめられたり，体重を少し減らすように指示されたりすることもある。肥満がそもそもの原因かもしれないからだ。

夜の静寂

夜はしばしば静けさを連想させるが，人によってはまったく逆だ。まるでレースに出ているかのように激しく脚を動かしたり，歯がすり減るまで歯ぎしりをしたり，ロックコンサートの会場にいるかのようにヘッドバンギングをしたりして夜を過ごす人たちもいる。

レストレスレッグス症候群（むずむず脚症候群）は，脚を動かしたいという衝動を引き起こす。この症状に苦しむ人と話をすると，座ったり，夜間に横になったりしているときにとりわけ症状が出ると説明してくれるかもしれない。また，動きたいという衝動が満たされていないかのようなひどい不快感があるともいうだろう。その名称にもかかわらず，動かしたくなるのは脚だけとは限らない。腕や胴体を動かしたいという，似たような衝動を報告する人もいる。この異常は男性より女性に多く，妊婦によく見られる。また，高齢者にも非常に多く，パーキンソン病，関節リウマチ，多発性硬化症といった病気との関連が報告されている。子どもの場合は「成長痛」や「注意欠如・多動性障害（ADHD）」の症状と間違われることもある。

歯ぎしりは夜間によく見られ，歯の損傷，あごの骨の痛み，頭痛の原因となりうる。しばしばストレスが関係している。おもしろいことに，意欲満々のいわゆる「やり手タイプ」の人が歯ぎしりをしやすいともいわれている。歯ぎしりに悩む人にはリラクゼーション法などがすすめられるが，そうしたテクニックの有効性については，肯定的な証拠と否定的な証拠が混在している。

ヘッドバンギングや体を揺らすロッキングは，夜に見られるリズミカルな動きを含む。赤ん坊が眠ろうとするときにしばしば起こる。枕やマットレス，ベビーベッドの柵，さらには壁にまで頭をくり返し打ちつけている赤ん坊を目の当たりにすると，恐怖を感じるかもしれない。しかしこれはありふれた行動で，自分で自分を落ち着かせて眠ろうとする気持ちの表れにすぎないとも考えられる。こうした動きは，人生においてつらいスタートを切った子どもに特に目立つ。たとえば，親との強固で肯定的な関係に恵まれなかったり，非常に大きな退屈，またはストレスを体験するような環境で育ったり，というような場合だ。

博士課程が始まったばかりの頃，わたしは「イギリス・ルーマニア養子縁組計画」と呼ばれる研究を手伝った。養子となってイギリスで暮らしている子どもたちを対象とした研究だ。ルーマニアの共産主義体制の崩壊後，多くの子どもが施設に収容された。テレビで放映されたその悲惨な状況を見て，イギリス中の多くの家族が養子縁組を申し出た。研究に関わっていた間，わたしは全国を回って，研究に参加した多くの素晴らしい家族に会った。どの家庭も例外なく，温かくわたしを迎え入れてくれた。

この研究の初期のレポートは，施設で育ったことに関連のある行動に焦点を合わせていた。当時を振り返った養親たちの報告によると，ルーマニアの施設から来た子ども144人のうち67人が，イギリスにやってきた当時，体を揺すっていた。それは日中や――ここで関係があることだが――夜間に起こった。一部の子どもは施設でそれほど長く過ごさず，生後ほんの数週間で養子になった。施設にいた期間が長く，イギリスに来たときには3歳以上になっていた子どもたちもいた。

恵まれない生活を長く経験した子どもほど，体を揺すると報告されることが多かった。比較群として調べた二つのグループは，まったく異なる様相を示した。ルーマニアから養子となったが施設では過ごしたことがなかった子どものグループで体を揺すっていたのは，21人中2人だけだった。さらに，イギリス国内で養子にされ，施設での養育を経験していないグループの子どもは誰一人，そのように体を揺することはなかった。この研究は，体を揺する行動がなぜ起こるのか，そして特定の環境下でそれがどのような機能を果たすのかについて，もっと多くのことを教えてくれるかもしれない。

濡れたシーツで目が覚める：睡眠時遺尿症（夜尿症）

13歳未満の子どもに多いもう一つの問題が「睡眠時遺尿症（夜尿症）」だ。親はたいてい，濡れたシーツ類への対処と熟睡を交換するというありがたくない名誉を受けることになる。夜尿は子ども時代の正常な一部であり，就寝前には必ずトイレに行かせ，必要ならオムツをつけさせるというのが，とるべき対処法となる。本当に問題となるのは，頻繁に起こったり，もうないだろうと思われるような年齢で起こったりした場合だけだ。絶対というわけではないが5歳が一応の目安で，もしそれ以降も常習的におねしょをするようなら，医師に相談するのがよい。

長引く夜尿は，男の子や，同様の経験をもつ家族のいる人たちに多い。子どもがおねしょをするなら，たぶんあなたか，あなたのパートナーもそうだったのではないだろうか？　このありふれた問題の説明として一つ考えられるのは，成長速度が関係している可能性だ。年齢のわりに膀胱《ぼうこう》が小さいのかもしれない。便秘のような別の理由で膀胱が圧縮されることもある。おねしょをする子どもには，なかなか目を覚まさないという傾向も見られる場合があるが，それは別の問題の存在を示しているかもしれない。

たとえば，睡眠呼吸障害があるとよく眠れず，子どもは眠れるときに少しでも眠っておこうとする。あるいは睡眠不足のせいで，すばやく深い睡眠に入ってその状態に長くとどまるようになる。こうした事情があると，おしっこをする必要があっても目を覚ましにくくなるだろう。大半の子どもは成長とともにこうした状態を脱するが，子どもによっては長引く可能性もある。わたしは最近，グラフィックデザイナーのニールと，彼の息子のカイの夜尿症について話をした。「妻もわたしも10歳頃までおねしょをしていましたから，カイがそうなのは意外ではありません。しかしカイはもう13歳なのに，最近まで毎晩，おねしょをしていたんです」。

子どもによっては，しばらく止まっていたあとでまた始まることもある。そうしたケースには「二次性夜尿症」という名称が与えられていて，1型糖尿病のようなもっと憂慮すべき原因によるものとも考えられる。したがって，医師に相談したほうがよい。

夜尿症に対処する場合，親にとって一番肝心なのは，睡眠時間を奪われたからといって腹を立てないこと，子どもに気恥ずかしい思いをさせないためにできることは何でもすることだ。結局，たいていの人にとって，深夜にシーツ類を替えるのはそれほどの大仕事ではない。それに比べたら，子どもが感じる恥ずかしさや，お泊まり会や修学旅行中の深夜のお楽しみのような子ども時代のよい思い出をつくれないことのほうがはるかに重大だ。カイはまさにそうした状況にあり，夜尿症のせいで，自宅を離れて寝たことはめったにない。ニールは次のように説明する。「お泊まり会があると，妻とわたしは手の込んだ言い訳をこしらえては，真夜中にカイを迎えに行きます。翌日，夜明けとともに出かける予定だというふりをしたりしてね」。

ニールはさらに次のように続けた。「最近，かなり強制的にカイを修学旅行に行かせました。学年でただ一人参加しない子になってほしくなかったんです。出発前にそれなりの対策は立てました。先生方に話をして，親切な子たちと同室にしてくれるように頼みました。同じパジャマを５組買って，必要になったら着替えられるようにしました。パッドつきのパンツも何枚かもたせました（相談した医者のなかには，そういうものはすすめないという人もいましたがね）。ほかの子に気づかれないようにしてパジャマの下に履くという計画でした。でも，残念なことに気づかれてしまいました――カイにはひどい屈辱でした」。

ニールは子どもを支えてやる優しい親だが，こうした思慮深い対応ができる親ばかりではない。罰を与える親さえいるが，それは厄介な事態につながるおそれがある。おねしょをして親に罰せられた経験は，子ども時代の抑うつ傾向と質の悪い人生の両方と関連のあることがわかっている。そのうえ，罰を用いて迷惑だと夜尿をやめさせようとすると，かえって逆効果になって頻度が増すかもしれない。夜尿を罰するのはたぶん，この症状に対する理解が欠けているからだろう。216人の親を対象とした調査では，26％が夜尿を怠惰によるものとみなし，10％が子どもの反抗または問題行動とみなしているという結果になった。どれも原因とはなりそうもないことを考えると，これは憂慮すべき事態だ。

もし夜尿が続くようなら，賢い対処法が色々ある。最近では，水分の摂取と排尿の習慣を昼も夜も記録できるアプリが開発されており，本人が膀胱日記をつけるのに役立つ。ほかにも，日中は水分を多くとらせ，夕方は少なめにさせるといったコツがいくつかある。子どもが自分で膀胱を訓練することもできる。大量に水分をとってから，しばらくトイレをがまんするのだ。アラームも役に立つ。パッドとベルからなるシステムで，ベッドの中央にマットを設置する。濡れると，ベルが鳴るしくみだ。ベルはベッドから手が届かないところに置かれ，アラームを止めるにはベッドから出なければならない。ベッドから出たついでに，トイレに行く。これを続けていくうちに，いっぱいになった膀胱は目覚めよという合図だと脳が学習し，排尿が始まる前に警報が発せられるようになるというアイデアだ。ごほうびチャートも効果がある。シーツを濡らさなかった日はステッカーやその他のごほうびがもらえる。チャートは子どもの励みにもなるし，進歩の跡をたどるのにも役立つ。腎臓でつくられる尿の量を減らす薬が処方されるケースもある。カイのケースについては，父親のニールが次のように話してくれた。「わたしたちはあらゆる方法を試しました。夜尿について相談するための診察予約も，数え切れないほどとりました。最近，三環系抗うつ薬を処方してもらって毎晩飲ませています。おかげで夜にシーツを濡らすことがなくなって，いとこの家に1週間滞在しているんです。わたしにとって，これほどうれしいことはありません。カイも，こんなことができるとは，1年前には夢にも思わなかったでしょう。でも，この薬には副作用もあるので，注意深く様子を見る必要があります」。

ナルコレプシー（睡眠発作）

困った症状をもたらすまた別の睡眠障害にナルコレプシー（睡眠発作）がある。まれな障害で，人口10万人につき25 ~ 50人ほどに起こると考えられており，日中に居眠りをしたいという抑え切れない衝動を引き起こす。たいていの人は，昼食後のつまらない会議の席や，寝る前にビデオを視聴しているときなどに眠気を感じるものだが，それとは別ものだ。はるかに強烈な眠気で，一日が始まって数時間しか経っていないのに，話している最中に眠り込んでしまうこともある。しばしばカタプレキシー（情動脱力発作）を伴い，数秒から数分間にわたって筋肉の緊張が突然失われる。カタプレキシーは通常，怒りや喜び，驚きなどの強烈な感情に伴って起こる。パートナーと口論したり，コメディー番組を見て大笑いしたり，通りで思いがけなく有名人を見かけたり，といった最中に突然筋肉に力が入らなくなる。あごがゆるんで口がパカッと開いてしまったり，頭がぐらりと前に倒れたりするかもしれない。ひざが崩れて転んでしまうこともある。その間ずっと意識があり，自分が何をしているか完全にわかっている。

多くの場合，ナルコレプシーの原因は，意識の明敏さの維持にとって重要な脳内化学物質のオレキシン（ヒポクレチン）[*8]の濃度が非常に低くなることにあるようだ。オレキシンの低濃度は，視床下部のニューロンの減少を反映している可能性が高い。視床下部には，第1章で述べたように睡眠と覚醒の24時間周期にとって重要な視交叉上核《しこうさじょうかく》がある。こうした不調を引き起こすものとしては，自己免疫疾患が考えられる。つまり，免疫系が自分のオレキシン生成細胞を殺しているのかもしれない。なぜそのようなことが起こるのかはまだ解明中だが，多くの遺伝因子および環境因子が関わっているように思われる。インフルエンザにかかったという単純なことも引き金になりうる。2010年，フィンランドで54人の子どもがナルコレプシーと診断された。それほど多いようには聞こえないかもしれないが，これはそれまでの年間症例数の17倍という衝撃的な数字だった。この異常な結果を理解しようとするなかで，54人中50人が，ブタインフルエンザに対するパンデムリックスワクチンの接種をナルコレプシー発症前の8カ月以内に受けていたことが判明した。ひょっとするとワクチン接種が，環境からの影響や遺伝的な脆弱性《ぜいじゃくせい》といったほかの要因と一緒になって障害の発生に関係したのかもしれない。というわけで，ウイルス感染と特定のワクチン接種の両方がナルコレプシーと関連づけられているものの，総合的なリスクは依然として小さい。予防接種の恩恵と，予防接種をしなかったせいで起こりうる結果，たとえばわたしの大好きな大おばのエセルにポリオが残した悲惨な影響を考慮すると，わたしとしてはやはり，自分自身も子どもたちも，真っ先にワクチン接種の列に並ぶことを選ぶ。

ナルコレプシーに苦しむ人には，ある種の薬剤（興奮剤など）や生活習慣の調整が助けになる。素晴らしいサポートグループやウェブサイト[*9]もある。症状に関する情報のなかには，ナルコレプシーでない人にも役立つものがあるだろう。たとえば睡眠麻痺の場合，入眠時や覚醒時に短時間，動くことも話すこともできなくなり，幻覚を伴う。この症状はナルコレプシーの人には非常によく見られるため，入眠時に起こる夢に似た幻覚（次の項で紹介する），日中の眠気，カタプレキシーと合わせてナルコレプシーの4主徴と呼ばれる。

睡眠麻痺 —— 目覚めながら見る悪夢

70歳のミセス・シンクレアは，イギリス田園地帯の奥深くにある築300年のコテージで一人暮らしをしていた。ある朝，目を覚ますとベッドにうつぶせになっていて，誰かの手が首に回されているのを感じた。誰かが彼女を絞め殺そうとしていたのだ。強盗だと考えた彼女は，立ち向かう覚悟で何とか仰向けになった。ところが，相手は子どものような小鬼であることがわかった。小鬼は彼女をあざ笑い，シーツを彼女の周りにたくし込んで，両脇を押し始めた。「もう少しでお前を絞め殺してやるところだった。今度はシーツに押し込めてやる」。小鬼は60何年か前のいじめっ子たちを思い出させるようなやり方で，ぐいぐい小突いてきた。彼女は動こうとしたが，「アスファルトでマットレスに塗り固められて」いて，目を動かせる以外は麻痺しているのがわかった。ミセス・シンクレアは信心深いほうではなかったものの，石のように硬直したまま，心のなかで主の祈りを唱え

＊8　「オレキシン」と「ヒポクレチン」は，同時期（1998年）に同定され，同一の遺伝子にコードされる同一の神経ペプチドを示す名称。本書では，日本国内で使用されることの多いオレキシンを用いる。

＊9　たとえばhttps://www.narcolepsynetwork.orgを参照。

始めた。

これは悪夢の一場面のように聞こえるかもしれないが，睡眠麻痺を研究してきたわたしには意外な話ではない。睡眠麻痺では，ちょうど寝入ったり目覚めたりするときに体を動かせなくなり，しばしば幻覚を伴う。聞いたことがない人のほうが多いだろうが，興味をそそられる現象だ。この現象に関する研究のほぼすべてが成人に焦点を合わせているとはいえ，睡眠麻痺はどの年齢にも起こりうるので，ほかの睡眠障害と同様にこの章で取り上げる。もし子どもが，ベッドにピンで止められておばけを見たと言ったときには，真剣に受け止めるべきだ。

では，身動きできないというミセス・シンクレアの体験を引き起こしたのは，いったい何だったのだろう？　そうした体験は超常体験とされることが多い。ミセス・シンクレアの場合は，幽霊がコテージにとりついているのだと確信するに至った。「あるとき幽霊に言ってやったんですよ，『もしここにずっといるつもりなら，いくらか家賃を払ってもらいたいね』って」と，彼女はわたしに話してくれた。同じようなことが２カ月に一度くらいの割合で起こったが，「ボケた」と思われるのが嫌で誰にも言えなかったそうだ。こうしたケースでは睡眠研究と超常心理学が一つに収束するように思われることから，前に言及したゴールドスミスカレッジの同僚のフレンチと，睡眠麻痺について少し話をしてみた。彼はよく昼間の情報番組に出演して，超常体験の主張に懐疑的な見方を述べている（そしてイギリス最大の民間テレビ局であるITVのリアリティ番組『ホーンテッド・ホームズ』で，懐疑的な住人の役さえ務めている）。彼によると，幽霊との遭遇話をこれまで数え切れないほど聞かされてきたが，どれも彼には典型的な睡眠麻痺のように聞こえたという。だが，主張している当人はこうした説明をたいていはねつける。睡眠に関心のあるわたしとしては，わたしたち２人が協力してこのテーマを研究しないのは，ばかげているように思われた[*10]。

超常現象という説明はさておき，睡眠麻痺はほかにどう説明できるだろうか？　ミセス・シンクレアは，休暇でニュージーランドへ行ったときに同じような体験をしたことから，自分の解釈に疑問をもち始めた。「幽霊がニュージーランドまでわたしについてきたっていうわけ？」。あれこれ考えて，そんなことはありそうもないという結論に達した。そこでインターネットで検索した結果，初めて睡眠麻痺というものを知った。その知識を携えてかかりつけの医師を受診したところ，医師はすぐに彼女の考えを退け，睡眠麻痺なんて聞いたこともないと言った。

ミセス・シンクレアがわたしの同僚のフレンチに連絡をしたのはこのときだ。テレビで彼を見たことがあったのだ。フレンチは，あなたの体験はきわめてありふれたものであり，そうしたことが起こっている最中には，体が麻痺していて夢を見やすいというレム睡眠の特徴が，目覚めている生活にまであふれ出ているのだと説明した。そして，わたしとの共同研究の論文もいくつか送ってあげたという。

そうした論文の一つは，睡眠麻痺のリスク因子となる可能性のあるものの特定を目指していた。研究のために800人以上（その多くは双子だった）に，睡眠麻痺を体験した回数を尋ねた。この麻痺に関係があるかもしれないほかの要因，たとえば不安，睡眠の質，カフェイン摂取，喫煙などについても尋ねた。

全体として，研究に参加した人の約1/3が，これまでに少なくとも一度は睡眠麻痺を体験したことがあると報告した。この割合は予想より高かっ

＊10　わたしなら「運命」と呼ぶところだが，懐疑学会の登録会員であるフレンチは賛成しないだろう。わたしたちはブライアン・シャープレス博士やダン・デニス博士（第１章で言及）をはじめとする多くの人たちと，この件で共同研究を行った。

たが，さまざまな研究で推定値ははなはだしくばらつきが大きい傾向がある。また，わたしたちは睡眠の質の悪さや不安症状，脅威となるようなライフイベントはすべて，睡眠麻痺と関係があることも見いだした。わたしたちの研究によって，こうした物事が睡眠麻痺を引き起こす（またはその逆）と証明されたわけではないが，なぜこのようなつながりがあるのか，将来の研究を通じて解明を試みるのもおもしろいだろう。

次にわたしたちは研究に参加した双子を比較し，睡眠麻痺に対する遺伝的リスクや環境リスクについて理解を深めようとした。その結果，一卵性双生児は非一卵性双生児より，睡眠麻痺の体験があるかどうかについて似たような報告をしていることがわかった。この情報を用いてわたしたちは，睡眠麻痺には軽度の遺伝的影響があると推測した。わたしたちの研究結果から，遺伝的影響と環境の影響がともに，多かれ少なかれ，なぜ人によって睡眠麻痺の体験に違いが出るのかという説明に重要であるように思われた。

睡眠麻痺における遺伝子の重要性に光を当てたあと，わたしたちはこれまでに睡眠のさまざまな側面や体内時計と関連づけられている遺伝子をいくつか調べた。すると，PER2遺伝子におけるある遺伝的変異との興味深いつながりが見つかった[*11]。この遺伝子はこれまでにクロノタイプ――どの程度，朝型または夜型であるか――や，睡眠の色々な側面，たとえば質などと関係のあることがわかっている。この重要なテーマを自分たちが最初に調べるのだと思うとワクワクした。この分野全体を考えても，ストレスや睡眠周期を乱すものは睡眠麻痺を体験する可能性を高めるように思われ，このことは一貫性のある睡眠ルーティーンの重要性を改めて浮き彫りにする。

ミセス・シンクレアに，家に幽霊がいるとまだ信じているか聞いてみると，ためらうことなく，「とんでもない！　あれはストレスのせいだったんです。この何年か，色々なことがありましたから」と答えた。フレンチと話し合って以来，睡眠麻痺は起こっていないので，こうした新しい知識が睡眠麻痺の最中に役に立つかどうかは，まだわからないという。それでも，気持ちが軽くなったそうだ。「今では，殺されるわけではないと知っています。フレンチ教授とお話しできて，とても，とても，とても幸運でした」。

ミセス・シンクレアのような人たちをさらに助けるには，リラックスさせて熟睡を助けるのに効果的だと証明されているテクニック，たとえばマインドフルネスなどが，睡眠麻痺を減らすのにも波及効果を及ぼしうるかどうか解明する必要がある。どのような人がそうした症状を体験しそうかだけでなく，いつ起こりやすいかを知る必要もある。そうした体験を予防したり，適切な対処をサポートしたりする方法を開発したいと思う。人々がそれほど恐怖を感じなくてすむようにしたいのだ。とはいえ，興味深いことに，まったく恐怖を感じなかったと報告している人もいる。

実際，わたしが話を聞いた別の女性は，初めて体験したのは列車で母親の隣に座っていたときで，何が起こっているのかわからなかったけれど，恐ろしいとはまったく感じなかったと説明してくれた。母親が隣にいるので安心だったそうだ。それ以来，症状が起こった際にはその安心感を何とかして維持するようにしているのだという。睡眠麻痺を至福の時間に感じたと報告している人もいれば，素晴らしい超常体験として大事にしている人さえいる。動けないことに対して，なぜ人によってこれほど多様な反応

＊11　サンプル数が著しく少ないため，わたしたちの研究は予備的な研究とみなすべきだろう。そのうえ，わたしたちの分子遺伝学上の結果は，ほかにもいくつかの遺伝子変異を調べたという事実を考慮しても，統計的に有意ではなかった。この所見にはもっと大量のサンプルを用いて再現する機会が与えられて当然だし，その必要もあるだろう。

を示すのかがわかれば，この体験に苦しむ人たちの恐怖を減らすのに役立つ情報が得られるかもしれない。

この問題に関する研究は実はまだよちよち歩きの段階だが，このありふれた体験には名前があって，体験しているのは自分だけではないこと，そして睡眠麻痺はしばしば家族性であることを知るだけでも，苦しんでいる人たちには慰めになるのではないだろうか*[12]。わたしたちの論文がニュースになってまもなく，オンラインメディアの『ハフポスト』でわたしたちの研究について読んだという人からメールが届いた。その人は人生の大部分の期間，睡眠麻痺を体験してきていて，父親と妹も症状を報告していた。メールは次のような言葉で締めくくられていた。「これはあなたにはまったくどうでもいいことかもしれませんが，今日という日は，僕たちが初めて，これまで起こっていた，そして今も起こっていることに名前があると知り，不安がやわらいだ日なのです……僕はただ，誰かにお礼を言わずにはいられなかったのです」。

聞いた話によると，睡眠麻痺は子どもにも起こるらしい。石のように固まっていて，目が覚めているのに動けないことに気づく子がいるという。この件に関しては，どのような研究が行われているのだろう？　小さな子どもの睡眠麻痺を組織的に調べた研究はないが，思春期に焦点を合わせた研究が少しある。メキシコの首都メキシコシティの高校では，質問された生徒の1/4以上が睡眠麻痺を体験していたことがわかった（調査で引用されたある体験では，「死体がわたしの上に乗っていて」，動くことも話すこともできなかったと表現されていた）。この件については，人生のさまざまな段階の人を対象に組織的な調査を行う必要がある。そうすればおそらく，苦しんでいる大人にようやく届き始めた安心感を与えるメッセージが，子どもたちにも届くようになるだろう。

頭内爆発音症候群

「たいていは『ギター』の弦の音で，まるでエレキギターのプラグを差し込んで，その弦の上に大きな物体を落としたみたいな音……」

「爆発音……そう，まさにそういう感じだ。銃の発砲音のような……でも，もっと電気的で，雷に似ている。けがをするんじゃないかと思うけど，そんなことはない。ただ目が覚めるだけ。でもすごく怖くて，アドレナリンが全身を駆けめぐって，心臓が止まりそうになる。まるで馬に振り落とされそうになっているときみたいに。恐ろしい……」

これは，また別のあまり知られていない睡眠障害を体験した人たちによるリアルな描写だ。頭内爆発音症候群と呼ばれるもので，まさにその名前のとおりの症状が起こる。センセーショナルな新聞の見出しに使われる用語のように聞こえるかもしれないが，現実に存在する睡眠障害だ。

ずっと前から睡眠に興味があったわたしだが，この症候群のことは前述の仕事仲間のフレンチから初めて聞いた。彼は同僚全員にメールを送って，ブライアン・シャープレス博士との会談に興味がある人はいないか尋ねてきた。シャープレスは当時，北バージニアのアーゴシー大学アメリカン・スクール・オブ・プロフェッショナル・サイコロジーの准教授で，たまたま『*Unusual and Rare Psychological Disorders*（異常かつ希少な心理的障害）』の著者であり，そのうえこの症候群の世界的権威でもあった。メールを見たわたしは数分間，ほかの身体部分の爆発についてあれこれ考えたあと（眼球飛び出し症候群とか？），返信してそのチャンスに飛びついた。

＊12　心理学的な治療法や薬物学的な治療法もいくつかあるが，効果を裏づける強固なデータはまだない。

それから１週間もしないうちにわたしはシャープレスと向かい合って座り，この興味をそそる障害に関するあらゆることを聞かされていた。障害の名称にわたしが当惑していることに気づいて，彼は次のように述べた。「頭内爆発音症候群というのは，医学上は最適な名称かもしれないが少々誤解を招く。実際に頭が爆発するわけではないからね。もしそうなら，実にたちの悪い障害ということになる。一般受けする名称であることは確かだが，同僚教授のピーター・ゴーズビーとわたしは『episodic cranial sensory shocks（発作性頭蓋感覚ショック）』に変更するよう主張している。そのほうがあまり大げさに聞こえないし，発作中に視覚的な影響を体験する人もいるという事実に注意を向けさせることにもなる（たとえば閃光とかテレビのホワイトノイズが見える）。障害も一部のロックスターのように，年を重ねて成熟するにつれ，名前を変える必要がある」。

シャープレスはその障害について，さらに色々なことを教えてくれた。寝入ったり目覚めたりするときに大きな音や閃光を感知するのだという。稲妻を見たり花火の音を聞いたりするのに似ているが，外部には何も原因がない。外で車がバックファイアを起こしたとか，棚が倒れたとかいうのが原因ではないのですね，とわたしは尋ねた。この体験で人はたちどころに目覚め，恐ろしさで気が動転する。ただし，かなり無害で，痛みをもたらすことはない。そうはいっても，心配な人は医者に診てもらうべきだろう。そうすれば，てんかんのようなもっと重大な障害を除外できる。

何がこの奇妙な体験を引き起こすのかについては，まだ結論が出ていない。とはいえ，わたしは現在，この疑問に答えを出そうとするいくつかのプロジェクトで共同研究をしている。今のところ主流となっているのは，眠りに落ちる通常のプロセスが乱されたため，という説だろう。一般に，わたしたちが寝入るときには，動いたり，見たり聞いたりする能力を脳幹にある網様体が抑制し始める。ところが頭内爆発音症候群のケースでは，聴覚神経の活動を停止させるのではなく，いっせいに発火させるのではないかというのだ。これが例の特徴的な「バンという音」をもたらす。シャープレスによれば，誰もがこの説明に賛成しているわけではない。「わたしが受け取った興味深いメールのなかには，この症候群を体験している人たちからのものもあった。『医学的な説明』を信じるなんて，お前はばかかというメールもあった。自分たちには原因がわかっていて，それは携帯電話とか電気・ガス・水道の監視システム，あるいは悪辣な政府の手先のせいなのだという。彼らにとって，こうした爆発音をもたらしているのは自分たちの頭に向けられたマイクロ波であって，正常な睡眠プロセスにおける一時的な異常ではないということだ」。

この体験をしている人の大半はあまり心配していないが，なかには不安に思っている人たちもいる。シャープレスはさらに次のように説明を続けた。「わたしは毎晩5～7回も発作を体験している人たちを調べたことがある。彼らにとって，それは現実に重荷になっている。幸い，わたしの研究では，頭内爆発音症候群を体験している人のうち悪影響をこうむっているのはわずか15％ほどだった」。悪影響のある人たちにとってはあいにくなことに，きちんとした試験済みの治療法はほとんどない。ただ，ストレス緩和を目的としたテクニックなら，どれでも助けになるだろうといわれている。

子どもたちのこうした体験についてシャープレスに聞いてみると，やはりほとんど知られていないようだった。「子どもの孤発性睡眠麻痺については，たいしたことはわかっていないし，頭内爆発音症候群についてはさらに情報が少ない」と言う。しかし彼はそのことに気づいており，もっと多くを知るために将来共同研究をしてみないかと提案してくれた。

助けて！

子どもも大人も，膨大な数の睡眠困難や障害を体験しうる。ここで取り上げたのは，そのごく一部にすぎない。そうした睡眠問題の多さを考えると，当然，たくさんの人々が助けを必要としているだろう。

では，どんな助けがあるだろうか？　医師が最初の窓口になるべきだが，多くは睡眠医学について限定的な教育しか受けていない。となると，ほかにはどんなアドバイスが利用できるだろう？　医師向けに書かれた子どもの睡眠に関する優れた本として，『*A Clinical Guide to Pediatric Sleep: Diagnosis and management of sleep problems*』（すでに言及済みで，この章のアドバイスの一部はこの本を参考にしている）や，『*Pediatric Sleep Problems: A Clinician's Guide to Behavioral Interventions*（小児の睡眠問題：医師のための行動介入ガイド）』がある。子どもの睡眠困難に苦労している保護者なら，『*Solve Your Child's Sleep Problems*（わが子の睡眠問題を解決しよう）』や，『*Solving Children's Sleep Problems: A step-by-step guide for parents*（子どもの睡眠問題を解決する：親のための段階的指導書）』にも興味をもつかもしれない。『だいじょうぶ 自分でできる眠れない夜とさよならする方法ワークブック』（2010年，明石書店）のように，子どもと一緒に使うために考案された本もある。特に子どもの睡眠問題に対処するためのウェブサイトやアプリもあり，一部は一流病院の優秀な睡眠研究者によって開発されている。有効性の検証は必要だが，こうしたアプリは大きな可能性を秘めている。

わたしたちは，かかりつけ医に質問してもかまわないのだと思うべきだ。大半の人は自分の体のことより，中古車の内部構造についてのほうが気楽に質問できるように思われる。なぜだろう？　医師は，薬は処方するのに，その判断の背後にある思考プロセスや理由については話し合いに応じようとしない場合がある。行動療法は多くの睡眠問題にとって望ましいように思われるが＊[13]，本当にそうなのだろうか？　薬を処方する際に，考えられる副作用についての話し合いがない場合もある。特に注意が必要なのがメラトニンだ。体内で普通につくられるホルモンで，多くの専門家が，ある種の子どもに有益だと考えている。親にも人気があり，「自然」で，子どもの睡眠問題の緩和に効果的だと受け取られている。だが，長期にわたってこの薬を処方された子どもを実際に追跡して安全性を確かめた研究はなく，子どもへの使用は認可されていないという指摘がある。また，処方箋なしで買えるメラトニン錠剤の含有量についての懸念もある。カナダで市販されているサプリメントを調べた研究では，錠剤中のメラトニンの濃度が，包装の表示より83％も少ないものから，478％超過という驚くべきものまで幅があった。調べた31件のサンプル中8件にセロトニンが見つかったことも，憂慮すべき事態だろう。大量に摂取すると危険だからだ。総合的に見て，わたしたちはアドバイスに対して遠慮なく疑問をぶつけて，自分にとって正しいと考える道を進むべきだ。それはこの本で提供するあらゆる助言にも当てはまる。

子ども時代はやがて過ぎ去るものだと思い出すことも役に立つ。今日は耐え難いように思われることも，明日には問題ではなくなっているものだ。就寝時の闘いや不眠は長引くこともあり，家族全員（それに長い間苦しめられる隣人）を精神的にまいらせるかもしれないが，どんな問題もきては去っていく。オーストラリアのある研究のデータを見れば，それがよくわかる。4,000人以上の子どもの親にわが子の睡眠について質問したところ，4～5歳児の親のかなり多く（13％）が，子どもに軽度から重度の睡眠障害があると答えた。ところがその2年後に聞いたときには，子どもに軽度

＊13　ただし，ナルコレプシーや睡眠時無呼吸のような一部の睡眠障害にとってはそうではない。

から重度の睡眠障害があると考えていた親の3/4以上が，もうそうは考えていなかった。

親が控えるべきこととは？

概して，人生の最初の時期に見られる睡眠の問題は子どもが成長するにつれ緩和されるのが一般で，やがて中断なしにひと晩中寝るようになる。しかし，発達に伴って子どもはほかの問題を体験しやすくなる。レム睡眠の減少のような睡眠構造の変化が，ある種の問題が起こる可能性を高める。世界への理解が増すことと，読んで学習する能力のようなスキルの発達とが相まって，感情的な繭《まゆ》から抜け出して不安を体験する子どもも出てくる。すると眠るのが難しくなる。コミュニケーション能力が発達してくれば，子どもはわたしたちに夜中に起こっていること，わたしたちがのんきにも気づいていなかったことを話せるようになる。だから，「とにかく寝なさい」と言うのをやめて注意深く耳を傾け，必要なら，おばけを見たことには完全に筋が通る説明があるのだと伝えてやるべきなのだ。

第4章

CHAPTER 4

未成年の睡眠：なぜ宵っ張りの朝寝坊なのか?

ティーンエイジャー（13～18歳）には，24時間につき8～10時間の睡眠が推奨される

ティーンエイジャーはなぜ夜更かしをするのか？

1990年代初頭，14歳のわたしは地元の目抜き通りの電器店で見たハイファイのオーディオシステムに心を奪われた。興奮のあまり，夜も眠れないほどだった。ソニーの製品で，ダブルカセットプレーヤーとCD用の引き出し式トレーをそなえ，上部にはレコードプレーヤーまでついていた。ティーンエイジャーのわたしにとって，それは洗練された技術の象徴であり，最高にクールなステータスシンボルでもあった。ただ，問題はその格好いいマシンを買うには，途方もない額のお金を貯めなくてはならないことだった。

お店でアルバイトができる年齢ではなかったので，新聞配達をすることにした。新聞の巨大な袋を引きずるようにして近所を回るのだ。そしてロンドン南西部セントマーガレットの善良な住民たちは朝食をとりながら新聞を読むのが好きだったので，わたしの新しい仕事には午前6時前に起床することも含まれていた。しばらくは，ちゃんとやってのけた——それに，数少ない女性配達員の一人として2人の求愛者を獲得し，自分の分を配り終えた彼らが自転車に乗ったままわたしのもとへやってきて配達を手伝ってくれた。けれども，やがて若者としての睡眠の必要性と，ハイファイのために毎週16ポンドを貯めたいという願望の対立が限界を超えた。

結局わたしは，ベッドのなかから今日は代わりに配達をやってほしいと母に懇願する羽目になった。母は心優しく，地域社会の一員としての自覚が強い人だったから，販売店の店主や購読者の期待を裏切ると思うと耐えられず，わたしが配るはずだった新聞の袋を持ってよろよろと通りを回ることになった。新聞の袋をやっとのことで運んでいる母を見たときの求愛者２人の驚きようを思い出すと，母は今でもおかしくてたまらないと言う（それに，彼らが全然手伝いを申し出なかったことをいまだに少し根にもっている）。

たいていの人は，このたぐいのティーンエイジャーの行動に覚えがあるだろう。そして，こうした話が，若者は怠け者だと思わせる原因になっているようだ。ところが，人生のこの段階にある人たちは，実はとても太刀打ちできないような生理的かつ社会的変化に立ち向かい，この困難な時期を何とか乗り切ろうとしているだけなのだ。

では，なぜ若者はそれほど早起きを大変なことだと感じるのだろう？ひと言で表すならば，彼らにとってそれは大変なことだからだ。実際，一大事業といっていい。もし，新聞配達のためであれ，遅刻しないように登校するためであれ，朝の６時に起きるように若者に告げたとしたら，もっと小さな子や大人にはるかに早い時間，たとえば午前４時に起きるように告げたのと同じプレッシャーをかけることになる。彼らの体にはぐっすり寝ているほうが向いているのだ。

このことは，メラトニン濃度の研究から明らかになっている。メラトニンは第２章で述べた暗闇ホルモンで，体は真夜中に最も多くメラトニンをつくり出す。若者のメラトニン濃度をほかの年齢の人と比較すると，より遅い時間に濃度が上昇し始めるのがわかる。これは事実上，人生のこの段階では生物時計がほかの人たちに比べて遅れる，つまり後ろにずれることを示唆する――そして，なぜ若者が遅く寝て，朝なかなか起きられないのかも，これで説明がつくように思われる。

しかし何が，メラトニン濃度の動きのこうした移動と，それに伴う若者の遅い就寝時刻と起床時刻を引き起こすのだろう？　睡眠の位相後退とも呼べるこの現象は長い間，若者があまりにも宵っ張りを続けるせいだとされてきた。彼らは，宿題を仕上げ，アルバイトをこなし，パーティーに顔を出さなければならないうえ，今ではおびただしい数のソーシャルメディアサイトがあって，取り残されないようにチェックしなければならない。彼らはせっせと働き，せっせと遊んでいるのだ。そのうえ親は，就寝時刻の決定に関して大幅な自主性を子どもに与え始める。こうした要因が重なって，就寝時刻は遅くなり，気がつくとさらに遅くなって，やがて体内時計とメラトニン濃度は，外からも一目瞭然の行動選択に一致する線に落ち着く。

しかし，もっと深く掘り下げてみると，状況はそれよりずっと複雑なようだ。特に，思春期に突然起こる生物学的な大変動は単なる暦年齢でひとくくりにできないように思われる。たとえばティーンエイジャーの場合，年齢は同じでも身体的発達が進んでいればいるほど，遅く就寝したがることがわかっている。研究では，睡眠パターンの変化も，青年期に起こる顕著なホルモン変化の影響だと指摘されている。

明るすぎるのも問題

青年期における位相後退の原因が何なのかを正確に突き止めようと，科学者はさんざん頭を絞ってきた。いったい何が起こっているのだろう？何が，これほど多くの若者をそのような異常な時間に眠らせているのだろう？　こうした睡眠パターンは，ティーンエイジャーがどこに暮らし，どんな活動を好むかにはほとんど関係がないように思われる。住んでいるのがニュージーランド，日本，フィンランドとどこであろうと，また，属する文化が工業化以前，以降のどちらであろうと，青年期には就寝時刻が遅くなるようだ。こうした傾向はほかの哺乳類にも見られる。

この後退を説明するよく知られた説に，光に注目した考え方がある。光は体内の24時間概日時計を周囲の世界に同調させる最も重要な因子なので，人生のさまざまな段階で光に対する感受性が変化することは重要な意味をもちうる。若者は年長になるにつれ，夜の光に対する感受性が増すのではないかという指摘がある。もし夜がより明るく感じられるなら，より目が冴《さ》えて，早く寝られなくなる可能性がある。アメリカの科学者が巧みな実験によってこの仮説を検証した。思春期のさまざまな段階にある若者を光にさらし，若者たちの体がメラトニン分泌に関してどのような反応を見せるかを調べたのだ。研究チームは，思春期の発達が進んでいるほど，夜の光に対する感受性が増し，メラトニン放出の高まりが抑制されるだろうと予想した。もしそうなら，若者の概日リズムは光によって容易に遅い時刻に変更され，就寝時刻が後ろに押しやられる。

ところが，予想に反してまったく逆の結果が得られた。夜の光に対する感受性は，発達の進んでいない若者が最も高かったのだ。そこで研究者らは仮説を見直し，位相後退の原因は，年上の若者ほど光に対する感受性が高いことではなく，光により多くさらされていることにあるのだろうと考えた。たぶん，年上の若者のほうが生活の自由度が高く，テレビを見たり，ネットサーフィンをしたり，あるいは単に照明が明るい環境で，夜の時間を過ごしたりする可能性が年下の若者より高いのだろう。これは，基礎生物学上の変化だけでなく行動選択も重要であることを示唆しているのかもしれない。全体として見ると，子どもが思春期を迎えると光に対する感受性の高まりが体内時計を遅らせるプロセスを開始させ，その結果もたらされた遅い就寝時刻と行動選択が，夜の光への曝露《ばくろ》の増加につながるということのようだ。

ティーンエイジャーの体内時計はどうなっているのか？

寝たり起きたりするタイミングの移動に対する別の説明として，わたしたちの体内時計の進み具合が人生の各段階で変化するという考え方に注目する説がある。もちろん，人間の体内時計は約24時間周期で動く。しかし，なかには（時計の）振り子の一往復が人と違っているケースが確かにある。となると，体内の一日は人によって違うことになる。そこで，青年期特有の睡眠タイミングが存在するのは，若者が年長になるにつれ，「体内日」が長くなるせいなのだと説明される。そのような変化は直感的に納得でき，寝る時間をだんだんに遅くしたくなるという願望をうまく説明できるが，実験で裏づけるのはなかなか厄介だ。

体内時計は，ツァイトゲーバー，すなわち体内時計が周囲の世界と同調するための手助けをする光のような環境因子によって，絶えず調整されている。それなのに，いったいどうやってその進むペースを調べられるのか，不思議に思うかもしれない。確かに，これは難しい仕事だ。もし若者の一団を真っ暗な洞窟に閉じ込め，体内時計に干渉するいかなる人やものとの接触も断つことが許されるなら，若者たちの体内時計の刻み方について非常に有益な情報が得られるだろう。しかし，それはあまりよい考えではなさそうだし，研究倫理委員会の許可が下りそうもない。代わりに研究者らは，物事の体験の仕方を微調整することによって体内時計の本来のスピードを見つけ出すテクニックを開発した。その一つは「強制的脱同調」と呼ばれる。典型的なやり方としては，誰かを研究室に招いて，通常とは異なる明暗パターンを体験させる。この際に重要なのが，「人工日」を普通よりかなり（数時間ほど）短く，または長くすることだ。そうでなければ，体が新たな明暗スケジュールに適応してしまい，本当に進行していることを測定できなくなる。というわけで，実験参加者を20時間，または28時間周期のもとに置き，1日の約1/3だけ光をつけ，残りは消灯する。

こうした実験は必ず，外界の時刻について何も手がかりがない，窓のない実験室で行われる。わたしはペンシルベニアにある睡眠研究所で仕事をしていたとき，似たようなタイプの実験に参加していたある人を訪問する機会を得た。昼か夜かはもちろん，実際の時刻を知るためのヒントはいっさい与えないという条件で，彼の世界をひと目見ることを許されたのだ。その男性が1週間過ごしていた小さな寝室に足を踏み入れたわたしは，さっと見回して，時間をつぶすために与えられたギター，積み上げられた本，ランニングマシンがあることを確認した。訪問したのは一日の長い仕事のあとで，わたしは疲れていた。リラックスして夜を迎える準備ができていて，体は就寝時刻に向けてゆっくりと進んでいた——ところが，彼は早朝だと思っていたのだ。

あくびをしたり，「寝る時間だから，もうおいとましなければ」とうっかり口走ってしまったりする可能性もあったため，会話はひどく堅苦しいものにとどめざるをえなかった。彼は最初のうちこそ熱心に相手をしてくれようとしたものの，たちまち興味を失ったようだった。ロンドンから来た呆《あき》れるほど退屈な博士とおしゃべりを続けるか，それとも厳格に管理された実験生活を続行するかという選択肢を前に，彼は後者を選んだ。会話を終わらせるための言い訳を探そうとする彼を見ているのは，どこか気まずかった。彼には行くべき場所もなければ会うべき人もいない。「ちょっと用事があるので」と言うことさえできなかったのだ。

強制的脱同調研究では一日が28時間というような設定が用いられるが，実験参加者の体内時計がそのような長い周期に適応するにはあまりにも時間がかかるため，その間にその人固有の一日の長さを推定できる。実験参加者の体が今何時だと考えているのかを推測するには，さまざまな生理学的パラメーターが用いられる。例として，体内時計によって制御される二つのもの（一般に体内時計の「出力系」と呼ばれる），すなわち暗闇ホルモンのメラトニンと深部体温がある。

なぜメラトニンに注目したのかは，ここまでの記述からしてかなり明白だろう。体内時計の針がどこを指しているかの指標として，このホルモンの分泌パターンほど信頼できるものはほとんどない。メラトニンは通常，暗闇が訪れる夜に体内でつくられる（夜遅くにピークに達する）ため，研究者らは薄暗い状態で測定して，光がメラトニン分泌に干渉する可能性を排除した。

もう一つ注目したのが深部体温だ。これは，メラトニンの放出が予測可能なのと同様に，深部体温も体内時計によって型どおりに制御されているという理由による。変化はわずかで，37℃という平均体温より大きく外れることはないものの，わたしたちの体は夜に最も温かくなり，早朝，いつもの起床時刻の何時間か前に最も冷たくなる。

1999年に報告された研究で，アメリカの研究者らが平均年齢13歳半の若者10人を募り，約2週間，実験室で生活させて，本来備わっているリズムを調べようとした。実験参加者は毎日，午後の工作や夜の映画鑑賞といった楽しい活動を含むスケジュールに従って過ごした。ただし，その生活は28時間周期に変更され，唾液のメラトニンと体温がさまざまな時点で測定された。

その結果，実験参加者たちが一人残らず，24時間より長い体内日をもつことがわかった。平均は24.3時間だった。それほど劇的な違いには聞こえないかもしれないが，論文の著者らは，これが成人で通常報告されている数値*1よりわずかに長いと指摘している。そしてこの結果は，ほかの年齢グループよりも体内日が長いだろうという当初の指摘を裏づけるものだとしている。これと一致する証拠がオスのラットを用いた研究から得られており，同様に発達に伴う概日リズムの変化が発見されている。ただし，後者の研究で報告された変化は思春期とは関係がないかもしれないという主

＊1　似たような方法で測定すると，24.1時間に近かった。

張がある。さらに最近になって，ある研究で体内時計周期は若者と成年で差がないことが見いだされた。総合的に見て，体内時計周期が青年期に長くなり，それが睡眠タイミングの移動に寄与しているのかどうかは，現在のところ完全に明確になっていない。

眠気を感じない？

青年期の睡眠タイミングの変化の説明としては,「睡眠恒常性維持機構」にも注目したい。これは第1章で述べたように，動物は長く目を覚ましていればいるほど睡眠欲が大きくなる，ということを明らかにした研究に由来する概念だ。人がこの青年期という発達上の急カーブを回り込む時期には，眠気を感じるにはより長く目覚めている必要があるとされている。つまり, もし子どもが午後11時にベッドに行くとしたら, くたくたになっていてすぐに寝つくのに対して，若者の場合はそうはいかない。まだまだ眠くなるほど長く目を覚ましていたわけではないからだ。したがって，発達が進むにつれて若者がだんだんと遅く寝るようになるのは当然ということになる。

この考えは，アメリカの科学者による研究によって裏づけられている。その研究者たちは子どもと若者の一団を研究室に招いた。約半数はまだ思春期が始まっておらず, 子ども時代が終わって若者になろうとする11歳前後という段階にあった。残りの半数は，より発達が進んだ13歳前後で，体つきも大人に近づきつつあった。これらの実験参加者全員に，ベッドに入って睡眠ポリグラフをつないだまま36時間過ごすように頼んだ。睡眠ポリグラフとは，脳波をはじめとする生理学的な変数を測定して，眠っているかどうかを正確に判定する装置だ。実験参加者は2時間おきに，じっと身動きせずに目を閉じて眠るように言われ, そのための時間を20分与えられた。楽しそうな実験に見えるかもしれないが，もし本当に眠り込むと，研究者たちに起こされた。その体験は，飛行機で機内バーにやや夢中になりすぎている人の隣に座って，少しでも寝ようとするのに似ているかもしれない。

研究者らの関心は，若者たちが実際に眠りに落ちるかどうか，そしてもし眠りに落ちる場合，どのくらい時間がかかるかという点にあった。眠りに落ちるのが早いほど（もちろん，もしそうできたら，の話だが），実験参加者を眠らせる睡眠恒常性維持機構が大きく働いたと推測される。

夜の早い時間，午後8時30分前後には，子どもと若者のグループには違いが見られなかった。ところがもっと遅い時間帯，午後10時30分（最後に寝てから14.5時間後）から午前2時30分までは，子どものほうが若者よりも眠り込みやすく，しかも早く寝入ることがわかった。というわけで，当初の予測どおり，若者が眠くなったり眠りに落ちたりするには，子どもよりも長く目覚めている必要があるように思われる。この説を支持する研究はほかにもある[*2]。

長年にわたって行われた大量の調査研究を見てみると，多くの異なるプロセスが作用し合って，「最悪の状況」と称されるものをもたらすように思われる。若者は常識的な就寝時刻には眠気を感じないため，寝る時間がどんどん遅くなる。それに，社会や他者がもたらすスケジュールと睡眠のタイミングを合わせるようサポートする役目を，光は十分にこなせていないのだろう。こうしたことが相まって，朝起きるのが一大難事業になるのだ。

＊2　睡眠圧（目覚めている間の脳脊髄液に睡眠物質が溜まった状態）が高まる早さは，年下の若者ともっと成熟した若者とでは異なるのかもしれない。一方で，その圧が解消する速さは若者全体で一貫しているように思われる。これは，要求される睡眠の量には，青年期のある段階と別の段階とで変わりがないことを意味する。

なぜティーンエイジャーはフクロウに進化したのか？

何が若者にフクロウのような行動をとらせるのかがわかってきても，やはり不思議に思うことがある。いったいどんな進化上の利点があって，若者は社会における自分以外の人との同調を逸脱するような行為をするのだろうか？　直感からすると，そのような逸脱は社会に溶け込むのを妨げる可能性があり，衝突や危害につながりかねない。若者が家族から距離を置き，親しい仲間とつき合うようになるのは進化上の理由があるといわれることがある。若者たちはお互いに同じようなスケジュールに従い，それがほかの人々のスケジュールと異なるのなら，そのプロセスが促進されているということだろうか？　目覚めているのがその若者たちだけで，しかも独自のスケジュールに従うのならば，その若い集団は自分たちだけでつるみ続け，他者とは交わらないということだろうか？　それとも，若者を夜間に目覚めさせておけば，群れを守らせられるということだろうか？　この発想は，かつては有益だったかもしれない。もし人生の異なる段階で異なるスケジュールで眠るのならば，全員が交代で起きながら群れを見守ることができる。睡眠はわたしたちを弱い立場に置くので，いついかなるときでも誰かが起きていれば，生存のチャンスが増え，進化上有益だろう。たとえば若くて強い青年が，最も危険なシフトになりそうな夜間の見守りを引き受けるわけだ。

このような形の睡眠タイミングは，夜間――ロマンチックな出会いが最も起こりやすい時間――に目覚めている機会を若者により多く与えるために進化したとも考えられる。夜は群れの年長のメンバーとの競争も少ないため，連れ合いを見つけやすい。このパターンは，人間の発達において，きわめて重要な時期における自主性や独立性の向上も促したのかもしれない。

「若者全員が朝寝坊だとは限らない！」という反論への反論

一方で，ボートクラブに属していて，毎朝5時には苦もなくベッドから起き上がる若者もいる。これは，青年期の睡眠タイミングの変化への反証となるのだろうか？　いや，まったくそんなことはない。科学者でない人たちに何か科学的な主張を提示すると，例外を指摘しながら，その発言に攻撃的な姿勢で反論する場合がある。「喫煙ががんを引き起こす」に対しては,「うちのおばあちゃんは80歳になるまで一日に40本も喫煙したけれど, 100歳まで生きた」という反論が返ってくる。こうした議論の場合, 懐疑派の指摘はピントがずれている。喫煙者が全員病気になるとは，誰も主張していない。つまり，喫煙する祖母全員ががんになると言っているのではなく，まったく違うことを述べている。もしおばあちゃんだけのクラブが二つあって，一つは喫煙者だけのクラブ，もう一つは非喫煙者だけのクラブだとすると，おそらく喫煙者クラブの12％が肺がんと診断されるが，非喫煙者クラブではそれが1％にすぎないかもしれないということなのだ。

遺伝的差異

喫煙するおばあちゃん全員ががんになるわけではないのと同じように，若者全員が宵っ張りだったり，朝なかなか起きられなかったりするわけではないと指摘することもできる。通例に反し，夜遅くまで起きているのが苦手なティーンエイジャーだって数限りなくいる。若者の間に見られるこうした違いは重要だ。夜型の若者は，ほかの若者より苦境を体験するかもしれないからだ。たとえば,12～18歳の若者2,000人以上を対象とした研究では，夜型であることと，指示を忘れやすい，衝動的に行動するなどといった自己統制の乏しさにつながりがあることがわかった。そのほかにも，たとえば大量飲酒，薬物使用，攻撃的行動の増加など，刺激を求める傾向と夜型であることとの関連を報告する研究もある。

睡眠タイミングの好みの違いを説明するにあたっては，やはり遺伝子と環境が重要な役割を演じる。可能性の高い遺伝子としてひと握りの候補が挙げられていて，そこにはCLOCK，PER1，PER2，PER3などのいわゆる「時計遺伝子」，または「概日遺伝子」が含まれる。人によってこれらの遺伝子の型も異なり，特定のタイプの遺伝子をもつ人は朝のほうが活動しやすい。DNAを調べれば，あなたが早起きか宵っ張りかが確実にわかるということではない。もし適切な技術をもつ検査技師に，朝型の1万人のグループと夜型の1万人のグループから採取したDNAを示せば，どちらのDNAサンプルがどちらのグループのものかを見分けられる可能性があるということだ。遺伝子の特定の型が，一方のグループよりもう一方のグループのほうに頻繁に現れると予想されるのだ。

大きな関心を集めている「時計遺伝子」の一つとして，PER3における変異が挙げられる。人類は遺伝的に非常に似通っていて，ごくわずかな違いしかない。DNAの一部分が反復されるのは正常なことで，特定の部分の反復回数が，そのわずかな違いの一つに当たる。PER3の場合，DNAの特定の部分が4回，または5回くり返される。この違いと活動時間帯の好みとの間につながりがあることはわかっており，反復が5回の人は，4回の人より朝型である可能性が高い[*3]。なぜそうなのかはよくわかっていないのだが，この遺伝的な違いがPER3によってつくられるタンパク質の量とタイプに影響を及ぼすらしく，それがわたしたちの体内時計に影響を及ぼすことはありうる。これについてサリー大学分子生物学教授のサイモン・アーチャーと意見交換をしたところ，次のように話してくれた。「PER3における反復配列変異は霊長類に特異的なもののようで，霊長類が昼行性のライフスタイルにもっと適応できるように，進化したのかもしれない。この変異が異なる昼行性選択，すなわち朝型か夜型かとも関連があることから，これは社会生活を始めた初期の人類がそれぞれ一日の異なる時間帯に活動的になって警戒にあたるのに役立ち，生存を後押しした可能性がある」。というわけで，ちょうど若者が社会のほかの人たちとわずかに異なったタイムスケジュールで活動するように，PER3多型のうち反復4回の型の人は，5回の人たちとはわずかに異なったスケジュールに従っているのかもしれない。

わたしたちの間にある多くの奇妙な差異，たとえば何時に起きるのが好きか，仕事やスポーツのパフォーマンスが一番よい時間帯はいつか，何時に就寝するのが好みかといったことが，多数の遺伝子の影響を受け，その遺伝子がそれぞれの差異にささやかな役割を果たしていることは明確だ。すでに言及したように（第2章参照），こうしたことがわかったことで，科学者は要求をますますつり上げ，膨大な数の遺伝的差異に焦点を合わせる（ゲノムワイド関連解析を行う）ようになっている。このタイプの最近の研究によって，予想どおり，朝型と，時計遺伝子（たとえば，かの有名なPER3など）の近くにある多くの遺伝子変異に関連があることが再確認されている。

「見たい番組があるんだ！　寝ている暇なんてない！」

遺伝学はこれくらいにして，環境におけるどの要因が就寝時刻の違いに寄与しうるかを考えてみよう。多くの要因が関わっている可能性がある。その一部，たとえばカフェインの摂りすぎなどについては，別のところで考察する。カフェインはコーヒーだけでなく，栄養ドリンクのようなさまざまな製品に含まれる。実際，午後や夜のカフェイン摂取は体内時計を遅

＊3　オックスフォード大学ニコラ・バークレイ教授が主導したわたしたちの小規模な研究では，このつながりは再現できなかった。

らせることがわかっている。アルコールにも同じような効果があるかもしれない。近年は青年期における電子メディアの使用にも注目が集まっている。その理由は二つある。まず，科学者でなくても気づくことだが，電子機器はどこにでもある ―― わたしたちは誰でも盛んに使っている。しぶしぶ使い始めた人でさえ，すぐにハマってしまう。その数は衝撃的だ。それを明らかにしたのが，アメリカの国立睡眠財団という素晴らしい団体による2006年の研究だ。この研究は，健康と安全にとっての昼寝の重要性を国民に教育するために計画されたものの一つで，若者の親や保護者1,600人以上に電話をかけて，わが子の寝室にどういった電子機器があるかを尋ねた。驚くべきことに，子どもたちのほぼすべて(97％！)が自分の部屋に少なくとも一つは持っていた。一番多いのは電子音楽機器だったが，50％以上がテレビを持ち，半数近くがスマートフォンを持っていた[*4]。こうしたものがそばにあっては,寝る時間などないということになりかねない。時間があったとしても，興奮しすぎていて，とても寝られないだろう。電子機器が睡眠にどのような影響を与えるかについてもっとよく理解するため，アメリカの国立睡眠財団はさらに2011年に，13～64歳の電子機器使用と睡眠に焦点を合わせた調査を行った。すると，30歳以下の96％が就寝前の時間帯に使用していることがわかった(若者の場合，72％がこの時間帯にスマートフォンを使っていた)。

電子メディアの使用が調査の焦点となっている二つ目の理由は，ある種の機器から放射される光と関係がある。「電子メディア」には広範囲にわたる製品(ミュージックプレーヤー，ビデオゲーム機，コンピュータなど)が含まれるが，ある種の製品，たとえばスマートフォンやタブレット端末は，放射される光のタイプの影響で特に問題視されることがある。光は波長によって色が異なる。わたしたち人間には，波長が短いほうの紫から長いほうの赤までの範囲の光が見える。可視光線スペクトルの波長の短いほうの端近くにブルーライトがある。夏のよく晴れた日に戸外で見られるタイプの光だが，多くのスマートフォンやタブレットもこの種の光を放射する。これが問題になる。この光はわたしたちの睡眠に最も有害な影響を与える可能性のあるタイプの光なのだ。光は体内時計を外界に同調させ，暗闇ホルモンのメラトニンを体がいつ放出するかを決めるうえでカギとなる。したがって，就寝前にスマートフォンやタブレットを見つめるときは，事実上，今が日中だと体に告げているのだということを肝に銘じるべきだ。メラトニン放出を延期するよう，体に指示しているわけで，眠気を感じないのはその影響にほかならない。そのうえ，光が実は警報として作用し，概日系とは関係なく脳に直接影響を与えると指摘する研究がある。電子メディアの使用は睡眠を遅らせるだけでなく，その他の側面にも影響を与えている，たとえば総合的な睡眠時間の短縮という結果をもたらしているのかもしれない。電子メディアは人生のほかの時期においても問題含みで，タッチスクリーンを日常的に使っている幼児は睡眠時間が少ないことが明らかになっている。実際，ある研究では，タブレットを使う時間が1時間増えるごとに幼児の睡眠時間が15.6分少なくなるとわかった。

この事態にどう対処するべきなのだろうか？　就寝前には電子メディアを避けるべきだというのが，疑う余地のない答えだ。国立睡眠財団は，就寝時刻の少なくとも1時間前にはあらゆる電子機器のスイッチをオフにするよう勧告している。ハーバード・メディカルスクールは，就寝前の2，3時間はブルーライトへの曝露を完全に避けるよう提案しているようだ。そのほか，眠りの国へ向かう前には，ブルーライトを浴びて過ごす時間を制

＊4　アメリカの国立睡眠財団が2014年に実施したより最近の調査では，子どもの75％が自分の寝室に電子機器を一つ以上持っていた。就寝時刻後も機器のスイッチをオンにしておくことは睡眠の質の悪さと関連があった。

限するようにという忠告もある。いくつかの研究は，画面に向かう時間が1時間だけなら，メラトニンや睡眠に臨床的に意味があるほどの影響はおそらく与えないだろうとしている。とはいえ，全体的に見て，明るい光にさらされる時間が長いほど，メラトニンが抑制され，睡眠のタイミングが大きく移動するように思われる[*5]。では，どれくらい長いと悪影響があるのか？　この問いについて，科学者の意見は一致していない。しかし，総合的なメッセージは明らかだ――もしどうしても就寝前に電子機器をいじるのであれば，必ず時間を制限すること。

深夜に親友とメッセージアプリで生意気なつぶやきを交わしたり，うわさ話をしたりせずにいられないという人たちには，目へのブルーライトの影響を避けるためにオレンジ色に着色されたメガネが考案されている。そんなメガネはかけたくないという人も，ラッパーのウィル・アイ・アムやU2のボーカリストであるボノがオレンジ色のサングラスをかけているのを見れば，考えを変えるのではないだろうか？　メガネはさておき，おそらく一番効果的だったのは，この問題に対処するようにと研究者たちが大企業をしつこく追及してきたことだろう。アップルやアマゾンといったハイテク大企業がようやく問題を認め，製品の一部について，夜間の光の放出に変更を加えた。今では多くのスマートフォンが夜間モードに設定でき，より控えめな音や赤橙色《せきとうしょく》の光を出すように変えられる。良質な睡眠がわたしたちの生活の多くの側面にとって非常に重要であること，そしてスマートフォンやタブレットの使用がすっかり浸透していることを考えると，この変化に関わった睡眠研究者にとってはまさにハイタッチに値する瞬間だったに違いない。しかし，これで安心して夜間も無制限に電子機器を使うようでは，大変な努力が無駄になる。電子機器の使用を制限することを真剣に検討したほうがよい。たとえば,「職場の外ではメールを使わない」方針を採用することや，家族用の鍵つきボックスを買って，全員が寝る前にスマートフォンを充電のためにそのボックスに収納するといった方法も考えられる。

スマートフォンの着信を無視したり，そこから放射される光を変えたりするだけでは不十分かもしれない。むしろ，電子機器を寝室から完全に排除することも考えたほうがよい。スマートフォンやタブレットと睡眠の関係について，6～19歳の12万5,000人以上を対象に調べたところ，寝室に電子機器があると，たとえ使っていなくても睡眠を妨げることがわかった。寝ている間に大事なメールへの返信が来るかもしれないと心配していてはとても眠れないし，夜中に目が覚めたときにはメールチェックをしたいという誘惑に駆られる。あのトリプルチョコレートファッジケーキを買い物カゴに入れるかどうか迷うときと同じで，誘惑には近づかないのが一番だ。ところで，なぜ文句を言わずにスマートフォンなどの機器のスイッチを切れるティーンエイジャーもいれば，それができないティーンエイジャーもいるのだろうか？　その解明が，今後の重要な研究テーマになってくるだろう。

エピジェネティクス ── 「ゲノムの上」にあるもの

睡眠タイミングの好みに対する遺伝子や，環境による影響の複雑さなどの解明が急がれるなか，エピジェネティクス（「ジェネティクス（遺伝学）の上位にあるもの」を意味する）という分野が出現して，複雑さにまた一つ層が加わった。エピジェネティクスについては，新聞などで読んだことがあるかもしれない。簡単にいうと次のようになる。もって生まれたDNA

＊5　興味深いことに，1分あたりの影響で考えた場合，光への曝露時間が短いほど，概日リズムやメラトニンへの影響が大きいこともわかっている。

配列は一生変わらず，わたしたちをわたしたちたらしめるのに重要な役割を演ずると，長い間，考えられてきた。このDNA配列は体内のどの細胞でもほとんど同じだ。そこへ新しく，エピジェネティクスに焦点を合わせた研究が登場した。エピジェネティクスは，わたしたちがどのようにして遺伝子のスイッチをオンにしたりオフにしたりできるかを扱う。ある遺伝子の働きが必要でないときは，ちょうど照明のスイッチを押すようにして，オフにすることができる。その影響はダイナミックだ。環境によって，たとえば，喫煙者かどうかによっても左右されることがある。また，一生の間に変化する。青年期に起こるその他の身体的変化についてわかっていることからして，青年期はエピジェネティックな変化に関してとりわけ興味深い時期と考えられている。エピジェネティクスが作用する方法の一つに「DNAのメチル化」と呼ばれるプロセスがある。「メチル基」(炭素と水素からなる化合物)がDNAに結合すると，本来のメッセージを伝えられなくなる。つまり，聞き取れる言葉の数が変化してしまう。DNAを口，メチル基を靴下と考えてみよう。もし口に靴下を詰め込まれれば，どんなに弁舌さわやかな人でも，深い意味のある話などできなくなるだろう。もちろんこのたとえは事態を単純化しすぎていて，実際には分子レベルで何がどのように進行しているのかは謎のままだ。したがって，わたしたちは確かに，だいたいは夜間に睡眠をもたらすような遺伝子をもっているかもしれないが，それらがどの程度，オンになったりオフになったりするのかを知ることも，たぶん同じように重要なのだ。

昼行性選択にとってエピジェネティクスがどれほど重要なのか，理解を深めようとするなかで，わたしはエピジェネティクス研究者であるクロエ・ウォン博士やエマ・デンプスター博士との共同研究に携わることになった。わたしたちは日常活動や睡眠タイミングの好みが互いに異なる一卵性双生児の小規模なサンプルを調べた。一卵性双生児を対象としたのは，その間に生じる違いが遺伝子のせいではないとわかっているから（遺伝的クローンなので）であり，一卵性双生児の間のエピジェネティックな違いが，睡眠タイミングの好みの違いの説明に役立つ可能性があると考えたからだ。言い換えると，おそらく双子それぞれの環境に何か違いがあって，それがDNAの発現の仕方に影響を与えているのだろう。わたしたちはDNAメチル化のゲノムワイドなパターンに注目し，双子たちのDNAメチル化の違いを全DNAにわたって調べた。お互いに異なる時間帯の活動を好む双子の間にはメチル化に違いがあることがわかって，わたしたちはとても興奮した。一卵性双生児の間のエピジェネティックな差異が，なぜ一方がもう一方よりも早く就寝し，早く起きることを好むのかの説明に役立つように思われた[*6]。今後は，環境中のどの違いが遺伝子発現に影響を与え，睡眠に影響を及ぼすのかを解明する必要がある。

社会的ジェットラグの問題

青年期に起こる睡眠タイミングの一般的な変化に話を戻して，次は社会的ジェットラグ（時差ぼけ）について考えてみよう。青年期特有の娯楽のように聞こえるかもしれないが，まったくそんなものではない。社会的なジェットラグは，自分の生理機能の要求と相いれない生活をしていると起こりやすい。たとえば若者の体は，真夜中に就寝して午前9時すぎに起床するようにと大声で要求しているかもしれない。しかし現実には，たとえ宿題やスポーツ，その他の学校行事に時間をとられたとしても，学校の始業時刻を考えると，早い時刻に寝なくてはならない。そして，午前6時には

---

*6　注意しておきたいが，これらの結果には別の説明も可能だ。全体的に見て，このプロジェクトで仕事をし，素晴らしいエピジェネティクス研究者たちから学ぶのは興味深い体験だったが，わたしたちの研究がこの分野に先鞭《せんべん》をつけるのに役立ったとはいえ，今後のよりよい研究が待たれる。

起きなければならない。週末には，色々なつき合いをこなし，1週間分の睡眠不足を埋め合わせる必要から，遅くまで起きていて昼ごろまで寝ているということになるかもしれない。週末に朝寝坊すると，体内時計が遅れる。睡眠タイミングのこうした変動は，体内時計と外界との同調の喪失につながり，恒常的なジェットラグの感覚をもたらすことがある。日曜の夜になると，ティーンエイジャーは月曜朝の起床時刻に合わせるために，複数の日付変更線をまたいで後戻りするのに似た状況を強いられる。ジェットラグの調整にはいくらか時間がかかるものなので，これは決して小さくない問題だ。早起きにやっと慣れ始めた頃に週末がやってきて，タイミングがまたしてもずれることになる。

事態がこれ以上悪くなることはありえないと思いたいところだが，毎週が単なるジェットラグでなく，最悪のタイプのジェットラグとともに始まることもあるという指摘がある。その場合，わたしたちはこれまでよりも早く就寝して起床する必要がある。これは東へ飛ぶようなものだ(ニューヨークからサンフランシスコではなく，サンフランシスコからニューヨークへ，というイメージだ)。そのうえ，今では社会的ジェットラグが喫煙，飲酒，抑うつ傾向といったありとあらゆる望ましくないものと関連があるのではないかともいわれている。実際，最近の研究で，アメリカの高校生の間では社会的ジェットラグがその後の大量飲酒の予測因子となることがわかった。社会的ジェットラグは，報酬に対する脳の応答の低下とも関連があるとされている。これは，社会的ジェットラグを体験している若者は同じ効果を得るためにより大きな刺激を必要とするということだ。この睡眠障害は，夜驚症や夢中歩行，睡眠麻痺といった，すでに述べた障害のいくつかの下地ともなりうる。

しばらく前，わたしはこの興味深いテーマの研究に関わる機会があった。研究を主導したのは，大学院生時代の超優秀な友人で，今は製薬会社でリサーチ・サイエンティストになっているマイク・パーソンズ博士だ。わたしたちはニュージーランドでの「ダニーデンにおける健康と発達に関する学際的研究」（第5章で考察する）の実験参加者から集めたデータを分析した。とりわけ，体重や代謝機能障害との関連において，社会的ジェットラグをもっとよく知りたいと思った。体重過多でもかなり健康な人と，体重過多で代謝機能障害の徴候（大きな胴回り，高血圧，低い善玉コレステロール値）を示している人には何らかの違いがあるはずだ。

パーソンズがこのテーマを選んだのは，概日リズムを乱すものは何であれ，体内のエネルギーバランスを乱す可能性のあることがすでに知られていたからだ。これまでの研究で，明暗周期を変えてマウスの概日リズムを乱すと，体重が増えるだけでなく空腹や代謝と関係のあるホルモン，すなわちレプチンとインスリンのレベルも上昇することが明らかになっていた。この動物を対象とした研究は，一流科学誌『PNAS（アメリカ科学アカデミー紀要）』に発表された。ピーエヌエーエスとは学術誌にしては妙な呼び名だが，学者たちは真面目な顔を崩すことなく言及できるらしい。

わたしたちの研究では，800人以上の社会的ジェットラグを調べた。主な対象は成人（38歳）だったものの，社会的ジェットラグは若者によく見られる――この章で，この研究に言及するのはそれが理由だ。調査にはシフト制で働く人が含まれないように気をつけた。シフト制勤務以外で普通に見られるタイプの社会的ジェットラグを調べることに関心があったからだ。

社会的ジェットラグは，自分のスケジュールを自由に設定できる日と，働かなければならない日との間での，睡眠中間点の食い違いと定義されている。したがって，たとえばある人が週末は真夜中から正午まで寝て（睡眠中間点は午前6時となる），平日は午後9時から午前5時まで寝る（睡眠中間点は午前1時）とすると，その人の社会的ジェットラグは5時間（午前

１時と午前６時との差）となる。

予想どおり，過去１カ月間の社会的ジェットラグが大きいと判定された人ほど，肥満と代謝機能不全があるという結果になった。さらに，肥満が見られる実験参加者のうち，代謝機能上は健康な人とそうでない人を比較すると，社会的ジェットラグは後者のグループのほうが顕著なことがわかった。メディアがこの話題を取り上げ，週末の朝寝坊は健康に悪いと主張した。この研究結果は，たとえ睡眠不足や悲惨な状態につながるとしても，若者が睡眠スケジュールを一定に保つべきだということを意味しているのだろうか？　わたしはそうは思わない。問題を引き起こしているのは平日のスケジュールであって，週末の朝寝坊は実はわたしたちの体の回復に役立っているのではないだろうか[*7]。これまでにわかっていることからすると，社会的ジェットラグの緩和のために何ができるか（若者については学校の授業開始時間を遅らせる，大人についてはフレックスタイム制を実施する，さらにはサマータイムを導入するなど）を真剣に考えることは，人々の健康を守るうえできわめて大きな意味があるだろう。

睡眠に関してわたしたちは何をすべきか？

若者はお昼まで寝ている，ひと晩中騒いでいるといった意地悪な固定概念が生まれるのは，ある程度は若者特有の生理機能のせいだ。まだ起きる準備ができないうちに起こされたときの朦朧《もうろう》とした感覚は，誰でも覚えがあるだろう。体がまだ周囲の世界に対処できる状態になっていないのだ。わたしたちの体が非常に精密に調整された機械であり，眠っているときは起きているときと生物学的にまったく違う状態にあることを思えば，驚くにはあたらないだろう。朝起床するとわたしたちの体温は上昇し，ストレスホルモンのコルチゾールが増加する。そして，これらはともに概日時計の制御下にある。こうしたものが，この一日に立ち向かうわたしたちの体を助けてくれるのだ。体が起きたい時刻よりも早く起きると，体は大声でわめいて，まだ眠っているべきだと文句をいう。これが本当に，ベッドから出て，バスに飛び乗り，試験を受けることを若者たちに強いるのに最適の時間といえるのだろうか？

科学者は昔から，若者の生物学的なタイミングと社会的なタイミングとのずれに気づいており，長年にわたって学区の委員や行政官に幾度も電話し，学校の始業時間をもっと遅らせるよう働きかけてきた。そうした変更があれば，授業時間を生物学的なタイミングに合わせることができる。何といっても睡眠は学習や記憶，感情的制御をはじめとする多くのプロセスにとって重要なものであり，そうしたプロセスが学校での学業および行動における良好な結果を下支えするのだ。

1999年にアメリカ連邦議会に提出された報告書では，「Z's to A's」と呼ばれる初期のプロジェクトが検討されていた。始業時刻が午前9時より早い学校には，午前9時以降への変更を促進するために最大2万5,000ドルの助成金を与えるというものだ。プロジェクトの狙いは，遅い始業時刻を推奨することでZ's（グーグー＝つまり睡眠）を増やし，それによってAグレード（優秀な成績）を増やすことだった。残念ながらこの法案は成立しなかったが，このタイプのほかの運動は大きく前進している。

実は，この法案の提出以前にも多くの動きがあった。1997年にはミネアポリス公立学校区が，子どもは午前7時15分に登校すべきではないと宣言し，高校の登校を午前8時40分までくり下げた。この変更は学区の何千人もの子どもに影響を及ぼし，結果的に賢明で勇気のある決断だった。学

＊7　一部の専門家は，週末には思い切って平日より最大2時間遅く起きることをすすめる。そうすれば体が睡眠不足から回復するのに役立つとともに，社会的ジェットラグを抑えることができる。

校の始業時間の変更によって起こりうる副次的な影響についても触れておこう。登校を85分くり下げれば，親や保護者自身の労働時間にも影響が及ぶ可能性がある。仕事の開始時間を遅くしたい場合も，時間外の保育を頼まなければならない場合もある。あるいは，事前に決めた時間には起きるだろうと信頼し，思い切ってティーンエイジャーを寝かせたまま家を出る事態も考えられる。一日の終わりには，課外活動の予定の組み直しや食事時間の変更が必要になるだろう。家庭内の大混乱は別にしても，ほかの人たちにも影響が及ぶ。教師は自分の子どもをどうすべきかを考える必要があるし，交通指導員は暗いなかで夕方の交通をストップさせる必要がある。輸送システムは運用を見直さなければならない。こうした決定をめぐる論争が注目されないわけがなかった。ミネアポリスでのこの勇気ある決定の影響の解明に携わったある研究者は，この最初の調査以降，同様の方針の採用を支持した教育委員たちが，ほかの委員たちの反対により方針が不採用になったあと，職を追われたと指摘している。人は変化を好まないのだ。

変更が期待どおりの効果を上げたという明るい報告もある。４年間続いたミネアポリスでの変更に伴うデータを分析したところ，始業時間を遅らせると，そうしなかった場合と比べて出席率が上がる傾向のあることがわかった。また，気分が落ち込む生徒数の報告も少なく，教室での居眠りも少なかった。始業時間を遅らせると就寝時刻も遅くなり，それに伴う問題が起こるという懸念が相変わらず残っていたが，実際にはそんなことはないとわかった。始業時間が遅くなった子どものほうがよく寝ていることが明らかになったのだ。実際，ほかの学校の子どもと比べて１週間あたり５時間も多く寝ていた。誰にとっても利点があり，多くの教師や親が，子どもたちに明るさと落ち着きが見られるようになって，教えたり，ともに暮らしたりするのが楽になったと報告している。

これは素晴らしいニュースだが，学校の始業時間の変更に対する最強の支持となるのは，おそらく始業時間のくり下げによって10代のドライバーによる交通事故が減ったという調査結果だろう。始業時間に関する決定が，文字どおり生死を分ける決定となったのだ。もっと最近では，文献を系統的に再検討したある論文が，これまでの証拠はよりよい睡眠のために学校の始業時間を遅らせるという決定を支持していると結論づけ，これがおそらくティーンエイジャーの睡眠不足という問題を解決する一つの答えになるだろうと指摘している。ただし，学ぶべきことはまだ残っており，論文の執筆者らは，この重要なテーマに関するいっそう厳密な調査が必要だと忠告している。

ランド研究所の2017年の報告書によれば，学校の始業時間を午前8時30分，またはそれより遅くすれば（イギリスではかなり一般的になっているが，残念ながらアメリカではまだ少ない），経済的にもメリットがある可能性がある。運動場の夜間照明が必要になったりと，最初はコストがかさむだろう。しかし，睡眠時間の増加のおかげで事故の減少と学業成績の向上がもたらされる結果，アメリカ経済には10年間で830億ドルもの恩恵があるだろうと指摘されている。

学校の始業時間の変更は，若者が複雑な世界を航行する助けになるかもしれない。しかし，もしこれを読んでいるあなたが夜明けに起きなければならない若者だったり，そのような若者の親だったりした場合，どうしたらいいだろう？　事態を改善するために，何かあなたにできることがあるだろうか？　重要なのは，実際に役立つと思われる方法がいくつかあることだ。第一に，あなたは親として子どもの就寝時刻を設定できる。これまでは，子どもの成長に伴って自主性を尊重してやるべきだとして，親が就寝時刻を決めるという習慣が長年放棄されてきたように思われる。しかし，おそらくそれはあまりよいやり方ではない。ある研究で，平日は早く寝るように親が就寝時刻を決めている若者のほうが，睡眠時間が長く，日中に眠くなりにくいことがわかった。

第二に，就寝時刻を早めてみよう。1万5,000人以上の若者を調査したところ，午後10時，またはそれよりも早い就寝時刻を親に課せられている若者に比べて，真夜中以降に就寝するのを許されている若者のほうが，気分の落ち込みを感じやすく，驚くべきことに自殺したいという考えを抱きやすいことがわかった。就寝時刻が遅いほうが睡眠時間は少ないので，こうしたつながりは若者の睡眠時間の量の影響を受けているように思われる。早い就寝時刻が気分の落ち込みを減らすというのが一つの説明だが，ほかの説明もある。たとえば，宵っ張りと気分の落ち込みとの関連を考えると，気分の落ち込む若者はなかなか早く寝られず，その結果，早い就寝時刻というルーティーンを課すのが親にとってますます難しくなるという事態も十分にありうる。

早い就寝時刻を提案することは，青年期の睡眠タイミングの変化に対する生物学的な説明を無視するものだといわれてきた。単に若者を早くベッドに入らせれば問題なく眠りに落ちると期待するのが無理なのは本当だ。とはいえ，就寝時刻を段階的に改善すれば，睡眠と睡眠に関連するさまざまな機能に恩恵をもたらすことができる。これは役に立つ多くの保護因子のほんの一例にすぎない。総合的に見て，早い消灯時間には若者の夜間の安全を守る以上の効果がある —— 彼らが必要としているひと眠りを与えることができるのだ。

そのほかの助言は人生のほかの段階にも共通で，睡眠と起床の一貫したルーティーンを奨励する，カフェインを避ける，寝室から電子機器を排除する，などがある。追加の助言も含め，第9章でさらに詳しく紹介する。

睡眠が若者にもたらすもの

この章の大半を割いて青年期に起こる睡眠タイミングの変化を強調して

きたが，話はそれで終わりではない。ティーンエイジャーの睡眠にはほかにも色々なことが起こっている。第3章で述べた多種多様な睡眠障害も依然として見られる。

なかには，子どもに見られるのとはわずかに異なる形を示すものもある。例として不眠症を考えてみよう。子どもの場合，不眠症には一人で寝ることや，寝ることそのものの拒否も含むが，若者の不眠症は大人に見られるものともっと似ている。ベッドに横になっても眠れず，長くてつらい時間を過ごすこともある。実際，若者の約5人に一人はベッドに入ってから30分以上経ってようやく寝入ることができると報告している。そのようなときは大人と同じように，思考や行動に意識を集中する治療法，たとえば認知行動療法やマインドフルネスが役に立つだろう。

睡眠タイプの変化もある。睡眠の各段階で，脳でどんなことが進行しているかを振り返ってみよう。睡眠中，子どもにはある種の脳波が若者よりよく見られる。そこには，脳波のなかでも周波数が最低で，振幅が最大の「デルタ波」と「シータ波」が含まれる（どちらも深い「徐波睡眠」中に見られる）。これらのタイプの脳波は青年期を通じて50％以上も低下すると報告されており，この変化は脳の発達と密接な関係があると考えられている。対照的に，若者は浅い睡眠の時間が子どもより長い。

友情効果

ここまでで取り上げた調査研究の多くは生理的な変数を測定するものだった。しかし，青年期の研究のなかには，実験参加者に生活のさまざまな側面，たとえばどう感じるかといったことを尋ねているものもある。若者は重要人物らしき大人に強い印象を与えたがるから，それなりの権威のある大人が質問すればちゃんとした回答が得られて，彼らの変化に富んだ世界をのぞく唯一の窓となってくれるかもしれないというわけだ。だが，一つ問題がある。平均的な若者が本当に，彼らの最高機密の考えや行動に関する情報を専門職の人間に打ち明けようとするだろうか？　若者（ついでに言えば，ほかの年齢グループもだが）の答えがすべて，信用できないと言いたいわけではない。とはいえ，社会的望ましさのバイアス，つまり一部の実験参加者が調査員によい印象を与えようとする可能性を考慮する必要があることは，含んでおくべきだろう。回答を調べるときには，そうしたことやデータが集められた際の社会的な背景にも注意すべきだ。

これに関連して，最近の研究では，青年期には友人が重要な存在であることを認めるという賢明な判断のもとに，友人も呼んで調査に参加させている。青年期における同輩集団の重要性は否定できない。若者にとって最も重要なこと —— どの科目を選ぶか，教室でふざけるかそれとも親にウソをついてどこかへ行くか，タバコを吸ったり，酒を飲んだり，ドラッグをやったりすべきかどうかといったこと —— の一部は友人と一緒に決めるものだ。さらに，ソーシャルメディア上の動画は，一人だったらたぶん考えてもみない行動が，友人の後押しがあれば完全に妥当とみなされるかもしれないことをわたしたちに教えてくれる。青年期には仲間とともに過ごす時間が大部分を占め，興味深いことに，睡眠行動が社会的なネットワークのなかで「拡散」しうるようにさえ思われる[*8] —— まるで意地悪なうわさや嫌なウイルスのようだ。若者の眠りや睡眠不足の影響の全体像をつかみたいなら，調査集団における仲間の存在を考慮する必要があるだろう。

最近のこの種の研究に，ピッツバーグ大学の研究者らによる調査がある。ダナ・マクマキン博士やピーター・フランツェン博士を含む数名が共同で，睡眠の長さが若者の感覚や感情に及ぼす効果を探ろうとした。調査チームは，若者を友人ら数人とともに睡眠実験室に招くという，通常とは異なる方法をとった。若者たちは１週間ほどの間隔を置いて２回，実験室で二晩ずつ過ごした。一方の訪問の際には睡眠に制限を設け，ひと晩目は6時間だけ，次の晩は2時間しか眠らせなかった。もう一方の訪問の際には，睡眠時間を延長し，二晩続けて10時間ベッドに入らせた。二日目の午後，友人のペアに以前の意見の不一致について話し合うように頼んだ。睡眠が制限されていた場合は長時間寝た場合に比べて，この話し合い中により否定的な感情を示した（たとえば動揺，口論，引きこもり）。しかしおもしろいことに，肯定的な感情については，二つの睡眠条件間で差はなかった。同じ調査チームによる別の調査結果も，こうした結果を裏づけた。フランツェン博士とこれらの結果を話し合ったとき，博士は次のように述べている。「独立した二つのサンプルを用いたこの同じ調査で，睡眠が制限されると若者は対立について友人と話し合う際により否定的な感情的行動を見せるだけでなく，嫌な音を聞いた際にも大きな生理的反応を示した。全体として，これらの結果は，十分な睡眠をとることが感情の制御にとってきわめて重要であることを示している。青年期には感情の振幅が大きくなる傾向があり，睡眠が少なすぎるとそれがいっそうひどくなるのではないだろうか。それが，睡眠や概日リズムの乱れが薬物使用や危険な行為，抑うつ傾向，自殺傾向といった問題のリスクを増大させる理由の一部かもしれない」。

青年期は重要な岐路

青年期にしばしば感情の動きが頂点に達することは疑いの余地がない。年を重ねるにつれ，通常は，青年期と同じような情熱や憤怒《ふんぬ》はなくなる。穏やかな大人からは，かつての若者の面影はぼんやりとしか見てとれない。

＊8　この調査ではドラッグの使用も「拡散」を示し，睡眠とドラッグの間には関連があったため，誰かが睡眠時間の短さを報告した場合，その友人たちがドラッグの使用を報告する可能性が高かった。

青年期は，脳が「フィアットのブレーキをそなえたフェラーリのエンジン」並みに発達する時期だといわれる。科学者の説明によれば，「フェラーリのエンジン」とは脳の報酬情報処理や感情に関わるシステムの発達を指し，それがわたしたちを少々ワイルドにするのだという。「フィアットのブレーキ」は，意思決定や計画立案，分別の維持に関わる前頭前野皮質の認知制御システムが，比較的ゆっくり発達するさまを指す。実際にはこれは過度に単純化された説明で，若者全員の脳がこのような挙動を示すわけではない。それにしても，なんというチャンスとリスクに満ちた時期だろう。青年期の体験には本当に，人生のコースをよいほうにも悪いほうにも変える力がある。

わたしの1990年代初頭を振り返ってみると，どうしても起きられずに，母に重い新聞のバッグを持たせて通りをてくてく歩かせたことに，それほど罪悪感をもたなくてもよいのだという気がしている。青年期のわたしの体がそうさせたのだから！　わたしはより遅くベッドに入るようになり，体内日はたぶん以前より長くなっていた。周囲の光も，早寝早起きを助けるという望ましい役割を果たさなかったのだろう。わたしの社会生活は活発になりつつあり，試験でよい成績をとりたいとも思っていた。それにもかかわらず，わたしはそれまでよりも早く起きようとしていたのだ。新聞配達は母とわたしの共同作業となり，わたしたちは一緒に，例の電器店からあのハイファイシステムを購入できるだけのお金をついに貯めることができた。そう言えることをうれしく思う。それはわたしの寝室に腰を据え，あふれるほどの喜びを与えてくれた――ただ，わたしの睡眠に大いに貢献したかどうかはわからない。

第5章

C H A P T E R 5

青少年期の睡眠：非定型発達と心の健康

小学生（6歳～12歳）には24時間につき9～12時間の睡眠が推奨される

ティーンエイジャー（13～18歳）には24時間につき8～10時間の睡眠が推奨される

心の健康と睡眠

2015年1月17日の夜，わたしと夫はソファに腰を下ろしてテレビを見ていた。実をいうとわたしはメールをチェックしたいという衝動に抵抗できず，テレビには5分以上集中できなかった。その晩，わたしの注意を引いたのは「あなたの調査！」と題したメールで，差出人は北アメリカのデビーという人だった。睡眠と行動や感情の問題とを関連づけたわたしの論文に目を留めた彼女が，自分の体験を話したいというのだ。彼女の息子で10歳になったばかりのベンは，心配になるような行動を示していたという。ほかの子に襲いかかったり，自殺したいと思ったりしていたのだ。学校の成績は振るわず，態度はもっと悪かった。あの人もこの人も嫌いで，あらゆるものを憎んでいた。教師たちの忍耐は限界に達し，学校からはこのままでは退学を申し渡すと通告された。家族は何が起こっているのか理解したいと必死になった。デビーは数多くの専門機関に依頼し，色々なところで診てもらった結果，ついに反抗挑戦性障害（ODD）と診断された。それで一件落着となるはずだったが，ある睡眠研究所で調べてもらったところ，思いがけない発見があった。睡眠中に奇妙な呼吸停止があり，その結果，血中の酸素濃度が低下していたのだ。体が必死で酸素を求めるため，ハッとして目が覚める。ベンは睡眠呼吸障害（第3章で言及）だとわかったわけだが，これは極端な睡眠不足の原因になる。この障害がどれほど厄介なものかを表すたとえとしては，ひと晩中，数秒ごとに腕をつつかれるようなものだといわれることもある。そんなことをされたらおちおち寝てはいられないだろう ── 節度ある行動をし，幸せを感じ，しっかり学ぶには深く穏やかな眠りが欠かせないのだ。アデノイドや扁桃腺の除去*1といった，睡眠障害を緩和するためのさまざまな手段を講じたあと，ベンの睡眠は改善され，行動や感情の制御に関する問題も解消した。学校の成績ももち直した。デビーは今，この体験を広く知ってもらうことを自分の使命だと考えている。正しい診断に出合えたのはまったくの偶然だったと感じているからだ。睡眠障害の可能性を，かかりつけ医やカウンセラー，心理学者，家族と学校間の調停者といった人々は，あまりにも長い間，見過ごしていた。睡眠の評価を定期的に行って，ベンが体験したような問題が子どもたちの適切な行動や学習の妨げになっていないかどうか，確かめるべきだと彼女は考えている。そして，子ども時代の睡眠の大切さと，それが損なわれたときの重大な結果に関する知識を，親や教師，医療サービス提供者などに伝える活動に意欲を燃やしている。

睡眠が色々な意味で大切なものであることは疑いの余地がない。目覚めている間の生活のなかで，睡眠の影響を受けない領域はほとんどない ── そして終わりのないスパイラルを描くように，そうした領域もわたしたちの睡眠に影響を及ぼしうる。睡眠をあれほどひどく邪魔されていたベンが，生活の多くの面で悪戦苦闘していたのも無理はない。子どもの心身の機能が正常に働くには，ぐっすり眠ることが必要なのだ。しかし，睡眠不足が問題を引き起こすだけでなく，逆に心の健康や行動上の問題が睡眠不足をもたらす場合もある。

心の健康の問題は今や決して珍しいものではなく，問題を抱えている人の割合は非常に高い。ティーンエイジャーの集団に考え方や行動について尋ねれば，おそらくその1/4はすでに何らかの不調を体験し，それが生活に大きな問題を引き起こしていることが言葉の端々からうかがえるだろう。そして，それらは睡眠に関わってくる。

重い精神的苦痛を味わうことなく人生を歩む少数の幸運な人でさえ，多少の困難を感じることはあるものだ。この種の問題のほとんどは，その存在が一種の連続体となっていることが，今では明らかになっている。つまり，わたしたちには誰にでも，多様な心の病の症状がいくらかはあるのだ。不安や気分の落ち込みをまったく感じたことがないと言い切れる人などいるだろうか？　この章の内容はわたしたち全員に関係がある。

脳の発達障害のある子どもの睡眠

心の病を考える出発点としてうってつけなのが，現在は第5版が出ている『DSM-5 精神疾患の診断・統計マニュアル』（2014年，医学書院）や，そのポケット版の『DSM-5 精神疾患の分類と診断の手引』（2014年，医学書院）だ。心の健康のさまざまな問題を分類してあり，医師が診断を下す際の根拠として用いられることもある。わたしたちが心の健康の問題について相談するとき，かかりつけ医はこの手引書の内容をあれこれ吟味している可能性が高い。

DSM-5に載っている分類項目の一つに神経発達障害があり，そこには知的能力障害，自閉症スペクトラム障害，注意欠如・多動性障害（ADHD），トゥレット症候群など広範囲に及ぶ障害が含まれる。これらの障害は深刻な影響をもたらしうるが，なかにはよく見られるものもある。たとえば，ごく一般的な学校のクラスに行けば，ADHDの子どもが一人，または複数いることがわかるだろう。

＊1　いびきをかいたり，睡眠時無呼吸があったりする子ども全員が手術を必要とするわけではない。専門の医師がケースバイケースで判断する。

障害のある子どもを育てるのは，時には非常に難しいものだ。通院には終わりがなく，障害のある子どものベビーシッターを頼むのには特別な配慮が必要になる。外で働き続け，社交的な催しに参加するのも難しくなり，親は昼も夜もその務めから解放される時間は一時もないと感じる。この本を書くための調査中に，わたしは６歳のチャーリーの父，ミッチと話す機会があった。チャーリーは聴覚情報処理障害と軽度の自閉的特性を伴う全般的発育遅延と診断されていた。ミッチによると，チャーリーはほかの家族よりも睡眠を必要とせず，みんなより遅く寝て早く起きる。夜間に目を覚ますことについても，次のように話してくれた。「チャーリーはときどき午前２時ごろに目を覚まして，１時間から６時間起きています。誰かがそばで横になっていればベッドで静かにしている場合もありますが，そうでなければ起き上がります。その場合，本棚から本を引っ張り出したり，押し入れから衣類を取り出したり，窓台によじ登ったりします。監視している必要があるため，わたしたち自身はうたた寝もできません。そんな夜が続くと睡眠不足になります。一睡もできない場合もあります。そういう夜があっても，チャーリーには睡眠不足を取り戻す必要はないようで，わたしたちにも取り戻すチャンスはないわけです」。ほかの家族への影響をさらに詳しく述べながら，ミッチは次のように続けた。「わたしたちには毎日，子どもから解放される時間がごくわずかしかありません。もしチャーリーが午後９時に就寝し，わたしたちが10時に就寝するつもりならば，子どもから解放される時間はちょうど１時間になります。もっと遅く寝ようとすれば，解放される時間はもう少し長く手に入れられますが，そうすると今度は睡眠不足になって疲れてしまいます。どちらの選択肢も素晴らしいとはいえません。きょうだいたちも影響を受けます。ほかの子たちが起きているときはチャーリーも必ず起きていますから，上の娘たちの朗読を一対一でじっくり聴いてやる時間はありません」。ミッチはさらに，息子から離れることの難しさについて，こう話した。「わたしたちは夜もチャーリーから完全に離れることはできません。夜中の何時間か，誰かに子どもの世話を頼むなんて不可能です。わたしたちはたぶん——ぎりぎりではありますが——睡眠不足や夜起こされること，子どもから解放される時間がないことに，しばらくの間は何とか対処できるでしょう。でも，50, 60, あるいは70歳になったら？　チャーリーの障害は一生続きますから，これはわたしたちにとって一生続く問題であり，悩みの種なのです」。

この話を神経発達障害の専門家で自身もADHDと診断された息子をもつニシャに紹介したところ，まったく驚きもせずに，こういった話を耳にするのは決して珍しくないと教えてくれた。世のなかにはこのような体験をしている親もいることを知れば，幼いわが子に夜中に起こされてイラついている親の多くが，そのときのたかだか30分のフラストレーションを新たな形で捉えられるようになるのではないだろうか。また，こうした体験談は，神経発達障害の子どもをもち，睡眠不足に悩んでいる親が活力を取り戻せるように，支援を提供する必要性も改めて浮き彫りにする。

さまざまな困難に対処しているミッチだが，前向きな考え方の持ち主でもある。障害という言葉は不都合や不利益を指すのに使われるが，人間というのは，その人が体験している困難よりもはるかに大きな存在であることを忘れてはならないと指摘する。「学習障害のある子を育てるのは確かに大変ですが，チャーリーはその苦労の100倍もの喜びを与えてくれます」。チャーリーの睡眠障害にはメリットさえあるという。「もし誰かの結婚式や飛行機に乗る予定があるといった理由で彼を遅くまで起こしておく必要があっても，機嫌よく元気いっぱいでいてくれると確信がもてます。何時間であろうと起きている間ずっと——昼も夜も——彼が示すエネルギーと熱意は彼の性格の基本的な一部であり，わたしが感心し，大好きな部分でもあります。チャーリーは人生を大いに楽しんでいます」。

脳の発達に障害のある子どもの睡眠に何が起こるかは，それぞれの具体的な障害に大きく左右される。例としてダウン症を考えてみよう。この障害に伴うある種の生理学的特徴，たとえば喉の筋肉の緊張度の低さは，時に夜間の呼吸のしにくさをもたらす。そのため，この症候群の子どもには睡眠呼吸障害がよく見られ，それが睡眠をひどく妨げる場合がある。

睡眠との関連をまったく違う形で示す脳の発達障害もある。自閉症スペクトラム障害（ASD）は，社会的な相互作用やコミュニケーションの問題，行動や興味の反復といった特徴を中心とする発達障害だ。ASDの子どもは眠りにつくことや眠り続けることが難しい場合がある。睡眠時間も短い。なぜそうなのかはよくわかっていない。しかし全体として，このような睡眠パターンは子どもが通常とは異なる発達の仕方をしていることを示す。興味深い可能性の一つとして，ASDの子どもは暗闇ホルモンのメラトニンが異常に低レベルか，あるいはメラトニン概日リズムが異常なのではないかという指摘がある。これは，寝るための重要な生理学的合図を，この障害のある子どもが受け取り損ねていることを意味する。

ほかの説明もある。ASDという診断にはどんな症状が含まれているかを考えてみよう。この障害をもつ子どもに一人として同じ子どもはいないが，共通する特徴的な症状が睡眠を妨げている可能性がある。特に，ASDと診断された子どもはある種の刺激，たとえば音に非常に敏感な場合がある。なかには，勢いよく向かってくる周囲の音を締め出そうと，両手を強く耳に押し当てる子もいる。多くの人は，真夜中のキツネの鋭い鳴き声や頭上をゆく飛行機のゴォーッという音に眠りを邪魔されることはないが，特に音に敏感な人たちは目が冴えて眠れなくなるかもしれない。無数の寝室で時計は気づかれることなくチクタクと時を刻んでいるが，音に敏感な人の頭のなかでは，秒針が動く音の一つひとつが反響して，眠りを妨げる。睡眠の専門家は，熟睡のためには環境を注意深く整えるようにと助言する。

たとえば，騒音を減らして室温を適温に保つように，といった具合だ。それができない場合，戸外の騒音が大きかったり，特に暑い夜だったりすると，そうしたものに極めて敏感な人の睡眠はひどく妨げられる。

また，ものを同じ状態にしておくことへのこだわりが強い場合もある。あるASDの子どもは毎日同じ順番で服を着る習慣があり，いつも靴下から手に取る。その子は毎日登校するたびに，まったく同じ場所で，必ず2回目の青信号で道路を渡ろうとするかもしれない。この障害をもつ子どもが寝る前に寝室を注意深く整えることを好むのも，考えられないことではない。たぶんおもちゃは決まった場所に順序よく並べ，一番小さいものを真ん中に集め，色別に整理するだろう。ブラインドについても好みがあって，窓枠の決まった高さまで下ろし，正確に1cm幅の光が入るようにするのではないだろうか。親はこの設定を寸分の違いもなく再現しようと悪戦苦闘して，ストレスと不眠がますます強まるかもしれない。

しかし，睡眠問題の根底には常に障害があるという思い込みは慎むべきだ。脳の発達障害のある子どもも，その障害とは無関係のさまざまな睡眠問題を体験する。一人で寝ることを拒否するのが何らかの診断に由来するとは限らない。ひょっとすると，ほかの多くの子どもと同じく，親の関与なしに寝つくことを学ばなかったせいなのかもしれない。

落ち着きのない日々に続いて，落ち着きのない夜が来るとき

脳の発達障害と睡眠困難がしばしば併存するのには，ほかにも理由がある。それが特に注意を引くのはADHDについて考えるときだ。これは一般に子ども時代に始まる障害で，不注意や多動を特徴とする。症状には人によって違いはあるものの，授業になかなか集中できなかったり，学習で何度もミスをくり返したりする。直接話しかけても返事をせず，心がどこか別のところに行っているように見えることもある。じっと座っていられず，

椅子のうえで体をくねらせたり，不適切なときに立ち上がったりする。とめどなくしゃべり続け，他人の会話をさえぎって，当人に代わって文章を締めくくることもある。そして睡眠の問題がある —— 落ち着きのない日々に続いて，落ち着きのない夜がやって来る。

そう，ADHDの子どもは不眠になりうるが，そのほかの睡眠障害もある。睡眠時無呼吸を起こしやすく，夜間に何秒か，不安になるほど長く呼吸が止まることがある。周期性四肢運動障害もよく見られる。四肢が一定の動きをくり返す障害で，たとえば足の親指が伸展し，それに伴って足首や膝，腰の関節，さらには上肢の関節まで屈曲することもある。こうした動きすべてが睡眠中に起こるため，睡眠が確実に妨げられる。直感的には，ADHDの特徴が睡眠障害に影響すると思うかもしれない。「せわしなく動いている」感覚は，安眠にはつながりそうもないからだ。

しかし，別の説明もある。子どもの場合，眠る機会を逃してくたくたになると，逆に元気いっぱいにはしゃぎまわることがあり，それがADHDの症状によく似ている。そうした所見から，場合によってはADHDの症状のように見える行動が，実は睡眠障害の表れなのではないかという疑問も投げかけられている。それなのに，睡眠の問題が多動をもたらしているという可能性に医師が目を向けないケースも少なくない。神経発達障害の専門家であるニシャによると，彼女の子どもは5歳でADHDと診断されたが，その診断に先立って誰からも睡眠についての質問はなかったという。これは大問題だと彼女は考えている。子どもの睡眠問題を解消すると，日中の行動や集中度に信じられないほど好ましい波及効果があるからだ。これは文献からも裏づけられ，子どもが夜に呼吸しやすくなるよう扁桃腺を切除したり，あるいは就寝時のルーティーンを決めるといった簡単で非侵襲的な方法を講じたりするのが役に立つ場合もある*2。

ADHDと睡眠にまつわる謎にまた新たな局面をつけ加えるのが，

ADHD症状の治療に使われる薬が睡眠を邪魔することもあるという事実だ。子どもによっては，ADHD症状への対処を助けるために興奮剤が与えられる。そんな治療法はありえないと思うかもしれないが，これはADHDの人の脳が神経伝達物質のドーパミンを十分につくっていない可能性があるという考え方による治療法だ[*3]。この治療でドーパミンが適切な濃度になると，注意力や集中力，行動の制御に関わる脳領域がうまく働くようになる。ところがそうした薬剤には，睡眠に問題を引き起こす副作用がよく表れる。これは，興奮剤がまだ体内で活性を保っていて眠りを妨げるせいかもしれないし，薬剤の効果が消えて，子どもがちょうど寝る準備をしているときにADHDの症状が戻ってくるせいかもしれない。確かにこれは，ニシャ自身の体験とも一致する。彼女は次のように話してくれた。「メチルフェニデートを始める前，息子に睡眠の問題はありませんでした。注意や集中を高めるといった面でこの薬はとても効果がありましたが，睡眠不足という副作用には悩まされました。運がよくても，学校のある日の前夜に自然と寝つくのは午前1時ごろになります。普段は寝るのが好きで，10～11時間は寝るのですが，登校するために午前7時に起きなければならないとなると，そんな睡眠時間はとても確保できません。安眠のための環境を整えるように努めましたが，薬を飲んだときは何の効果もありませんでした。これを避ける唯一の方法はメラトニンを与えることですが，子どもでの試験は行われていないことを考えると気が進みません」。

ニシャが，ADHDの子どもをもつ親と話をしてみてはどうかと言って，相談にのっている何人かと連絡をとってくれた。3人から返答があった。そ

＊2　これは，ADHDのような行動がすべて睡眠障害のせいだという意味ではない。

＊3　ドーパミンは楽しいという感情や痛みなどさまざまなプロセスに関わっている。

の人たちの体験談はニシャの話とはまた違うものの，すべて似通っている。3人とも，わが子が小さい頃から深刻な睡眠不足に苦しんできた状況を説明してくれた。一人は，夜間のベビーシッターが1週間後に「敗北を認めます」と言って辞め，別の一人は，ひと晩に27回も子どもを寝かしつけようと努めたことがあるそうだ。3人全員が，メラトニンを見つけたときの安堵感を口にし，問題解決に効果があると認めている[*4]。これは，なかなか寝つけないADHDの子どもの多くが夜型で，ほかの子どもよりメラトニンの分泌開始が遅いが，就寝前にメラトニンを摂取すれば寝る時間だと体に知らせることができるからだとも考えられる。だが話はこれで終わりではなく，問題は残る。たとえば，ある親によると，メラトニンが切れて子どもが真夜中に目を覚ましたことがあるという。別の親は，ティーンエイジャーになった子どもが自分の診断に疑問を抱き始め，メラトニンの服用を拒否するようになった経緯を説明してくれた。彼女は次のように言う。「午前4時に玄関のドアがバタンと閉まる音に起こされたこともあります。ボールを蹴りに行ってくるという息子からのメモが残されていました。そのときは幸い，呼ぶと戻ってきました。今は登校を拒否していますが，それは疲労のせいでもあります。朝の5時まで寝つけないことが多いので。もし彼のADHDについて修正してやれることが一つあったとしたら，それは睡眠だったのですが」。

ADHDの子どもがなぜ睡眠問題を体験するのかについては別の説明もある。一つの可能性として，そうした子どもの一部が抑うつ傾向をもち，それが睡眠問題とADHDを結びつけていると考えられている。何しろ，睡眠と抑うつ傾向とのつながりは精神医学分野における最も強固なものとされ，不眠が抑うつ傾向を診断する際の特徴の一つにさえなっている。ADHD（それにほかの広範囲に及ぶ障害）の人が，なぜ睡眠問題に苦しむのかを説明するうえで抑うつ傾向が重要なポイントとして挙げられるかもしれないわけだ。では，睡眠と抑うつ傾向についてはどんなことがわかっているのだろう？

憂うつで眠れない

抑うつ傾向のある子どもを思い浮かべるのは難しい。子ども時代のイメージにはあまりにもそぐわないように思われる。子ども時代といえば，多くの興味や新たな世界への感嘆が楽しい時間と喜びをもたらすものだ。しかし，学校で友達と仲たがいしたり，サッカーの練習でペナルティーキックをミスしたりすると，子どもの目から輝きが失われることがある。愛する人の死や両親の離婚，いじめや仲間外れといった人生の過酷な現実に遭遇した子どもが抑うつ傾向を示すようになっても意外ではない。

そうした出来事がすべての子どもに抑うつ傾向をもたらすということではなく，ほとんど悪影響をこうむることなく前に進んでいける子どももいるが，ひどく苦しむ子どももいる。一部の子どもは感情的な困難に対して遺伝的な脆弱性をもっており，現実世界で問題に直面して初めて，その引き金が引かれる。アリゾナ大学の家系研究の教授であるブルース・エリスは，「ラン」と「タンポポ」に関するスウェーデンの格言を引き合いに出す。ランのように，よきにつけ悪しきにつけ環境に敏感な子どもがいる。そうした子どもの場合，ストレスになる人生経験をすると病気の引き金が引かれることがあるが，病気に対する治療に並外れてよく反応する。ランを育てたことがある人なら，よくわかるだろう。正しく扱えばこのうえなく美しい花を観賞できるが，育て方を間違えれば花を見ることはできない。一

＊4　最近のある総説論文が，ADHDと診断された人の睡眠問題に対処するためのメラトニン使用（その他の薬も含む）に関連して，有効性や適性用量範囲をはじめとする諸事項の確立にはさらなる証拠が必要だと指摘している。

方，タンポポのような子どもは貫通不可能に思える鎧《よろい》をもち，周囲の状況がどうであろうと健康に育つ。たくましいタンポポはどんな環境でも花開き，子どもたちには何時間もの楽しみを，園芸家にはそれと同じほどのフラストレーションを与える。

悲嘆と過敏が，抑うつ傾向の主な特徴だ。その他の症状には，周囲の世界に興味や喜びをもてない，食欲や体重が変化する，自分にはまったく価値がないという感覚を抱くなどがある。こうした主要な症状のなかに睡眠の問題も含まれる。もし不眠や過眠（過度の眠気）に毎日のように悩まされているなら，チェック項目を一つ満たしたことになり，うつ病という診断に一歩近づいていることになる。

というわけで，気分の落ち込みを体験している子どもと話したとき，睡眠にまつわる問題を抱えている子が多いのは不思議でも何でもない。この問題においては，たくさん寝すぎると述べる子どももいる。これについてピッツバーグ大学を拠点とする共同研究者のエリカ・フォーブス教授と話し合ったところ，わたしと同じく子どもの睡眠と情緒問題との関係に関心をもつ彼女は，「睡眠過剰の人が，睡眠のもたらす満足はあまりにも大きく，目覚めている時間はあまりにもつらいので，気分がいいのは寝ているときだけだというのを聞いたことがあります」と語った。

とはいえ，過剰な睡眠は一般的な症状ではなく，くり返し報告される問題はやはり不眠だ。抑うつ傾向のある子どもは，夜なかなか寝つけないことがある。ここまでの話はかなり単純明快と思われるが，もう少し調べてみると，困惑させられる事実が明らかになる。眠れないというにもかかわらず，抑うつ傾向のある子どもを実験室で機械につないで睡眠を調べると，睡眠問題はほとんど見られないことがある。つまり，よく眠れないと口ではいうものの，睡眠ポリグラフィー（第１章で説明した睡眠監視に用いられる技法）による生理学的な証拠がそれを裏づけるとは限らないのだ。

これが特に興味深いのは，うつ病と診断された大人ではこうした食い違いが見られないのが一般的だからだ。抑うつ傾向のある大人はよく眠れないということが多く，それは睡眠実験室で確認できる。それどころか，実験室で明らかになるこうした異常な睡眠パターンの一部はうつ病の大人にあまりにもよく見られるため，実際にうつ病である生物学的な証拠の一種とみなされることさえある。その主要な変化は，ひと言で表すならばレム睡眠へ向かう傾向が圧倒的に優勢になることだ。うつ病の人が寝入ったあとには，レム睡眠が異常に早く訪れる。レム睡眠の比率が高いという特徴もあり，レム睡眠中の急速眼球運動も増す。当然のことながら，これは深い睡眠が後退を余儀なくされることを意味する。

では，眠れないといいながら，実験室での検査では正常に眠っているように見える子どもの場合,何が起こっているのだろう？　ひょっとすると，実は睡眠問題など全然ないのだろうか？　抑うつ傾向を体験している子どもは睡眠をあまりにも切実に必要としているため，体がどうにかしてこっそり睡眠をせしめているのだろうか？　いや，口でいうことと証明されたことに食い違いがあるのは，おそらく抑うつ傾向が子どもにあらゆるものを(睡眠も含む)悪いと感じさせているせいなのだろう。別の説明として，睡眠の測定に用いられる技法が，今はまだ起こっている問題を記録できるほど感度が高くない可能性も考えられる。

抑うつ傾向が睡眠問題の原因となるだけでなく，睡眠問題が抑うつ傾向を引き起こすこともあるかもしれない。この分野の専門家は，それは十分にありうると見ている。考えてみてほしい。よく眠れなかった翌朝，どんな気分がするだろうか。疲労感があって，出かけて楽しもうという気にはなれないかもしれない。満足な睡眠がとれなかった翌朝は，エクササイズのレッスンや友だちと出かける約束をキャンセルする人もいるだろう。抑うつ傾向を遠ざけておくのに役立つはずの前向きなライフイベントから，身を引いていることになる。

不眠症とうつ病の密接な関係に対する別の説明は，同じ遺伝的クラスターに属しているからというものだ。つまり，これらの障害は一緒に遺伝するのかもしれない。生まれながらにうつ病と睡眠障害の両方に対する脆弱性があるという考え方で，わたし自身の研究だけでなくほかの研究もこうした結論に達している。

また，別の説明では睡眠不足の脳に注目する。それが変則的な振る舞いをして，うつ病への脆弱性を高めているのかもしれない。眠れない夜の影響を受ける可能性のある脳領域の一つが扁桃体《へんとうたい》だ。アーモンド形の構造体で，脳の奥深くに位置する。わたしたちの感情や，体験する不安レベルに重要な役割を果たすと考えられている。ある研究によると，睡眠を35時間ほど奪われた実験参加者では，睡眠を奪われなかった実験参加者に比べて，否定的な感情をもたらす写真に扁桃体がより大きな反応を示したという。十分な睡眠をとらなかったことが，脳により大きな感情的反応を引き起こしたのだ。そのうえ，実験参加者は感情の制御もよくできなくなるように思われた。その証拠に，扁桃体とこの領域を制御する脳部位とのつながりが弱くなっていた。

睡眠とうつ病の関係については，免疫系に注目する説もある。睡眠を妨げると，まるで感染症と闘ったり，けがを治したりしているときのように，体内で炎症が起こることが研究によってわかっている。睡眠を奪われた人の血液を調べると，感染症との闘いを助けるＣ反応性タンパク質のような炎症マーカーが高濃度で見られるのだ。これは，うつ病の人やそのリスクのある人が高レベルの炎症も示す理由の説明に役立つのだろうか？　今ではこれによって睡眠とうつ病のつながりを説明できるだけではなく，炎症が多くの精神病理と関わっていることがわかっている。

睡眠と自殺

自殺は，抑うつ傾向に伴う問題として大いに憂慮されるべき事柄であり，それは睡眠とも関係がある。抑うつ傾向のあるティーンエイジャーについて調べると，睡眠障害がまったくないか，あまり深刻でない人より，睡眠問題を多く報告する人のほうが，死や自殺についてよく考える傾向がある。睡眠と自殺のつながりを明らかにしようと，マンチェスター大学とオックスフォード大学の研究グループが，大うつ病性障害があり，自殺を考えたり自殺行動を起こしたりしたことのある成人18人に面接調査を行った。調査の目的は，睡眠と，自分の人生を終わらせることを考えたり企てたりすることが，どうつながっているかを解明することだ。いくつかの説明が浮かび上がってきた。夜間は危機に瀕しても友人や家族の介入が得られず，一般にその他の支援もないため，自殺行動が増加するのかもしれない。睡眠不足も最悪の気分をもたらし，日常生活をいっそう困難にする。睡眠はそうしたすべてのものからの解放をもたらすため，失われれば耐え難い事態となりうる。つまり，眠りは人生の最もつらい時期に避難所を提供してくれるのだ。この論文について意見を交わしたとき，エリカ・フォーブス教授は，「概日リズムも関係しているのではないかという気がしてなりません。痛みの強さや衝動性，薬物使用はとりわけ，日中と夜間を通じて変動することがわかっています。それも，睡眠と自殺とのつながりの解明に役立つかもしれません」と述べた。

自殺につながる睡眠のもう一つの側面が悪夢だ。自殺を考える若い人はそうでない人と比べて，恐ろしいと感じる夢をよく見る。この関係性にはさまざまな説がある。一つの可能性は，日中に体験した苦悩が夜まで続いているという説だ。心的外傷後ストレス障害（PTSD）に苦しむ人が，その出来事やそれに伴う感情に関する苦悩に満ちた夢をくり返し見るのに似ている。ただし，そうとわかったからといって，この情報をどう役立てるのかを考えるのはなかなか難しい。人は睡眠不足や悪夢をよく体験するが，自殺を考える人はごくわずかだ。睡眠問題で苦しんでいるというだけで，ティーンエイジャーが常に自殺のリスクにさらされていると指摘する人はいないだろう。とはいえ，睡眠に関する情報と，そうしたティーンエイジャーの生活においてほかに何が起こっているかに対する注意深い考察とを合わせることで，サポートを必要としている人々に対し，医師を含む関係者が迅速に対応できる可能性がある。自殺を考えている人は，最も暗い時間を安全にやり過ごすため，特に夜間の助けを求めているかもしれない。

怖くて眠れない

抑うつ傾向に伴ってよく起こる障害に，不安症がある。張り詰めた緊張感や不安といった要素が安眠につながることはありえない。パートナーが留守だと，あまりよく眠れないという人がいる。たとえ，そのパートナーがスウェーデン人アクション俳優のドルフ・ラングレンというよりアメリカの人気アニメ『シンプソンズ』のお父さんであるホーマー・シンプソンのような人物だったとしても，状況は同じだ。万一恐ろしい事件でも起こった場合，そういう心もとないパートナーがどう行動するかはわからない。ひょっとすると，ベッドカバーの下に飛び込んでしまうのでは？　それでも，誰かが隣でいびきをかいているだけで，時には緊張がやわらぎ，気持ちが楽になって，心安らかに眠りに落ちることができるものだ。

子どもでもそれは同じだ。不安を感じているとよく眠れない。抽象的な思考ができるようになり，人生の現実に気づき始める６歳前後から悪夢が始まるのが一般的で，一人で寝たがらない傾向もこの頃にピークに達するようだ。家族のなかの不運なメンバーも，夜ごとのベッドへの割り込みを受けることになる。

第２章で紹介した元会計士のテアも今では健康を取り戻し，息子たちも穏やかに育っている。大半の子どもと同じく，彼らもときどき問題に出合う。テアは，6歳の長男ウィリアムが不安症になって睡眠に問題を抱えるようになった経緯を話してくれた。あるとき，ラジオから流れていたフランスの「シャルリ・エブド襲撃事件」のニュースをウィリアムが聞いてしまったのだという。事件では12人が殺され，11人が負傷した。テアはこう話してくれた。「あの日以来，数週間というもの，あの子は普通に寝ることができなくなりました。たいてい，ちょうど寝る時間になると不安が頭をもたげます。銃やパリについて山のように質問して，なぜ？　なぜ？　なぜ？　と止まらなくなるのです」。

文献に当たってみると，初めのうちは，子どもの不安症と睡眠問題とのつながりは，はっきりしているように見える。この分野を主導する研究者の一人に，第3章で言及したキャンディス・アルファノがいる。アルファノはキャリアの大半を不安症の子どもを研究して過ごしてきた。彼女が普段注目するのは，臨床的に意義のあるケースだ。転校したり，みんなの前で発表したりするときに多くの子どもが味わう不安と，計り知れないほどの苦悩なしに家を離れられなくなるような不安とには違いがある。恐るべきことに報告の一つで彼女は，調査した不安症の子どもの10人に9人が何らかの睡眠問題――なかなか寝つけない，悪夢を見る，眠りが多すぎたり少なすぎたりする――を抱えていると，親または医師によって報告されていたと述べている。

わたし自身も，子どもの不安症と睡眠とのつながりを調査したことがある。共同研究者として参加したプロジェクトの一つは，エリカ・フォーブス教授の主導するものだった。不安があると話す子どもはよく眠れないとも口にすることを明らかにした調査は，すでにあった。しかしフォーブス教授は，そうした子どもたちが実験室で眠る様子を観察することによって，その関係をもっとよく理解したいと思った。彼女は子どもと若者からなる三つのグループを比較した。不安障害のあるグループ，大うつ病性障害のあるグループ，精神障害の病歴のないグループの三つだ。睡眠実験室で得られた情報を検討したところ，結果は単純明快なパターンを示さなかった。それまでのいくつかの調査と一致するように，うつ病のある若者の睡眠には，健康な対照群と比べて客観的な違い（つまり睡眠ポリグラフィーを用いた評価での違い）は多くなかった。ところが，不安障害のグループではいくつか違いが現れた。たとえば，不安障害のあるグループはほかのグループより徐波睡眠（深い睡眠）が少ないことがわかった。また，不安障害のグループはうつ病のグループに比べて夜間の覚醒回数が多かった。まるで厳戒態勢にあるかのようだ。これは，不安のある子どもがしばしば違いを報告するだけでなく，睡眠パターンに客観的にも明白な違いが見られることを意味する。

しかし一部の研究者は，状況はもっと複雑だと考えている。話をアルファノに戻すと，彼女のチームは2016年に，不安を抱えた子どもの悪夢を調べた論文を発表した。チームの指摘によると，それまでの不安障害と悪夢の調査は，親による悪夢の報告に注目していた。子ども自身もそうした悪夢を報告しているのかどうか，彼女は疑問に思った。そこでチームは，子どもが悪夢を見たかどうかを親と子ども自身にも尋ねた。すると，不安障害のない子どもに比べて，不安障害のある子どもの場合は，親も子も悪夢を報告する割合が高いことがわかった。ここまでの状況はかなり明確だ。不安のある子どもは，不安のない子どもより悪夢を見やすい。しかしここから，話は謎めいてくる。チームはリアルタイムのデータを得ようとした。親や子どもに，遠い過去に起こったかもしれないことを報告するよう求めるのではなく，1週間にわたって毎日，前の晩の睡眠について，特に悪夢について，子どもに面談で尋ねたのだ。驚いたことに，不安のある子どもとない子どもとの間には，まったく違いがないことがわかった。この前アルファノと話したとき――彼女がこの調査を行ってから10年以上経っていた――，睡眠と不安障害との堅固なつながりの少なくとも一部は，不安を抱えた子どもが状況を報告する際のやり方に関係があるのだろうと彼女は確信していた。「わたしたちはデータにこういった食い違いがあるのを何度も見た結果，不安のある子どもは単に『睡眠の自己効力感』が低いのだと考えるに至りました。つまり彼らは自分がうまく眠れると思っていないだけなのです」とアルファノは結論づけている。

では，不安を抱えていてよく眠れない，または眠るのが上手でないと信じている子どもにはどう対応したらいいのだろう？　直感には反するが，親がわが子を支えたり，安心させようとする行動が，まさに睡眠の質の悪さを助長し，不安を高めている可能性がある。寝つくときに隣で横になってやれば子どもは安心するだろうが，大人の体の動きやそれによって生じる音は，子どもの睡眠の質を落とす。寝入るときについていてやることで，子どもは暗闇は怖いものであり，夜を安全に健やかに過ごすには護衛が必要だという自分の考えの正しさを証明するものだと解釈しかねない。不安を抱えた子どものための対処法に少し手を加えれば，もっとよいテクニックが得られる。たとえば「ベッドタイムパス」を与えて，消灯後一度だけベッドから出てもよいことにすれば，たとえ実際にはパスを使わなくても安心感を与えることができる。

テアの息子のウィリアムは不安になると寝る前のひと時を引き伸ばしていたわけだが，テアはわたしに，状況に常に正しく対処したとは限らないように感じると話す。「ある晩に彼が寝つけなかったとき，今思うとばかなことをしたと思いますが，いつまでも寝ないと，明日楽しみにしていたことをやらせてもらえなくなるかもしれないわよ，と言ってしまったんです。すぐに，これでは不安をますます高め，事態を悪化させるだけだと気づきました。態度を改めて，あくまでも落ち着いたリラックスした受け答えを心がけると，彼はよりよいパターンに戻り始めました」。

精神病に近い症状

睡眠障害，不安症，抑うつ傾向のつながりは，精神医学の分野では最も確立されたものの一つだ。一方で，睡眠不足と最も深刻な精神疾患の一つである統合失調症との関係は，まだ確立されていない。この障害については誤解が多く，「ジキルとハイド」型の行動と混同されているが，実際はそうではない。精神障害の一種で，性格が分裂しているわけではなく，現実解釈の困難さを特徴とする障害なのだ。あるものが自分の心のなかからきているのか，それとも外からきているのか，あるいは他者がどこで終わり，自分がどこから始まるのかがよくわからなくなる。統合失調症の人は妄想を抱くことがあり，一度思い込むと，逆の証拠があるのに，その思い込みを執拗《しつよう》にもち続ける。妄想は実に多彩で，フィッシュアンドチップスの店で咳《せき》をしている子どもは，迫りくるエイリアンの侵略についての秘密のメッセージを送っているのだとか，切符を探すのを待ってくれているバスの運転手はこちらに恋をしているのだとか，信じ込む。精神病エピソードを体験した人と話してみると，そうした体験がどれほど恐ろしいものかがよくわかる。恐ろしさのあまり，命が危険にさらされていると簡単に信じてしまうほどだ。幻覚も非常によく見られ，そこにないものをあるものと認識する。何かをするよう命じる声が聞こえることもある。実際には存在しないものだが，あまりにもリアルなため，どうしてもそうは思えないのだ。このような障害は人を極めて悲惨で無力な状態に陥れかねない。

この分野の研究の多くは成人中心だが，それは人生のうちで精神病を最も発症しやすいのがこの時期だからだ。統合失調症の成人はそうでない成人に比べて，睡眠時間が少なく，寝つくのに時間がかかり，夜間に覚醒している時間が長い傾向がある。青少年でもそのような関連が見られるのだろうか？　成人ほどよくは調べられていないが，調べた限りでは，睡眠や眠気の問題を示した青少年はそうでない人より，精神病に似た体験を多く報告しているようだ。

その他の夜間の出来事も，精神病のような体験とつながりがあるかもしれない。まず考えるべきなのは悪夢だろう。事実上，幻覚は夢のようなものだとみなされることがあるからだ。悪夢を調べたある研究では，2歳半から9歳の子をもつ母親に，子どもの悪夢について尋ねた。よく見るという報告のあった子どもは，12歳になったときにほかの子どもよりも幻覚や妄想的信念といった精神病的体験を報告する傾向が強かった。

というわけで，わたしたちの眠り方は精神病に伴う体験と関連があるようだが，それはなぜなのだろう？　数年前，わたしはロンドン大学バークベックカレッジやオックスフォード大学の研究者らと共同で，16歳の双子の大規模なサンプルをもとに睡眠の質と精神病的体験について調べた。得られた結果は，困難な出来事が同時に起こるのは，それらをもたらす特質が一緒に遺伝するせいであり，体験する環境の影響もあることも示しているように思われた。パズルの次のピースは，遺伝子や環境が睡眠の質と精神病的体験に影響を及ぼす道筋を理解することだ。たとえば，遺伝子やわたしたちの人生における体験は，どのようにして発達中の脳に影響を及ぼすのだろう？　どのようにして，両側の視床の発達に影響を及ぼしているのだろう？　視床は睡眠に関わる脳領域だが，精神病のリスクの高い青少年では小さいように見える。

眠りに抵抗する：睡眠を逃して好ましくない振る舞いをする

よく眠れない人たちは感情を制御するのが難しい。このことは主に，なぜ睡眠障害と不安症や抑うつ傾向とが同時に起こるのかを説明するのに用いられてきたが，同様によく眠れていない子どもがわめいたり，金切り声を上げたり，自分をイライラさせる子を叩《たた》いたりするかもしれないということにもつながる。行動に対する抑制があったとしても緩むわけだ。実際にそうであることが調査で判明しており，十分な睡眠をとれていないことと，好ましくない行動との間にはつながりがある。

しかし，行儀の悪さといわゆる悪しき振る舞いとは別もので，心理学者は長年，これをさまざまな方法で区別しようとしてきた。おそらく，一般に受けがよいのは，攻撃やルール違反のような破壊的な行動をするある種の人々は「サイコパス」なのだろうという考え方だ。サイコパスと診断できそうな成人はいるとしても，子どもにそのようなレッテルを貼るべきではないだろう。ただし，一部の子どもは成人のサイコパスと共通する性格的特徴を示し，精神病を発症するリスクがある。その行動の仕方はほかの子どもに比べて冷淡かつ無情で思いやりに欠ける。その手の子どもが第一に気にかけるのは自己の利益で，他人の苦悩にはあまり心を動かされず，罪悪感をほとんどもたない。好ましくない振る舞いをして我ながらひどいと思う人と，好ましくない振る舞いを気にしない人との間には違いがある。

わたしが睡眠と精神病的特質との関係に興味をもち始めたのは，ロンドン大学キングスカレッジの大学院生だった頃だ。当時，同期生であり，今はロンドン大学ユニバーシティカレッジの教授になっているエッシ・ヴィディングと研究室を共有していた。ヴィディングの研究は，子どもにおける冷淡で思いやりのない特質の発達に焦点を合わせていた。個々のケースの論評はしない彼女だが，研究した何人かを説明してくれた。対象となった子たちは物事が自分の思いどおりに動いている間はチャーミングなのだが，誰かが邪魔をしようものなら，信じられないほどの残酷さを発揮する。自分が傷つけた他者に共感することなく，すべてを自分の得になるかどうかという観点から見ているさまには，ぞっとさせられたという。

精神病的特質を高度にもつ人々については多くのことが知られており，

そうした子どもの著しい特徴として，それほど不安を感じないのが普通だということがある。もし彼らの脳の内側を覗《のぞ》くことができたなら，大半の人に大きな感情的反応を引き起こすような物事（たとえばひどく悲しんでいる人の写真）に遭遇したとき，同じようには反応しないのが見えるかもしれない。感情的な応答に関わる脳部位である扁桃体が，ほかの人ではハイパードライブになるようなときに静まり返ったままなのだ。しかし，彼らの睡眠はどうなのだろう？　わたしは長年にわたってヴィディングと何度もこのことについて意見を交わしてきたが，ごくわずかなことしかわかっていない。それでも，彼女は自分の研究のために集めた実験参加者が，眠れない夜を経験することはなかったはずだとかなり確信しているように思われる。これは興味深い仮説だ。精神病理学の分野で研究されたその他の特質のすべてが，自閉症スペクトラム障害であれ，不安症や統合失調症であれ，睡眠の質の悪さと関連づけられているからだ。

ほかにもすべきことがあったため，一致協力してこの仮説を検証するには何年もかかった。それでもプロジェクトが進展したのは，ひとえに，この仕事をリードした素晴らしい学生たちのおかげだ。睡眠と反社会的行動とにつながりがあることはすでに知られているが，わたしたちはそれをさらに深く追求したかったし，そうした冷淡で思いやりのない特性を示す子どもには何が起こっているのかも知りたかった。

そのために，わたしたちは1,500人以上の若年成人について，睡眠の質や破壊的な行動，冷淡で思いやりのない特性に関するデータを調べた。非常に深刻な症状の人々に焦点を絞るのではなく，イギリス中から集めた代表的なサンプルを対象とした。冷淡で思いやりのない特性を特に高レベルにもつ参加者だけを調査したかったわけではないからだ。ちょうどわたしたちの誰もが不安スペクトラムのどこかに位置する――症状をごくわずかしか体験しない人もいれば，多くの症状を体験する人もいる――ように，冷淡で思いやりのない特性についても，同じことがいえる。友人や同僚を思い浮かべてみればわかるはずだ。人によっては，明らかにほかの人たちよりはるかに相手の気持ちを理解できるし，罪悪感をより強く感じる。

わたしたちの研究で，睡眠の質の悪さと行動上の問題につながりのあることがわかった。このような研究結果は以前からあるが，それを再現でき，わたしたちのサンプルとほかの研究者の用いたサンプルとの類似性を示せたことを心強く感じた。それにひきかえ，睡眠と冷淡で思いやりのない特性との間には関連が見られなかった。感情に乏しく，やや冷淡だと報告したからといって，その人がよく眠れないということはなかったのだ。これはわたしたちの当初の予想に合致していた。

この研究結果を発表する前に，これが１回限りの偶然なのか，それとも再現できるかどうかを確かめたいと思った。そこで，わたしたちが控えめに「究極の睡眠研究」と呼ぶ研究から追加のデータを集めることになり，338人の成人に生活のさまざまな側面についてたくさんの質問をした。すると以前の研究同様に，破壊的な行動を多く訴えている人ほど，睡眠の質の悪さも報告していた。次にわたしたちは，冷淡で思いやりのない特性をより多く報告した人ほど睡眠の質が悪いかどうかを調べた。するとわずかに違うデータになった。結果に影響を与える可能性のあるほかの要素，特に実験参加者の年齢と性別も考慮に入れると，冷淡で思いやりのない特性が高レベルなほど，実はよく眠れるという結果になったのだ！　サンプルの一部――43人――に，「アクティグラフ」という腕時計型の装置を１週間着けるよう頼んだ。体の動きを記録する装置で，睡眠の様子を別の視点から捉えるのに役立つ。一般に人が活動的に動き回っているときはおそらく目覚めていて，動きが少ないときには眠っている可能性が高いと考えられるからだ。このアクティグラフの技術創始者は，わたしの大切な仕事仲間で，イスラエルのテルアビブ出身の故アヴィ・サデー教授だ。これを使えば睡眠と覚醒のパターンを確実に測定できることを明らかにした最初の科学者の一人で，親切にもロンドンに来て，装置の使い方とデータの読み方を教えてくれた。ヴィディングが何年も前に予想していたにもかかわらず，冷淡で思いやりのない特性を高レベルで報告している人が，ほかの人たちよりよく眠っているらしいさまを目の当たりにして，わたしたちは改めて愕然《がくぜん》とした。彼らはベッドに横になっているときの動きがほかの人より少なく，熟睡している時間の比率も大きかった。これらの結果は精神病理学のその他の側面について通常発見されていることとまったく対照的で，そうした特性を報告する人のなかで何が起こっているのかを理解するためのジグソーパズルに，また一つピースを追加する。

とある会議で初めてこの研究結果を紹介したとき，わたしの話が終わると一人の女性が寄ってきて，「あなたはこの睡眠と冷淡で思いやりのない性質とやらについて本当にいいところに気づいたわね。前の夫はいつも丸太みたいに熟睡していたけれど，結局完全なサイコパスだってことがわかったのよ」*5と言った。

問題はどう展開するか

わたしがいつも関心をもっていたもう一つの疑問は，睡眠問題がその他の困難の存在を知らせる注意信号となるかどうかだ。睡眠問題を手がかりに，その人が人生の特定の領域で困難と闘うようになると予測することは可能だろうか？　これはわたしが職業人生を通じてずっと問い続けている疑問だ。こうした疑問に取り組むために，わたしは「ダニーデンにおける

---

*5　わたしは彼女の夫を知らないが彼女は正しいし，わたしとしては，ほかのチームがこの問題をさらに追求してくれるかどうか，ひょっとしたらほかの年齢の実験参加者に関して調べることだけでもしてくれるかどうかを知りたいと思う。

健康と発達に関する学際的研究」（第4章で言及）のデータを利用している。この研究が計画されたのは，ポリエステルのズボンと厚底靴が最新ファッションだった時代だ。正確には,研究は1972年に開始されている。研究にはニュージーランドのダニーデンで1972年4月1日から1973年3月31日の間に生まれた1,037人の赤ん坊の親が採用された。おそらく当時は誰一人知る由《よし》もなかっただろうが，これはやがて世界最大の疫学研究の一つになった。1970年代にそれらの家族を採用して以来,赤ん坊たち（今は中年になっている）は何度も追跡調査を受けた。参加者はこの研究への圧倒的な献身ぶりを見せ，長年の調査となったが脱落者はほとんど出ていない。実際，一番最近の評価は参加者が38歳のときだったが，生存者の95%が参加した。このような研究を行ったことがある人なら，この数字の大きさに誰もが圧倒されることだろう。この研究から1,000を超える論文や報告が生まれ，メンタルヘルス，口腔衛生，性に関する衛生はもちろん，脳や心血管の機能といった幅広い領域において，人が時とともにどう発達していくかについての情報を世界に提供し続けている。

ダニーデン研究をわたしが純粋に称えることができるのは，その輝かしい成功にわたしがまったく関与していないからだ。アブシャロム・カプシ，テミ・モフィット，リッチー・ポールトンといった教授たちが長年にわたって資金を調達し，研究のあらゆる細目を注意深く検討してきた。そしてわたしのような研究者が，そのデータで仮説を検証することを許してくれた。カプシたちがそのキャリアを通じて獲得した賞は数え切れない。

大学院在学中にわたしは自分のアイデアをカプシやモフィットと話し合うことができた。わたしが一番聞いてみたかった質問は，よく眠れない子どもは大人になってから不安症やうつ病に苦しむようになるのかどうかだった。それまで，その点を十分に調べた研究はなかったが，文献からそうしたつながりが存在して当然だと考えたのだ。わたしは，子どもが5歳，

7歳，9歳のときの睡眠についての質問に対する親の答えを調べた。次に，それらの答えと，子どもたちが若年成人になったときに示した不安症やうつ病の徴候に関連があるかどうかを見た。

わたしたちの分析では，参加者が子どものときに不安や抑うつ傾向をどれほど示していたかも考慮した。そうした調査ののち，わたしたちは持続性の睡眠問題があると親が報告していた子どもは，睡眠問題を経験しなかった子どもに比べて大人になったときに不安症になりやすいことを発見した。わたしたちはうつ病についても同じことがいえるかどうかを調べたが，予想に反してそうではないことがわかった。わたしたちがこの結果を発表して以来，さらに多くの研究が行われている。しかし，睡眠と不安症との間にはつながりがあるのに対して，睡眠とうつ病との間にはつながりがないという，わたしたちが発見した特異性が広く再現されているわけではない。むしろ睡眠障害は不安症とうつ病という両方の予測因子であるように見える。総合的に考えて，子どものときによく眠れないことはその後の人生におけるこの種の問題に関する注意信号といえるだろう。

睡眠に問題のある子どもは，のちのち不安症やうつ病を発症する可能性がほかの子どもよりも少しだけ高いように見える。それ以上のつながりも報告されており，睡眠時間が十分でない子どもは，もっとあとになってから精神病症状，双極スペクトラム障害，薬物依存，ADHDなどの問題を起こしやすい*6。

---

*6　もちろん，睡眠障害のある子どもがすべて，そのほかの問題も起こすようになるというわけではない。子どもの睡眠問題はよく見られ，多くの場合，その他の問題との関連はない。とはいえ，心配なら必ず医療機関に相談することをおすすめする。

一方を治療すれば，もう一方も治療したことになる

長年の研究によって，睡眠と心の健康にはほぼ例外なく密接な関係があることが明らかになっている。心の健康の問題は睡眠の問題として表れ，睡眠障害は心の健康上のさまざまな障害の予測因子となるように思われている。障害のリストはこの章で取り上げたものよりずっと多く，心的外傷後ストレス障害（PTSD）や強迫性障害なども含まれる。

睡眠問題が目に見えないリスクとなることもある。学校でのいじめのようなほかの事柄と同様に，親はわが子が体験している危険にまったく気づかないことがある。そんなことはありえないと思う人がいるかもしれない。そういう人はたぶん，幼いわが子が少しでも眠れないと自分たちの寝室にそっと入ってきたことを思い出しているのだろう。しかし，ティーンエイジャーならどうだろう？　真夜中に何も知らずに眠っている両親の間に割り込もうとする人などまずいない。親はわが子がどんなふうに眠っているか，本当に知っているのだろうか？

睡眠問題がその後のさまざまな問題の前兆となるという情報を，わたしたちはどうすればいいのだろう？　今度子どもが寝る時間にいうことを聞かなかったら，パニックになるべきなのだろうか？　いや，まったくその必要はない。色々な問題には当然，それぞれ多くのリスク因子がある。たとえばうつ病の場合，よく眠れない人全員がこの症状を発症するなどと述べる人はいないだろう。睡眠不足は，女性であることや高齢であること，ストレス体験や孤独感などと同様に，うつ病の可能性を高める多くの要素の一つなのだ。わたしたちは年をとることの「リスク」についてくよくよと悩んだりしない。それについてできることはほとんどないからだ。それに，そうした「リスク」にはある種の利点もついてくる。年配の女性であるわたしは一部の人よりうつ病になりやすいかもしれないが，誰かを襲う可能性は低い。つまり地元の新聞販売店に強盗に入ることもない。

この情報を，眠れないことについて悩むために使うのではなく，違いを生むために使えるのではないだろうか？　変えようがないリスク因子とは対照的に，睡眠障害は対処可能なリスク因子であり，それはこの章の初めで紹介したベンのケースからも明らかだ。ベンは家族と一緒に睡眠呼吸障害と勇敢に闘い，それが解消されると彼らの生活は大きく改善された。これは，この種の研究が極めて重要である理由の一つだ。

睡眠の改善が心の健康の問題の助けになるかどうかを調べる研究も行われている。オックスフォード大学のダン・フリーマン教授とそのチームは，睡眠問題が精神病に似た体験を引き起こすのではないかという考えを検証する研究を粘り強く続けている。また，睡眠の改善が精神病に似た症状に好ましい影響を及ぼすかどうかも調べている。これは重要な研究となる可能性を秘めているので，フリーマンのチームから調査を手伝ってもらえないかというメールが来たときにはうれしかった。わたしは躊躇《ちゅうちょ》なく参加に同意した。研究チームは不眠に悩む学生を募集し，実験参加者として採用した3,755人を二つのグループに分け，一方には不眠症のための6週間のオンライン認知行動療法を受けさせ，もう一方には通常どおりの生活を続けさせた。CBT-I（不眠症の認知行動療法）を受けたグループは受けなかったグループよりも好ましい転帰を示し，不眠症やパラノイア，幻覚が緩和されただけでなく，不安症やうつ病といったその他の問題にも改善が見られた。こうした効果は長い間続いた。

この研究と著しい対照をなすうえ，いくらか直感にも反しているが，睡眠不足もやはり大うつ病の人に役立つことが発見されている。うつ病の人を眠らせないでおくと，著しく快活になることがあるのだ。この驚くべき指摘が最初になされたのは何百年も前のことだった。1773年生まれの精神科医，ヨハン・クリスチャン・アウグスト・ハインロートは睡眠とうつ病の双方向性のつながりに気づき，睡眠剥奪が「メランコリア（うつ病）」

の効果的な治療法になるのではないかと考えた。だが，自分の研究で実際に試すことはなかったようだ。驚くほど効果的であるにもかかわらず，この治療法は今のところほとんど価値がない。やがては患者に睡眠をとらせるわけだが，いったん眠ればうつ病はかなり速やかに再発するのが普通だからだ。とはいえ，この技術を発展させれば，うつ病をもっと長く緩和できるようになるのではないかと思うと，胸が高鳴る。そのためにはこの技術が効果を発揮するメカニズムを解明する必要がある。たとえば，体内時計のリセットが関係している可能性もある。関わっている神経伝達物質の理解がもっと進めば，今後の治療法の開発に役立つかもしれない。

非常に多くの人の助けになれる可能性を秘めているこの重要な研究が，長く続けばよいと思う。この種の研究は，睡眠についてより多く知ることが心の健康を改善する手段の一つとなるかもしれないという希望を与えてくれる。ともかく，睡眠を理解し改善するためにできるだけのことをしている限り，どんな調査研究が行われていようと，全然気にする必要はない。

第6章

CHAPTER 6

大人になる：
一日ひと眠りが，
労働，休息，娯楽につながる

若年成人（18～25歳）には24時間につき7～9時間の睡眠が推奨される[*1]

鋭敏な頭脳があれば，多くのことを達成できる。若年成人時代は脳にこれまでにない負担がかかる時期だ。就職活動を行い，入社試験を受けることもあるだろう。家庭という安全な環境の外で，自分自身をメンテナンスする方法をひねり出し，体調を整え，自らを最高によく見せようとしているかもしれない。自動車教習所に通ったり，複雑な人間関係をうまくさばこうとしたりしているかもしれない。頑張り続けるのはなかなか大変だ。残念ながら，こうした大人としての行動や責任は，成熟した脳とセットになっているわけではない。脳はティーンエイジャー時代の終わりに向けてまだ発達を続け，成熟した状態には達していないのだ。脆弱《ぜいじゃく》な脳に対しては，依然として睡眠が大きな役割を果たす。では，成人期に達したとき，睡眠はどう変わるのだろうか？

眠る成人

ある程度起きていれば眠くなるという当たり前のこと，つまり睡眠欲と体内時計を，この期に及んでないがしろにするのは乱暴だろう。睡眠欲についていえば，パジャマを着る時間になったと感じるには，これまでよりも長くかかる。具体的には，青少年の場合は12～14時間前後起きていれば眠くなるのに，成人ではそれが16時間以上になると推測されている。次

＊1　必要な睡眠量に関するこのアメリカ国立睡眠財団のガイドラインは，睡眠時間とその健康に対する効果についての文献を検討する専門家パネルの見解に基づく。個人の必要量がそれらのガイドラインから外れる場合もあるが，大きな逸脱はまれであるというただし書きがついている。この報告には乳幼児や小児，青少年のためのガイドラインもあるが，小児睡眠研究者はアメリカ睡眠医学会のパルティらの勧告（2016）を重視することが多い。

に時計がある。第4章で述べた思春期の体内時計の変化が大仕事だったことを考えると，成人期にはそれ以前の就寝と起床の時刻へ戻るという特徴があるのも，おそらく驚くには当たらないだろう。夜中のパーティーはもう過去のもの。20歳前後で起こるこの睡眠タイミングの突然の変化はきわめてありふれた現象なので,「青少年期の終わり」を示す生物学的証拠として提案されているほどだ。

ほかにもさまざまな変化があり,必要な睡眠時間は少しずつ減っていく。ティーンエイジャーには8～10時間の睡眠が推奨されていたのが，若年成人では7～9時間に減少し,人生のこの時期につきものの果てしない責任を果たす時間ができる。完全な睡眠周期は依然として始まりから終わりまで90分ほどかかるのが普通だが，その90分の間に起こることには変化が現れる。たとえば，最も軽いタイプの睡眠の比率がわずかに増加し，一番快いタイプとみなされることもある睡眠，すなわち十分な休息感をもたらす深い徐波睡眠と，夢を見ることが多いレム睡眠が減少する。一番残念なのは，年月が重なるにつれ睡眠の質が明らかに悪化することだ。寝つくのに時間がかかるようになり,腹立たしいことに夜中に目が覚める回数も増す。大人は青年時代のあの長く深い眠りを懐かしく思い出すようになる。

睡眠と脳の働き

ところで，睡眠は脳の働きとどのような関係にあるのだろうか？　睡眠の主な機能のいくつかを振り返ってみると，睡眠は体や脳の回復に役立つことがわかる。睡眠中に脳から毒素が取り除かれ，来るべき一日に立ち向かう準備ができるのだ。睡眠は学習や情報処理も助ける。新しい接続が形成され，重要でない接続は失われる。感情の再調整も助け，試験や人生のストレスに対処できるようにしてくれる。では，眠れば賢くなれるのだろうか？

ある程度はそうだ。学習をしたり，脳を十分に働かせたりするために睡眠が重要であることはデータで裏づけられている。若年成人を対象とした研究によると，睡眠時間が足りなかったり，眠るための薬を服用したりと睡眠の質の悪さを報告していた人は，注意レベルを評価する課題の成績が悪かった。そうした実験参加者は実行機能に関しても問題が多かった。実行機能とは十分に機能を果たすためのさまざまな知的処理を指し，たとえば各種の課題を並行してこなすような機能をいう。その他の研究でも，さまざまな睡眠習慣と脳の働きの関連が裏づけられている。16～19歳の若者で，睡眠の質が悪くて睡眠時間が少なかったり，平日と週末との生活時間に大きな差があったりする人は，平均して成績評価点が低かった。

その一方で，睡眠中には「学んだことを忘れる」こともありうる。アメリカの研究者らが，抱いている社会的偏見を暗黙のうちに除去することを目指す訓練を実験参加者に施した。注目したのはジェンダーや人種に関する偏見だ。ジェンダーに関する偏見とは，女性は科学より芸術分野に秀でているというような考え方などを指す。訓練では，芸術関連の言葉（たとえば「劇場」）を添えた女性の写真を見たときには反応しないように実験参加者に告げた。逆に，科学関連の言葉（たとえば「数学」）を添えた女性の写真を見たときにはボタンを押すように伝えた。すばやく押せると，あるメロディーが流れる。人種的な偏見を対象とした試験ではまた違うメロディーが使われた。次に，最初の訓練中に聞いたメロディーを流し，それに応じて情報を分類するように告げた。たとえば，ジェンダーに関する偏見をなくす訓練中に聞いていたメロディーが流れた場合，女性の顔と科学関連の言葉とをペアにするよう求められた。その後，実験参加者を90分間昼寝させ，徐波睡眠中に二つのメロディーのどちらかをくり返し流すことによって，訓練の記憶を再活性化させた。その結果，睡眠中に流したメロディーと関連づけられた既存の明白な社会的偏見が緩和されるのがわかった。

この効果は睡眠直後に表れ，1週間後にも確認された。睡眠は好ましくない偏見の緩和を目指す暗黙的学習を強化するように見えた[*2]。

睡眠は学習にとって重要で，睡眠不足だと成績が低下するように思われるが，そうした影響はどれほど大きなものなのだろう？　睡眠不足に伴う成績低下の定量化が試みられている。必要な睡眠をとらないと，正確にはどれくらい成績が損なわれるのだろうか？　1990年代に行われたメタ分析では，睡眠を奪われた人々は睡眠を奪われなかった人々の1/9相当の機能しか果たせていないという結論が出ている。これは，優れた業績を残すことがこの先の人生の土台となる若年成人期においては，思わず見直したくなるような数字だ。

ここで取り上げるのは若年成人の睡眠と成績のつながりについてだが，その他の年齢層に関しても，睡眠と知的成績のつながりが研究されている。たとえば子どもと青少年の場合，眠気，睡眠の質，睡眠の長さはすべて，学業成績に関係してくることがわかっている。睡眠のこうしたメタ分析において，知的成績との最も強いつながりを示したのが眠気だった点は興味深い。一方，最もつながりが弱いのは睡眠の長さだった。十分に機能を果たすのに必要な睡眠の長さは人によって異なるが，眠気を感じているのは睡眠不足を示しているからかもしれない。報告書の著者はほかにも興味深い結果に注目している。たとえば，幼い実験参加者のほうが睡眠とのつながりは強いように見えた。おそらく，人生のその時期には睡眠が非常に重要であることを表しているのだろう。その一方で，年長の子どもや青少年は睡眠をとらずに，もっと長く持ちこたえることができる。脳の前頭前野皮質（計画作成や問題解決に関わる領域）が何らかの役割を果たす可能性が示唆されている。睡眠剥奪によって統計的に最も有意な影響が現れたのが，前頭前野皮質がまだ十分に発達していない一番幼い実験参加者たちだったからだ。また，少女より少年のほうがつながりは強かった。これは少女に比べて少年の身体的発達のペースが遅いせいだろう。たとえば思春期の開始は少年のほうが遅い。疑わしいと思うなら，学校で撮影した古い写真を探し出してみるとよい。

というわけで，睡眠と知的成績には，人生の色々な段階においてつながりがあるように思われる。子ども時代の睡眠問題によって，その後の脳の働きを予測することは可能だろうか？　これはわたしと同僚が研究を通じて答えを出そうとしてきた疑問だ。わたしたちは「ダニーデンにおける健康と発達に関する学際的研究」(第５章で説明)のデータを用いて，睡眠と神経心理学的機能とのつながりを探った。具体的には，子どもの睡眠問題に関する親からの報告を取り上げ，それらの報告と子どもがティーンエイジャーになったときの脳機能にどのような関連があるかを調べている。

わたしたちはさまざまなテストを使って，脳の色々な部分の働きを探った。大部分は差が見られなかったが，ある点に興味をそそられた。データを分析中に，睡眠の質が悪い子どもは特定の二つのテストでほかの子どもより成績が悪いことが明らかになったのだ。一つは複雑な絵を描くことを含むテストだった。戦略と正確さを評価し，思慮深い計画作成と空間視覚処理を調べるための課題だ。

二つ目は，点と点を結ぶ課題の一種で，連続する数字や文字をつないでいく。子ども向けの練習帳にあるような1，2，3と結ぶものではなく，1，A，2，B，3，Cと結んでいくような課題だ。この課題で差が目立ったという事実は特に興味深い。この課題には作業記憶や知的柔軟性がある程度要求されるからだ。この課題の成績は脳の前頭前野皮質の機能を反映して

＊2　もっと最近になってこれらの結果の再現が失敗し，学んだことを睡眠中に忘れる能力に対する信頼性は低下している。

いる可能性が高いが，子ども時代に睡眠問題を経験していると苦戦する傾向があった。わたしたちがこの結果に興味を引かれたのは，ほかの研究者による調査でも，作業記憶が睡眠剥奪の影響に特に感受性の高い分野として注目されていたからだ。

子ども時代の睡眠問題が，青少年の脳に何らかの困難を生じさせていた可能性は高かったものの，同じように有効な説明がたくさんあったため，わたしたちは結論に飛びつかないようにした。たとえば，睡眠の質が悪かった子どもは，最初から脳の働き方に外部からでは捉えにくい困難を抱えていたとも考えられる。当時このことについては評価していなかったが，そうした困難がずっと残ったままだったのかもしれない。わたしたちのささやかな発見がセンセーショナルに取り上げられた場合の影響を考えると，マスコミに注目されなくてよかったと思う。

全体として見ると，睡眠，成績，脳の働きは実際につながっているように思われる。したがって，ひょっとすると眠ることで賢くなれるのかもしれない。たとえそれが無理でも，眠ることで賢そうに見せることはできそうだ！　2016年に発表されたある報告が，そう指摘している。その調査では，多くの人の顔を調べて，特定の特徴がその人を知的に見せるかどうかを調べた。注目した特徴の一つはまぶたの開き具合だった。疲れているときはまぶたが垂れる。漫画では垂れたまぶたで疲れを表現するのが定番だが，その表現は現実に即しているわけだ。まぶたの状態は，その人がどれほど油断なく警戒しているか，あるいは疲れているかに関係があると考えられている。一連の実験で明らかになったのは，何よりもまずまぶたが開いていればいるほど，その人は知的だと認識されるということだった。その論文で報告されたある調査には，実験参加者の睡眠を制限する前とあとに写真を撮ることも含まれていた。こうすることで，まぶたの開き具合を自然に変化させられる。予想どおり，まぶたが大きく開いている人（つまり睡眠が奪われた可能性の低い人）のほうが，ほかの人たちからより知的だとみなされた。知的な人になる，あるいはそう見せるための第一歩はきちんと寝床に入ることらしい。この理屈からすると，睡眠時間を今よりも追加すれば，たちまちアニメ『ザ・シンプソンズ』に登場する天才少女リサ・シンプソンのようになれるかもしれない！

美容のための睡眠

きちんと寝ている人は賢そうに見えるだけでなく，魅力的にも見えるようだ。といっても，外見が大事だと言いたいわけではない。大事なのは外見ではないと，子どもはくり返し聞かされる。だが，若年成人期 —— ロマンチックな関係が確立する時期 —— には，魅力的に見えるかどうかは特に重要に感じられるものだ。外見を気にする質《たち》ではなくても，身体的な魅力と睡眠を関連づける調査には好奇心をそそられる。ストックホルムの睡眠研究所の研究では，普通にひと晩眠った実験参加者と，睡眠をひと晩剥奪された実験参加者の写真を撮った。インターネットの「ホット・オア・ノット」（訳注：異性を10段階の魅力度でランクづけするサイト）に似た設定を使って，また別の実験参加者の一団に写真の人物の魅力度を格づけしてもらった。興味深いことに，睡眠を剥奪された人々の魅力度は低く格づけされた（健康度の評価も低く，より疲れているとされた）。疲れているときが一番魅力的とはいえないのは，たぶん本当なのだ。別の研究ではこれをさらに拡大して，睡眠の質のよい人と悪い人の皮膚の老化を比較した。よく眠れる人はそうでない人より皮膚の状態がよいことがわかった。皮膚がより若いと認められ，紫外線を浴びたあとの回復具合もよかった。よく眠れている人たちは単にほかの人たちから魅力的とみなされるだけでなく，自分でも自身の外見に極めて満足していることが多い。ストックホルムでの研究では，よく眠れる人は眠れない人より，自分を魅力的とみなす傾向が強かった。

というわけで，重要な日を控えていて，その日に最高の自分を見せたいと思うなら，準備リストに「睡眠」を追加すべきだろう。ただし，ちゃんと目を覚ますための時間もとる必要がある。自撮り写真に熱中している人ならよく知っているだろうが，目覚めた直後の顔がいつも最高とは限らない。何よりも，横になって寝ている間に体液が目の周囲に溜まって，腫れぼったい目になってしまう。立ち上がれば，体液は重力で流れ出る。寝て，起きて，待つ。そしてしばらくしたらカメラの準備をしよう。

睡眠と体重

寝れば見栄えをよくできるようだが，睡眠と体のサイズにはどんな関係があるのだろうか？　近年は睡眠と体重に関する研究が盛んで，メディアからも大いに注目されている。関心の一部はおそらく，寝ることでモデルのジジ・ハディッドやタイソン・バルーの容姿に近づけるかもしれないという心躍る可能性からきているのだろう。確かに，低カロリーダイエットよりは魅力的な方法といえる。

いびきをかくかどうかから，質，長さ，規則性まで，睡眠の多くの特性がわたしたちの体のサイズと関係があるように思われる。体重過多がいくつかの睡眠問題の原因になりうることは間違いない。たとえば過剰な体重や太い首は睡眠時無呼吸のリスクを増大させる。とはいえ，ほとんどの人の直感にはあまりそぐわないだろうが，関係が逆に作用することもある。眠り方が体のサイズに影響を与えることもありうるのだ。一例を挙げれば，睡眠時間が短い人は体重が増えるリスクがあるように思われる。これは大人だけでなく，乳幼児や子ども，ティーンエイジャーにも当てはまる。その説明としてどんなことが考えられるだろう？　いくつかの仮説が提案されている。

第一に，睡眠が剥奪されると，より多くのカロリーを摂取するようになる。成人を対象とした最近のメタ分析がこの考えを裏づけており，睡眠を逃すと一日に385カロリー相当の飲食物の摂取が増えることを明らかにした。わたしのお気に入りのダブルチョコバーのカロリーには届かないが，かなり近い。1年もすれば相当な体重増加をもたらし，太ももの太さが増しているかもしれない。

なぜカロリー摂取量が増えるかというと，空腹感に関わるホルモン（グレリン）と満腹感に関わるホルモン（レプチン）の分泌が，長い間眠らないでいると乱れてしまうからだとも考えられる。特に，グレリンが増加して空腹感を覚えさせ，レプチンが減少して満腹感を得にくくさせる。食べたくなるのは当然だ。また，カロリー摂取が増加するのは，起きている時間が長ければ，カロリーを取り入れる時間も増えるからかもしれない。何しろ，睡眠中に食べる人はまずいない（ただし，そういう人も一部いることは認めざるをえない）。また，睡眠を剥奪されると，食べ物の好みが変わる可能性も指摘されている。不適切なものを多く食べるようになるのだ。汚らしいワゴン車から購入した脂っこいスナックが魅力的なのは，確かに深夜や疲れ切ったときだけではないだろうか？　興味深いことに，脳のなかで何が起こっているかを調べることも，不適切な食べ物を欲しがる理由を理解するのに役立つ可能性がある。前にも述べたように，疲れていると，複雑な計画作成に関わる脳領域（たとえば前頭前野皮質）の動きがいくらか遅くなるように思われる。その一方で，動機づけや報酬に関わるそのほかの脳領域（たとえば扁桃体）は過熱状態になるようだ。夜遅くには即座に満足感の得られる脂っこいファストフードが食べたくなるのも不思議ではない。

短い睡眠と体重増加のつながりに対する第二の説明は，睡眠不足だとそれほど多くのカロリーを使わないというものだ。その原因は，体温が乱れるからか，目が覚めても疲れすぎていて何かをやろうという気になれないからだろう。多くの人は，疲労困憊《ひろうこんぱい》のあまりテレビの前に座ること以外何もしたくないと感じた経験があるはずだ。もちろんそれではカロリーをほとんど燃やせない。さらに悪いことに，テレビに加えてポテトチップやビスケットの大袋が加われば，なぜ睡眠時間が少ないと体重が増えるかに関して，異なる説明を組み合わせる結果になる――カロリー摂取量を増やしているのに，使う量を減らしているのだ。

ワークアウトをして寝る

睡眠不足だと疲労感があって，なかなか起きて動こうという気にはなれない。しかし，睡眠と活動レベル，それに運動スケジュールのつながりについて，ほかにどのようなことがわかっているのだろうか？

睡眠と運動をこの章で取り上げるのは，スポーツの世界ではしばしば若年成人期に新記録が出るからだ。多くの一流アスリートの選手生命が若年成人期の早い時期に終わりを迎えているように思われる。人生のこの時期に，わたしたちの健康状態はピークに達することが多い。では，運動と睡眠はどのような関係にあるだろう？　この二つはかなり相性がよいように思われ，軽いジョギングやヨガ，公園の散歩でも，睡眠に素晴らしい効果があるように感じられる。

せっせと働き，せっせと眠る

そのような印象は，総説論文やメタ分析の情報によっておおむね裏づけられる。運動のあとは長く眠れるし，より健康的な眠りを満喫できる。定期的な運動は睡眠構造にも影響を与え，徐波睡眠が増えるにもかかわらず，レム睡眠が減る。睡眠の専門家が日中に運動の時間をとるようすすめるのは，運動が睡眠に好ましい効果を及ぼすからだ。

かつては，寝る直前の運動は避けるべきだといわれていた。この種の活動の驚くべき特徴の一つが，警戒レベルの上昇だからだ。それに，体温も上昇させる。これらは睡眠とはあまり相性がよくない。しかしながら，より最近の勧告にはそうした注意書きはついていない。代わりに，多忙な生活環境のなかでは夜が運動する唯一の機会かもしれないと認めたうえで，夜間の運動が睡眠の邪魔になるという考えを支持しないデータを挙げている。

定期的な運動がなぜ熟睡に役立つのかについては，まだ完全には解明されていないものの，多くのメカニズムが関わっている可能性が高い。運動は概日リズムや免疫機能はもちろん，ほかの経路にも好ましい効果を与え，結果的に睡眠の質を改善するのだろう。間接的なルートも考えられる。たとえば運動は気分の改善に役立つが，これはうつ病と睡眠とのつながりについてわかっていることからすると，運動が睡眠を助けることを意味する。また，運動は体重のコントロールにも役立ち，睡眠時無呼吸のような体重過多による睡眠障害の発現を防ぐ効果がある。

超一流のアスリート，たとえば陸上競技選手のモハメド・ファラー，テニスプレーヤーのセリーナ・ウィリアムズ，サッカー選手のリオネル・メッシといった人たちの睡眠についてはどうなのだろう？　トップアスリートの睡眠は測定不可能なほど素晴らしいのだろうか？　実はそうではない。一流アスリートについて調べてみると，平均的な人より睡眠の質がよくないことがしばしば明らかになる。トレーニングのやり過ぎも睡眠の質を低下させるようだ。過剰なトレーニングと質の悪い睡眠とのつながりはきわめてよく確立されていて，睡眠の質の悪さがトレーニングのやり過ぎの指標に使われることさえある。いったいどうなっているのだろう？　まず，モハメド・ファラーのような人たちの運動状況はわたしたちの大半とはおそらく異なる。統計からすると，平均的な人は一日に30分も運動できれば運がよいほうだろう。一方，ファラーは目覚めている時間のかなりの部分を，ストレッチをしたり走ったりして過ごしている可能性が高い。強度の違いもある。そもそもファラーであれば，公園をジョギングしている最中に一周以上の差をつけられることなどないはずだ！　わたしたちの多くがやっているトレーニングが体を睡眠という心地よい状態にそっと押しやるのに対して，一流アスリートの体には信じられないほどの重圧がかかる。免疫系は弱まり，筋肉は消耗する。ストレスホルモンであるコルチゾールの体内濃度も上昇するだろう。そのうえ，マウスを使った最近の研究では，走るとまるで自動操縦状態に陥ったかのように脳のある部位の活動が低下すると指摘されている。これは人間にも当てはまるのだろうか？特定の環境下では，就寝時刻になったときに脳の一部の活動が実は低下していて，それほど睡眠を必要としなくなっているのだろうか？　たとえ寝入ったとしても，アスリートは脱水を避けるためにトレーニング中もトレーニング後もおそらく大量に水を飲んでいるので，夜中に排尿の必要があって目が覚めるかもしれない。

一流アスリートのライフスタイルを考えてみよう。スポーツで生計を立てている人はしばしば国際大会に出場する。国際大会には海外遠征がつきものだ。時差を飛び越えるには時間がかかり，体は混乱して，昼か夜かわからなくなる。体内のプロセスと外の世界との同調が壊れるとジェットラグが起こる。体は別の標準時のところにいるかのように動いているため，スタートラインにつくように呼びかけられているときに，ベッドへ行くように命じるかもしれない。さらに，体のさまざまな部分の時計の同調が失われる。これに対してできることは何だろう？　新しい時間帯に合わせて生活すれば，適応に役立つ。たとえば，必ず朝の光を浴び，夜は暗闇に身を置くようにすることだ。日付変更線を越えるたびに，体が慣れるまで一日ほどかかる。大型船が向きを変えるときのように，これは急かしてもどうにもならない。光で脳の親時計を転換させようとしても，その速度は概日系によって制限されているからだ。ラッセル・フォスターやレオン・クライツマンなどの科学者が書いているように，スポーツの成績に対するジェットラグの問題は人間だけにとどまらない。競走馬のような動物を扱う場合にも考慮する必要がある。この問題を緩和しようとして，トレーナーは出発前に食事や運動時間を調整することもある。そうした方法でジェットラグに伴う困難を減らせる可能性があるが，飛行中は足元の空間が限られているため，馬の問題の解消にはたぶんほとんど効果がないだろう。

たとえジェットラグがなくても，ある種のスポーツ大会では，開催時間の影響で早寝は問題外となる。たとえば，スペインのプロサッカーリーグであるラ・リーガ（リーガ・エスパニョーラとも呼ばれる）の世界では，時にキックオフが午後10時という遅い時間になる。少々遅すぎるのではないかと思われそうだが，夜間のスポーツ行事には，たとえば日中の暑さを避けるというそれなりの理由がある。それに，体温が概日リズムによって上昇するのに伴い，身体的な成績は一日を通して向上するように見える。体温はだいたい午後5時から7時の間にピークになる場合が多く，スポーツの記録が夜間に出ることが多いのはそれで説明がつくかもしれない。しかし，ピーターに効くことがポールにも効くとは限らず，わたしたち自身のパーソナルベストは，それぞれのユニークな体内時計に一部左右される可能性が高い。朝に調子がよい人はたぶん，夜型の人よりも早い時間に身体的なピークに達するのだろう。

なじみのない環境で寝ることが独特の問題を引き起こすことがある――誰でも，わが家から遠く離れた場所で初めての夜を過ごすときの感覚を覚えているだろう。ひと晩中，脳が半分目覚めているような気がするものだ。それは真相からかけ離れた感覚ではないことを示している。どこか初めての場所で横になるとき，わたしたちの脳の半分は多少警戒態勢のままになる。これはイルカの睡眠（第１章で取り上げた）とそう違わない。イルカはこれをさらに一段進めて，一度に一つの半球を眠らせる。人間では両方の半球に眠りが訪れるのが普通だが，ある研究チームが総計35人の健康な若年成人について，実験室での第一夜と第二夜の睡眠を比較する実験を行った。すると，最初の夜には何か信じられないようなことが起こったが，次の夜にはそれが起こらなかったことがわかった。左半球の一部が睡眠中に警戒態勢のままになっている（右半球に比べて軽い睡眠状態に入る）ように思われたのだ。また，左半球が周囲の音により敏感であることもわかった。これはおそらく，脳のこの部分がなじみのない環境で夜間監視員として活動していることを示唆している。新しい場所での身の安全を確保しているのだ。つまり，たとえ同じ標準時の地域内での旅行でも，よく寝て大きな試合で最高の技を発揮する機会をつかむには，アスリートは新しい環境でひと晩余計に過ごす必要があるだろう。

最後に，成功に関連したストレスがある。大きな試合の前には眠れない夜や不安がつきものだ。記者会見に出たり，お祝いをしたり，失敗を思い出したりして，夜遅くまで寝られないことがある。スポンサー契約と引き換えに商品の宣伝をしてブランドの売り込みもしなければならない。慈善活動をするのにも時間をとられる。あれやこれやで，アスリートが眠りの国で過ごす時間が不十分なのも驚くには当たらない。

良質な睡眠が勝敗を分ける

こうしたアスリートたちの睡眠の質が悪いのは問題だ。睡眠がなぜ大切なのかを振り返ってみると，最高の成績を収めるチャンスをつかむには，明らかに良質な睡眠が欠かせないとわかる。スポーツに特に関係があると思われるのは，自らの体を修復するのを助ける成長ホルモンの分泌が深い睡眠中にピークに達するという事実だ。睡眠と，スポーツの成績に影響を与えるその他の多くの事柄にも実際につながりがある。そこには，認識力，疼痛《とうつう》の知覚と耐性，筋修復，免疫機能，糖代謝，意思決定，気分，回復などが含まれる。写真判定でようやく決着がついたレースやクロスバーに当たったサッカーボール，ネット越えに失敗したテニスボールといったものを，誰でも見たことがあるだろう。ひょっとすると，勝敗を分けるのは良質な睡眠の有無なのかもしれない。

それでは，絶対に睡眠が必要なアスリートがよく眠れていないというこの不幸な状況を改善するにはどうしたらよいのだろう？　成績向上のために必要な睡眠をとるためには何ができるだろう？　日中に短い仮眠をとれば効果があるかもしれないが，結果はまちまちのようだ。アスリートに，睡眠を優先すること，つまり睡眠時間を延長することが役に立つと話すだけでも効果があるかもしれない。しかし誰でもそうだが，ベッドに入っている時間を延ばしても，目が覚めたまま時間が過ぎるようでは意味がない。ただ横になって，ぱっちりと目覚めたまま国歌をハミングしているなら，ベッドに入っても頭はフル稼働という好ましくない習慣につながり，アスリートには何の益もない。

睡眠の環境を整えることも大事で，空高くボールを飛ばす選手には特別に長いベッドが理にかなっている。一流のアスリートともなれば栄養も重要であり，最近は睡眠を助けるようなタイプの食事が注目されている（第9章参照）。こうしたことはすべて重要だが，安眠を促進したいのであれば，実は睡眠を重大事項にしないことが肝心だ。絶対に寝なければならないと思っているときに安眠できる人などいるだろうか？　不眠症の人にひと晩眠れなくても問題ありませんよと告げてやるように，アスリートには，眠れない最悪の夜のあとに素晴らしい成績を収めたという安心できるような証拠をいくつも示してやるのが助けになるかもしれない。スポーツでの成功には非常に多くの要因が影響を与えるが，なかにはわずかな影響しか及ぼさない場合もある。睡眠が重要だといっても，眠れずにベッドでゴロゴロしてひと夜を過ごしたあとで金メダルを獲得した例もあるのだ。

息子をサッカーの試合に送っていくと，走るのを覚えてからそう長く経っていないような子がプロのスポーツクラブにスカウトされるのを見ることがある。イギリスでは5歳児が複数のサッカークラブでのトレーニングに招待されるのも珍しくない*3。まだトイレに行くのにもつき添いが必要で，ナイフとフォークもうまく使えないくらいなのに，プロからハイレベルなサッカーの手ほどきを受けるのだ。伝説的な選手から技や駆け引きを学んだり，一緒に自撮りしたりするチャンスをふいにしたくないのかもしれない。とはいえ，夜の練習はその子にとって必要な睡眠時間を確保できなくなることを意味するのではないだろうか？　わたしはそう思うし，スポーツ一般についても，国際オリンピック委員会が若者の運動能力の発達に関して合意文書を発表し，特にトレーニングや試合が睡眠剥奪の一因になりかねないと指摘している。睡眠不足は多くの機能に好ましくない結果をもたらし，けがの可能性も高める。

7歳のアーサーは素晴らしいサッカーの才能に恵まれている。その母親ブリオニーが，睡眠の必要性を尊重しつつ，息子のスポーツの上達を助けることの難しさについて話してくれた。アーサーがプレーするときには，複数のプレミアリーグのスカウトが必ず見にくる。もしアーサーが抜きん出た活躍をし続けるようなら，契約のチャンスを逃したくないと思っているのだ。試合のあとにコーチや両親は，自分たちのチームでのトレーニングにアーサーを招きたいとスカウトの人々からしばしば話をもちかけられる。

ブリオニーは次のように説明する。「うちのアーサーはサッカーが大好きで，3歳からトレーニングに参加しています。昨年，アーサーが7歳になると，三つのサッカースクールからレギュラーチームでプレーしないかという誘いを受けました。彼は週に5回トレーニングをして，終わるのが午後7時になることもあります。だいたいはそれから帰宅して何か食べ，シャワーを浴びます。緊張をほぐすのに少し時間が必要で，時にはベッドに入るのが午後9時半過ぎになるようですが，それでも朝の6時に起きます」。ブリオニーはさらに，サッカーのトレーニングをめぐる自身のジレンマについて，次のように明かしてくれた。「睡眠を十分にとれていないのが心配ですが，トレーニングは続けさせると決めました。アーサーはサッカーをすごく楽しんでいますし，学校の勉強もちゃんとやっているからです。今年はプロチームとの契約という意味で，アーサーにとっては将来を決める大事な年です。わたしたちはものすごいプレッシャーを感じています。アーサーの健康と総合的な幸せにとって最善の道を用意してやるために，正しい決断をしなければなりませんから」[*4]。

アーサーの場合，物事はよい方向に進んでいるように思われる。人生のさまざまな面での成長に心を砕く両親に恵まれてアーサーは幸せだが，同じように運のよい子どもばかりではない。一部のコーチや親は子どもの睡眠の必要性など考えようともしない。いったん立ち止まって考えてみるべきだ。トレーニングの日程を調整して，十分な睡眠をとるチャンスを与えるのも一つの方法だろう。一般の子どもたちが寝る準備をすべき時間帯にトレーニングを設定するのは，間違いなく世界的なアスリートを育てる最良の方法とはいえない。もしイギリス国民が1966年の再来[*5]を望むなら，

＊3　プロのサッカークラブと契約できる最低年齢については規則があるが，それより年少の子どもたちが育成プログラムでのトレーニングに招かれている。

＊4　もしアーサーとの契約をめぐっていくつかのチームが競合しているなら，わたしのひいきチームのアーセナルを選んでほしいものだ。

＊5　1966年にイングランドはサッカーのワールドカップの開催国と優勝国という両方の栄誉を手にした。わたしたちはいまだに誇りに思っている！

子どものサッカーに関わる人々はイギリスの若きスターたちの睡眠についてもう少し真剣に考えるべきではないだろうか。

睡眠と交通事故

若年成人期は，多くの人が車の運転を習得し，これまで知らなかった自由を手にする時期だ。しかしこの自由には時として，事故にまつわる気がかりなニュースがついてくる。若さと経験のなさは交通事故のリスクそのものだが，睡眠不足や眠気も大きく関わってくる。実際，若さと眠気が衝突事故における際立ったリスク要因だとする調査がある。その原因として，危険な判断を下しがちなのは特に青少年期と，慢性的に睡眠不足の人であることが挙げられる。

疲労が命取りになることは確かだ――高速道路をドライブすれば，まさにそう警告する標識が目に入る。また，早朝はまだ寝ている時間だと体内時計が金切り声で呼びかけている時間帯であり，当然，きわめて交通事故を起こしやすい。科学的な文献によると，眠いと警戒が緩み，注意がおろそかになる――そして明らかに反応が決定的に遅れる。うつらうつらしながらハンドルを握れば運転能力が大きく損なわれるが，それはアルコールやドラッグの摂取後と同等とされている。最悪の場合，疲労のあまりハンドルを持ったまま眠り込む可能性も高くなり，破滅的な結果につながりかねない。

居眠り運転による交通事故が多いと，なぜわかるのだろう？　まず，ほかの原因（体内のアルコール濃度が高い，スピード違反，視界不良，スマートフォンの使用など）を除外する。最大の手がかりは，事故後に道路に残ったタイヤ痕の検証から得られる。ブレーキをかけたりハンドルを急に切ったような形跡がなければ，衝突前，ドライバーは眠っていたか，意識がなかったのだろうと考えられる。「ハンドルを握ったまま眠り込めば，大惨事につながる可能性がある」と，シェフィールド大学で運転行動を研究するリチャード・ロウ教授は言う。「たとえ眠り込まなくても，眠気のせいで道路の障害物への反応が遅れて衝突のリスクが増す。運転を始めて最初の2，3年が特に危ない」。

これは非常に大きな問題で，最近のある報告書の推測では，致命的な衝突事故の20％以上が居眠り運転によるものだという。これはアメリカ国内だけでも年に約6,400件に相当する。このような重要なメッセージを含んだ報告書は広く読まれるべきだが，普通はほかの科学者に読まれるだけで，社会にはそれほど浸透しない。それよりも人々の注意を引くのは，わたしたちの命の物語だ。15歳のとき，わたしはニュースで恐ろしい事故の場面を見た。そのとき一緒にいた友だちが，事故にあった車が別の親しい友人のものに似ていると言った。それは何気ないひと言で，そのときは2人ともそれ以上のことは考えなかった。ところが，ニュースで見た車は本当に彼女の友人のものだった。その長年の友人はほかの仲間と一緒に夜遅く家に帰ろうとしていたのだが，衝突事故で全員が命を落とした。わたしは機会を捉えては，睡眠の大切さを思い出すように人々に働きかけたい。睡眠をおろそかにしないこと――そして疲れているときは決して運転しないこと。

わたしたちは自分の注意力の低下を過小評価しがちなので，その兆候を知っておこう。いくつかの前触れはわかりやすい。あくびをする，ちゃんと目を開けていられない，頭が前に倒れる，といった兆候に気づいたら，もちろん運転を続けてはいけない。しかし，それほど明白でない兆候もある。たとえば，車線からはみ出す，一定のスピードを保つのに苦労する，分岐点や案内標識を見落とす，数マイル分の運転の記憶がないというような場合だ。ほかにもあるが，このような兆候が現れたら，車を停め，眠気が解消されるまで仮眠することだ。カフェインも役に立つが，睡眠そのも

の の代わりにはならない。帰宅はくれぐれも安全運転で。

第7章

CHAPTER 7

人生のラッシュアワー時代の睡眠

成人(26~64歳)には24時間につき7~9時間の睡眠が推奨される

睡眠の長さ，タイミング，構造はいずれも，生まれたときから中年に近づくまで劇的に変化する。多くの人は，成年に達する頃には何もかもすっかり落ち着くはずだと思うかもしれない。ある意味では確かにそうだ。睡眠の各段階が確立し，それまでに何らかの問題を経験したとしても，その多くが過去のものとなる。就寝時刻のことで親と言い争ったり，おねしょをしたり，適切な時間に寝つこうと悪戦苦闘したりすることはもうなくなるのが一般的だ。とはいえ，成人期は必ずしも退屈なオアシスとは限らない。人生のこの時期には，また新しい体験や課題が待ち受けている。新たな人間関係の構築や破綻，妊娠，子育て，新しい職務に伴う責任など，さまざまな要素が考えられる。睡眠の仕方はそうした事柄すべてに影響を及ぼすだろうし，逆にそうした事柄が睡眠に影響を与える場合もありうる。また，睡眠のパターンや問題は人によって千差万別で，ある人の睡眠は別のある人の睡眠とは大きく異なる。

成人期の初期を過ぎても，睡眠の特性の一部はそのまま続く。たとえば，依然としてひと晩に7時間から9時間の睡眠が推奨される。だがもちろん，人によって違いはある。ミシェル・オバマとバラク・オバマの睡眠の仕方は同じではないかもしれず，そうした違いには多くの要因が関わっている可能性が高い。たとえば，女性は男性より長く眠る傾向があると報告されている。ただし，これはミセス・オバマにとってよい知らせだとは限らない。長く眠るにもかかわらず，不眠症を報告するのも女性のほうが多い。この差は年齢とともに大きくなるように思われる*1。

＊1　男女間の差が報告されているとはいえ，女性と男性それぞれの間でも大きな個人差がある。

睡眠には住んでいる国による違いもある。わたしがベッドで眠るのに対して，日本に住んでいる人の一部は畳の上で眠る。違いはほかにもあって，スペイン，イタリア，ギリシャ，メキシコといった国の人々は昼過ぎの休息であるシエスタを好む。イギリス，フランス，アメリカなどではしないのが一般的だ。これは勤務時間に大きな違いをもたらす。第3章で紹介したエミリオという父親によると，彼の勤務時間は午前9時に始まって午後2時まで続く。2時になるとランチのために帰宅する。「ランチが一日のメインの食事で，人によってはその影響でシエスタをするとも考えられます。たっぷりの食事に夏の暑さが加われば，誰でもひと休みする必要が出てくるでしょう」と彼は話す。エミリオは午後4時に職場に戻って8時まで働き，ディナーのために午後9時か10時ごろに帰宅する。最後に彼はこう言った。「ここスペインでは，テレビの歌唱コンテスト番組『ザ・ヴォイス』が午後10時に始まって真夜中過ぎに終わるんですよ」。一方，わたしは通常午前8時に仕事を開始して，中断なしに働き続け，特に時間を決めずにデスクで飲み物や軽食をとる。午後6時ごろになったら切り上げて，子どもたちのディナーを用意したり，就寝時のルーティーンにつき合ったりする。もしイギリス版の『ザ・ヴォイス』を見たとしても，午後10時にはベッドに入れるはずだ。

睡眠時間の長さも人によって違う。アプリを通じてデータを集めた調査によると，最長はオランダ人で，最短はシンガポール人。わたしたちイギリス人は，大半の国の人よりもわずかに長い。ただし，別の調査では異なる結果が出ている。たとえば，ある保険会社の調査では，十分に眠れていないと報告する人が実はイギリス人に最も多いという結果が出た。イギリス人の37％がそう考えているのに対して，インドではそう主張する人が最も少なく，睡眠時間が足りないと答えた人はわずか9％だった。そのような結果を解釈する際には，この種の調査に含まれる実験参加者が，その国の住民の典型とは限らないことを念頭に置くべきだろう。たとえば，そもそもよく眠れていない人たちのほうが睡眠アプリをダウンロードする可能性が高いかもしれない。サンプルが典型例でないなら，この種の調査からどんな結論を導くべきかを考えるのは難しい。

厳密には，国による睡眠パターンの違いが明確になっているとはいえないとしても，もし違いが実際にあるとしたら，その原因はどこにあるのだろうか？　確かに，働くことを期待される時間や体験するプレッシャーなどには，文化による違いがあるだろう。日照時間の長さや季節に関する国ごとの違いも一定の役割を果たし，たとえば日の出や日没が起床時刻に影響を及ぼすことがわかっている。これが特に注目に値するのは，住んでいる場所によって人々が浴びる日光には非常に大きな違いがあるからだ。フィンランドのラップランド地方では，冬の日照時間は極めて少ないが，夏はほぼ一日中，日が照っている。これに対して，コロンビアの首都ボゴタでは一年を通して12時間前後の日照がある。

同一国内では社会経済的な要因が一定の役割をもち，社会経済的に恵まれていない人のほうが，睡眠時間が短かったり睡眠の質が悪かったりする。さらに詳しく知るため，わたしはマイケル・グランドナー博士（第1章で言及）に会った。彼はこう説明してくれた。「睡眠は，この興味深い関係の中心に位置する。つまり，一方で睡眠は，わたしたちのあらゆる重要な生理プロセスに大きな役割を与えている。代謝，免疫機能，感情制御といったものだ。そして他方では，社会的かつ物理的な多種多様の要素，すなわち仕事，家庭，隣人，家族といったものも，わたしたちの生活に影響を与えている。睡眠は健康に決定的な影響を及ぼすが，こうした重要な要素によって形づくられもする。睡眠を健康の一側面として真剣に受け止めるつもりなら，多忙でストレスが多く，しばしば日常生活に難しさを感じている人々が睡眠をある程度コントロールできるよう助けてやる必要がある」。

不眠症

成人期に達する頃，わたしたちは子ども時代の睡眠問題の多くに別れを告げている。とはいえ，まだ残っているものもあれば，その時期に初めて現れるものもある。残っているものの一つが，ありふれてはいるが複雑な問題である不眠症だ。睡眠の本でありながら，この病気を取り上げていないとしたら，その本は責任を果たしていないことになる。眠れない夜は誰にでもある。重要な行事を控えていて不安でたまらないとか，誰かを亡くして悲しみに沈んでいる場合もあるだろうし，多忙な一日の終わりにさまざまな考えが頭を駆けめぐって眠れないという場合もあるだろう。しかし，時折訪れるそうした夜は別にして，眠れない夜が何カ月も続き，日々の生活に大きな影響を及ぼし始めるとき，いったいどんなことが起こっているのだろう？　不眠が定着してしまったのだろうか。

心身ともにひどく消耗させられるこの体験を，いつもぐっすり寝ている友人に話しても，全然わかってもらえないだろう――ときには，医者にさえ理解してもらえない。他人のこうした反応の鈍さは，苦しんでいる人たちの考えすぎというより，この障害に対する世間一般の認識の欠如を反映している。この問題が一般の人々に認識されるようになったきっかけは，アメリカのテレビドラマ『セックス・アンド・ザ・シティ』に出演したキム・キャトラルがロンドンのある劇場で演じることになっていた役を降板したことだった。困惑したメディアは，彼女はがんになったに違いないという憶測を流した。いったいなぜ，あれほど熱心に役づくりに取り組んでいたベテラン女優が，あんなにあっさり主役の座を降りてしまったのだろう？　実は，彼女はひどい不眠症に苦しんでいた。本人の言葉によると「胸のうえに3トンもあるゴリラがのっている」ようで，それが「津波」となって彼女の人生を襲ったのだという。仕事から離れて症状が改善したあと，キャトラルは自身の体験を語った。その勇気ある行動が世間の状況を変えた。彼女が公の場で自分の状態を明らかにしたあと，わたしのもとには，同じような睡眠問題を抱え，助けを求める人々からのメールが届くようになった。ではなぜ，キャトラルや，世界中の何百万もの人たちは不眠症になったのだろう？　なぜ不眠症はなかなか治らないのだろう？

不眠症はなぜ，やってきて居座るのか？

キャトラルの場合，不眠症が始まったきっかけは，父の死がもたらした悲しみ，新しい公演への不安，年齢からくるホルモンの変化などが重なって起きた「破滅的な状況」にあった。人生におけるストレスに満ちた大きな出来事が不眠症の引き金になるという考え方は，個人の体験と不眠症の理論の両方によって裏づけられている。

この障害の典型的な例からは，そのほかの原因も浮き彫りになる。代表的な理論の一つである不眠症の3Pモデルでは，素因（predisposing factor），誘因（precipitating factor），増悪因（perpetuating factor）の3つのPに注目する。コーネル大学でキャリアの大半を過ごした故アート・スピールマンが1980年代に提唱した理論だ。最初のPにあたる素因が，わたしたちを不眠症にかかりやすくさせる。たとえば，遺伝的な脆弱性はこの障害の発現に重要な役割を演ずる可能性がある。なぜ一部の人がほかの人より不眠になりやすいか，これで説明がつく。

2番目のPにあたる誘因が，不眠症の発症の引き金を引く。ここには，失業，愛する人の死，財政的な困窮，卒業試験といった大きなライフイベントが含まれる。素因をもっている人が誘因に直面すると，不眠症を発症しやすい。

3番目のPにあたる増悪因は，一度不眠症を患うと，それに栄養を与えて永続化させる。睡眠に過度に執着したり，寝つくのを妨害してしまうほど睡眠についてくよくよ心配したりすることなどが含まれる。わたしたちは睡眠の問題を自ら大きくするような行動をとることがある。絶えず時計をチェックして，どのくらい長く起きているかを確かめる行為は，良質な睡眠を遠ざける原因の一つといえる。また，素因をもつ人は，誘因についてあれこれ考えるといった，不眠症を助長させるようなパターンに陥る傾向もある。

西暦2000年が始まった頃，広く認められている２人の睡眠研究家，カリフォルニア大学バークレー校のアリソン・ハーベイ教授（序文で言及）と，オックスフォード大学のコリン・エスピー教授が，それぞれ独自に不眠症の新しいモデルを開発した。両者とも，この睡眠障害の発現と維持において，わたしたちの考え方が重要であると注意を促している。不眠症の認知モデルというべき二つのモデルは注目点が似ており，同じ年の2002年に発表された。ここではハーベイのモデルを取り上げる。このモデルの特徴のいくつかを使って，わたしたちの考え方が不眠症の発現や維持にどれほど関わりがあるかを示してみよう。モデルではまず，よく眠れなかった夜がひと晩あったとき，それにどう反応するかを考察する。水に流して忘れるのではなく，自分がちゃんと眠れなかったことについてくよくよ考え始め，ひょっとすると次の夜が怖くなるかもしれない。すると緊張感が高まり，ますます眠れなくなる。次の夜はベッドに入っても眠るどころか，体の調子を確認し始める――「疲れを感じているだろうか？」「筋肉が緊張しているだろうか？」。周囲のあらゆるものにも目を向け始める（「目が覚めたまま横になってもう１時間になる――時計の針の動きをずっと見ていたからわかる」）。こうして問題が誇張され，自分の睡眠の状態を実際よりずっと悪いと考えたり，とても耐えられないと思ったりするようになる。

その後，行動を変えることによって睡眠問題を解決しようとするかもしれない。たとえば，ベッドに横になっているときに考える内容を一生懸命コントロールしようとする。ストレスになるような考えが頭に浮かぶのを拒否するのだ。しかし，これはとんでもない逆効果をもたらし，熱心に遠ざけようとしている内容に自ら歩み寄っていく結果になるかもしれない。論より証拠，次のような実験をしてみると理解しやすい。アラームを1分後にセットして，カウボーイハットをかぶったチンパンジー以外，何でもよいから好きなもののことを考える。

それほど簡単ではないだろう。あなたはそのチンパンジーのことを思わず考えてしまったのではないだろうか？　というわけで，考えを遮断しようとするのは必ずしもよい方法とはいえない。

ほかにも逆効果になりそうな行動がある。睡眠不足を取り戻そうと，普段より早めにベッドに入る方法だ。体がまだ寝る態勢になっていないため，もしかするといつもよりも長い時間，目が覚めた状態で横になっていることになるかもしれない。こうした逆効果となる行動を選択した結果，ますます不安が高まり，想像上の「問題」が現実のものになってしまうのだ。

ハーベイの認知モデルで注目に値するのは，睡眠を監視すれば，問題を引き起こしたり維持したりすることになるという考え方だ。この点を考えると，最近の個人用睡眠モニターの普及ぶりが懸念される。今や多くの人々が，加速度計や音によって動きを検知する市販のリストバンドや，スマートフォンのアプリで自分の睡眠を記録している。そうした人々は，眠っている時間や睡眠の質に関する情報が知りたくてベッドに入ることさえある。そのうえ，それらの市販品の一部については，睡眠の量や段階ごとの特定の睡眠時間を正確に計測できるかどうかと懸念の声が上がっている。これは，そうした製品やアプリを使っている人々からわたしが受け取ったフィードバックとも一致する。たとえば，ある若い男性は「深い睡眠をまったくとれていない」という表示がしょっちゅう出ると言い，ある中年女性は「80歳の人の睡眠」と表示されたと明かしてくれた。もっとも，こうした製品については現在も改良が進んでおり，将来に向けて大きな可能性を秘めている。膨大な数の人々の睡眠を測定する安価な方法を提供することによって，睡眠研究に大きな革命をもたらすだろう。ただ，それまでは結果を絶対的な真実とは受け取らないのが最善だ。睡眠に苦労している人は特に，こうした製品を生活にもち込むことが何を意味するのか，慎重に考えるべきではないだろうか。

不眠症を説明するその他の理論として，過覚醒モデルがある。これは生物学的要因を重視しながら，同時に心理的要因も受け入れるモデルだ。フライブルク大学のディーター・リーマン教授は，このモデルを説明する際に多くの文献を引き合いに出して，不眠症に苦しむ人の多くが過覚醒を体験しているように見えることを示した。つまり，そうした人は昼も夜も緊張し，ピリピリしている徴候を見せる。不眠症の発症には，人生の大事件やストレスをもたらす出来事が大きな関わりをもつ。そうした出来事は，過ぎ去ったあともわたしたちの心に緊張感を残す可能性があり，その過覚醒状態が睡眠に問題を生じさせるのだ。疲労感がありながら神経の高ぶりも感じる状態で，遺伝的なリスクが大きい人は特にこの傾向が強い。

さらに，寝室を静かなオアシス――眠りに落ちるのに理想的な背景――と見る代わりに，寝室，あるいは就寝時刻をストレスや警戒感と結びつけるようなパターンに陥ってしまうケースもある。これは，過覚醒とそれによる睡眠問題が，ストレスとなる出来事が過ぎ去ったあとにも続く可能性を意味する。リーマンにこのモデルの詳しい説明を頼んだところ，彼は次のように述べた。「実は，過覚醒を不眠症の病態生理学上の関連要因とする考え方はずいぶん前からある。マイケル・ペルリスは1997年に彼独自の不眠症に関する神経認知モデルを提示した際に，睡眠脳波図の速波範囲における周波数の増加は過覚醒の印だろうと強調した」。リーマンはさらに，この理論が長年の間にどう発展してきたかも教えてくれた。「この20年の研究によって，過覚醒に関する心理学的データと神経生物学的データが統合された。たとえば，神経画像データによって，過覚醒とは興奮を鎮められないという，単なる主観的体験でないことが明らかになっている。慢性的な不眠症の人では1日24時間，脳活動が上昇していることがわかったのだ」。

やはり不眠症を概念化したモデルとして，シカゴのノースウェスタン大学ファインバーグ医学院の神経学准教授ジェイソン・オングの提唱したメタ認知モデルがある。メタ認知は「考えることについて考えること」と説明されることもある。このモデルは，睡眠に関するわたしたちの考え方の一部が問題を悪化させているという認識に基づく。先のチンパンジーの件が好例だ。考えまいとすればするほど，かえってそれに頭を占領されてしまうのだ。このモデルはこれに先立つ認知モデルをベースにしており，睡眠についての自分の考えと相互作用するやり方が重要なのだと指摘する。このモデルからの実利的な助言は，考え方を変えようとすべきではないというものだ。その考え方とわたしたちとの関係を変えようと試みるほうが，問題解決の助けになる可能性がある。睡眠について自分がどう考えているか，そして自分が体験している問題をその考え方がどれほど長期化させているかに気づき，そうした考え方を締め出そうとする代わりに，ただ観察し，木の枝の間を吹きわたるそよ風のように，自由に頭のなかを出入りさせておけばよい。つまり，その考え方を消せたらと願うのではなく，自分の考え方を認識し，良し悪しを判断したりすることなく，日々の生活のなかで自然と出入りさせておくのだ。マインドフルネスに基づくこのような介入が，睡眠を含め，わたしたちの健康の多くの側面に役立つことが明らかになっている。オングは，「無理に眠ろうとしたり，睡眠問題の解決にこだわったりするよりも，人によっては問題を放置し，現状がどうであろうとそのままにしておくほうが有益だ。睡眠に関連した考え方へのこの対処法はマインドフルネスと呼ばれ，調査の結果，睡眠の質の改善に有効であることが明らかになっている」と説明してくれた。

それぞれのモデルは，不眠症を総合的に理解するのに役立つ。まず，もって生まれた遺伝子が不眠症の発現を高め，ストレスになるライフイベントが症状発現の引き金を引く。そして高い覚醒レベルは健全な睡眠と両立せず，わたしたちの行動や思考（メタ認知など）が問題を長引かせるのだ。

いかにして解決するか：思考と行動

キャトラルの場合，不眠症解消のきっかけは，不眠症のための認知行動療法（CBT-I）を受けたことだった。アメリカ内科学会によるガイドラインは，これが成人の慢性的な不眠症に対する第一選択治療法だと述べている。その結論はきわめて厳密で公正な研究――「無作為化対照試験」と呼ばれる――からのエビデンスに基づいており，ガイドラインは診療を行っているかどうかに関わりなく，あらゆる臨床医にとって意味がある。では，このCBT-Iとは具体的に何をするものなのだろう？

名称を考えると驚くには当たらないが，この介入法では睡眠問題を引き起こして長続きさせる認識（つまり考え方）の正当性を疑い，修正する。たとえば，不眠症の人に睡眠の科学について教育する。その狙いは不健康な信念を逆転させることだ。ひょっとするとある人は，人体の正常な機能には常に8時間の睡眠が必要だと感じているかもしれないが，実際には7時間でうまくやっていける（そのほうがよく眠れて，日中も問題なく働ける）のではないだろうか？　そう教えれば，ベッドで眠れずに横になっている不要な時間を避けられるだろう。安眠に効果を発揮するテクニックも紹介しよう。たとえば，「味わう」というテクニックでは，過去の特別な思い出や将来の出来事を思い浮かべて楽しむ。つまり，ベッドに横になって職場での悲惨な一日をあれこれ考えるのではなく，人生の特別な瞬間を追体験したり，計画しているバハマ旅行のことを考えたりするのだ。

また，その名が示すように，CBT-Iには行動という要素もある。リラクゼーションのテクニックを使えば，就寝前の緊張をやわらげることができる。睡眠衛生も役に立つ。これは，ある時刻を過ぎたらコーヒーの摂取や電子機器との接触を避けることはもちろん，睡眠環境をできるだけ暗くすることも含む。不眠症を引き起こし，持続させるような行動を「刺激制御療法」を用いて修正することもできる。治療を受ける人が刺激とのつながりの制御を試みる治療法で，不眠症の場合は「就寝時刻や寝室」が刺激で，「ストレス」がつながりとなる。刺激制御療法では，そうしたつながりを消して，代わりに就寝時刻や寝室を安らぎや眠りと結びつける。疲れていないなら，ベッドに入らないように告げる。夜中に目覚めて眠れないのなら，ベッドから出てほかの部屋に行くようにいう。ベッドに入るのは疲れているときだけ，ベッドで時間を過ごすのは眠る準備ができたときだけにするのだ。このテクニックを続けているうちに，寝室を，眠れない夜ではなく安らぎや睡眠と結びつけるようになる。

CBT-Iで使われるテクニックで不眠症に対して同じく有益とみなされているのが，睡眠制限療法だ。目覚めたままベッドで過ごすのを避けるために，ベッドにいる時間を制限する。もしある人が，ベッドで8時間過ごしているのに7時間しか眠っていないのであれば，ベッドにいる時間を7時間に減らすように助言する。睡眠を効率よく集中させれば，不眠症の人は睡眠の効果を高め，必要なタイプの睡眠をよりとれるようになる。このテクニックがうまくいくのは，睡眠が制限されると睡眠欲が増すからだ。つまり，ベッドにいる限られた時間を目覚めたままゴロゴロして過ごすのではなく，熟睡して過ごせる可能性が高まる。これにはベッドと覚醒状態との間のつながりを弱め，ベッドと睡眠とのつながりを強めるというおまけのメリットもある。とはいえ，このテクニックはいつでもたやすく導入できるとは限らず，ベッドで過ごす時間の制限にはいくつか困難が伴う。

たとえば，長期にわたって深刻な不眠症に悩む公務員のロジャーの場合を考えてみよう。彼は最近，オンラインのCBT-Iコースを始めた。ひと晩に４時間ほどしか眠れないというひどい不眠が１週間続いたあと，もっと長く眠れるようになったという。それはちょうど，睡眠を制限するようにとアドバイスされた時期と一致していた。だが彼自身は，これほど長い間切望していた睡眠をなぜ制限するのかあまりよく理解できなかったため，アドバイスを無視してコースを中止した。何週間か経つと不眠症が再発症し，彼は自分自身に嫌気が差した。問題への対処を長期にわたって助けるために提供されたアドバイスよりも，一度きりの睡眠を選んでしまったからだ。

CBT-Iが自分のためになるだろうと考える人にとって，次のステップはこの治療を施せる専門家を探すことだ。このテクニックの専門家はまだまだ不足しているので，見つけるのはそう簡単ではない。そのため，ロジャーが試したようなオンライン配信の方法が最近になって開発されたことは，大きな興奮をもって迎えられている。

オックスフォード大学のコリン・エスピー教授（208ページ参照）はデジタル医薬品会社であるビッグ・ヘルスの共同設立者でもあるのだが，次のように語る。「CBTをウェブやスマートフォンで利用できるようにすれば，費用をかけずに大規模利用が実現できるという利点がある。つまり誰であれ，その手法を必要としている人をすぐに助けることができる。目標は，『デジタル薬（dCBT）』を医薬品（睡眠薬）のように簡単に手に入れられるようにすることだ」。オンライン治療の将来性に関しては期待する声が多く，不眠症に対しても費用対効果がよいと考えられることから，こうしたリソースを職場で提供すべきだという指摘もある。

一方で，直接顔を合わせて行う治療の廃止には懸念の声も上がっている。また，こうしたテクニックには効果を証明する徹底的な試験が必要だという指摘もある。エスピーは後者の指摘には同感で,「もちろん,dCBTの効果は証明されなければならない……我々は我々のオンラインプログラムである『スリーピオ』に関する大々的な科学的試験を実施する重要性を力説してきた。もちろん,これを行っているのは我々だけではないが,我々はdCBTの有効性を裏づけるエビデンスを,厳密であると同時に医療の提供に変革をもたらすものにしようと固く決意している」と話し,より大局的な見地から,こうつけ加えた。「ところでわたしは,デジタル薬がゆくゆくは専門家による対面診療と統合されるとも信じている。そうなれば,臨床医は直接の対応を最も必要としている患者や状況,時間に集中することができ,同時にデジタルツールを使って業務を補佐して,より効率的かつ効果的に仕事をすることができるようになるだろう」。

CBT-Iは今のところ不眠症の最善の治療法だが,万人に効くというわけではない。ロジャーの場合,CBTの試みを中止した2,3カ月後に,「CBD」を用いた自己治療によってついに治ったと宣言した。CBTの間違いでは?どうやらそうではないらしい。CBD(カンナビジオール)は大麻の主要な活性成分の一つだ(もう一つはTHC=テトラヒドロカンナビノールで,気分を高揚させるのはこちらのほうだ)。ロジャーは地元の健康食品店でCBDオイルを(合法的に)購入し,毎晩ベッドに入る前にオイルを嬉々としてカシューミルクに数滴垂らした。その結果、深い眠りに落ち,爽快な気分で目覚めることができるようになったと報告している。ただ,いくらロジャーがCBDに熱中しているとしても,自己治療にはリスクがあり,あまりすすめられない。そのうえ,その効果を調べた良質な研究はあまり多くない。そして,大麻のもっと総合的な効果や睡眠に対する活性成分を調べた研究では,まちまちな結果しか出ていない。ロジャーの場合,CBDはやがて効かなくなり,リラックスするのを助ける抗うつ薬をごく少量処方されることとなった。今のところそれがよく効いているようだ。しかし,なぜ睡眠薬を処方されないのだろう？　睡眠薬は効くのだろうか？　安全なのだろうか？

不眠症の投薬治療

CBT-Iと比較すると，不眠症治療のための睡眠薬使用を支持するエビデンスははるかに少ない。睡眠薬にはベンゾジアゼピン類と「Z薬」（非ベンゾジアゼピン系医薬品で，類似の作用をもつ）があるが，CBT-Iで改善が見られない場合に，十分な考慮ののち，ごく短期間に限って処方されるべきだ。これらの薬剤は脳内の抑制性神経伝達物質であるGABA（第1章で言及）の影響を強めることで鎮静効果を発揮する。寝つくのを助ける効果があるため，深刻な不眠症に苦しんでいる人には魅力的に聞こえるかもしれない。ただし，わたしたちが考えているような眠りをもたらすわけではない。もたらすものはお粗末な代用品なのだ。たとえば，ベンゾジアゼピンでは深い睡眠やレム睡眠が少なくなり，軽い睡眠状態が続く。こうした薬を飲んだあと，ひどい気分で目覚めることも不思議ではない。そのうえ，不眠症の根本原因には何も手をつけていない。べとつく絆創膏を貼って，短期間，事態の崩壊を防いでいるようなものだ。服用を数週間にわたって続ければ耐性ができ，同じ効果を得るためにますます大量の薬が必要になるだろう。依存性も生じて，やがて薬をやめる際には不快な離脱症状を味わう羽目になる。

睡眠不足で自暴自棄になっているところに，ある種の薬が使えるという状況が重なると，時に最悪な結果を迎えることがある。それが，ミュージシャンのマイケル・ジャクソンの悲劇的な死の真相かもしれない。彼の体内には微量のベンゾジアゼピンのほか，プロポフォールも見つかった。これが呼吸停止をもたらしたように思われる。

彼の死には，睡眠研究家も世間の人々も衝撃を受けた。とりわけ，プロポフォールを投与されていたことが関心を集めた。プロポフォールは睡眠補助薬ではなく全身麻酔薬だ。第１章で述べたように，睡眠と麻酔は異なる点がいくつもある。眠っている人に手術をしようとすれば，その違いが瞬時に明らかになるだろう。ハーバード大学医学部の睡眠医学教授であるチャールズ・ツェイスラーが公判中に指摘したように，プロポフォールは睡眠周期を乱してレム睡眠を奪う。つまりこの薬を投与された人は休息がとれたと感じて目を覚ましても，実際にはますます睡眠不足になっているのだ。マイケル・ジャクソンのケースでは，これが死の直前の症状の解明に役立つかもしれない。メディアの報道によると，被害妄想気味になり，体重が減って，一世を風靡《ふうび》した自分の音楽の歌詞を思い出すことも，音楽に合わせて踊ることもできなくなっていたという。もし睡眠を切望したためにこうした薬を投与されていたのなら，あまりにも悲しすぎる。状況改善のための適切なサポートを得ることができなかったわけだから。

誰かと一緒に眠る

睡眠実験室で調べてもらう場合，検査はおそらく一人で受ける。普段，隣で寝ているパートナーがどういう状態かはまったく考慮されない。成人の半数以上がパートナーと一緒に寝ていることを思えば，それはあまり筋が通っているとはいえない。パートナーは自分よりも１時間遅くベッドに入ったり，１時間早く起きたり，いびきをかいたり，羽毛布団を独り占めしたりしているかもしれないのに，そうした事実は完全に無視される。しかしながら，その手の行為はわたしたちの睡眠に決して小さくはない影響を及ぼすのではないだろうか？

その点では，睡眠を一種の共同活動として考えることに，もう少し時間を費やす必要があるかもしれない。結局のところ，わたしたちの概日リズムの利点の一つは，日中は目覚め，夜間は眠ることだとされている。こうすることで――人々が同じ時に同じことをすることによって――共同体の発達が促される[*2]。こうして概日リズムの普遍的な類似性が社会集団の形成につながったように，人それぞれの睡眠タイミングの違い（夜型と朝型が一緒に寝る）が人間関係における問題に発展することは，想像に難くない。

ロンドンの金融街シティで働く中年のラケシュは，自身と妻の睡眠に関する問題をわたしと話し合っていた。「おかしいですよね」と彼は言う。「僕たちはどちらも個別には問題がないのに，一緒になると大問題がもち上がるんです」。妻は彼より早くベッドに入り，遅く起きるのだという。彼女は生まれつき睡眠時間が長い質《たち》なのに対して，彼は短い睡眠時間でもやっていける。「問題は僕たちの睡眠パターンが重なっていないことです。僕は妻が寝た数時間後にそっとベッドに入るのですが，いつだって，どういうわけか彼女を起こしてしまいます。目を覚ました彼女はやたらと色々なことを心配し始めて，半分眠っている僕にアドバイスを求めてきます。僕はわけのわからない答えを返して，２人ともイライラすることになるわけです」。

パートナーの睡眠パターンがどれほど悩みの種となるか

睡眠にはほかにもカップルの間に問題を生じさせる側面がある。いびきや睡眠時無呼吸は，当事者以上にパートナーの睡眠や生活の質を損なう。睡眠研究家の指摘によると，いびきは道路工事のドリルよりうるさく感じることがあるという。まさにそのとおりだろう。そのほかの睡眠障害も人間関係に問題を引き起こす。たとえば，寝ている間もランニングをやめようとしない足の持ち主が隣に寝ていては，ゆっくり眠るどころの話ではない。もっと極端な例では，レム睡眠行動障害のパートナーから，夜中にパンチを浴びるという事態もある。パートナーのごくささいな行動も，わたしたちの睡眠を乱すことがある。固いマットレスと柔らかいマットレス，あるいは布団をかけるのと２枚のシーツの間に挟まれるのでは，どちらが好みか？　あるいは，丸まって寝るのが好きか，大の字で寝るのが好きか？　お互いの好みを確認するのはもちろん，ペアとして眠る際には事前の相談や交渉が欠かせないのかもしれない。

弁護士を呼び出す：睡眠離婚を模索する

というわけで，睡眠問題は人間関係に問題をもたらす一因となるようだが，何か打つ手はあるのだろうか？　それは正確に何が進行中かによる。もしパートナー同士の睡眠タイミングが合わないのならば，朝型と夜型の双方がわずかに自分の睡眠タイミングを動かすことで，もう少し一致するようになるだろう。睡眠障害が起こったときには，それ相応の方法で鎮静化するとよい。たとえば睡眠時無呼吸の場合，「持続陽圧呼吸療法」と呼ばれるやり方で緩和することができる。マスクを装着し，それを通じて空気を出入りさせることで，気道の適切な圧力を保つ方法だ。このマスクをつけると，見た目が映画『スター・ウォーズ』のダースベイダーのようになり，装着している人自身もそう感じるという報告がある。それはちょっと自分には向かないと思う人には，その治療法ほど確立された方法ではないが，別の方法も提案されている。日中にアボリジニの管楽器であるディジュリドゥの演奏訓練をすることで，軽い睡眠時無呼吸に一定の効果があるというエビデンスがある――おそらく上気道の筋肉が強化されるのだろう。しかし，気道の持続的陽圧がやはり最適の治療法であることに変わり

＊2　第８章で，睡眠タイミングの違いは共同体を支えるのにも役立つ（人々が異なる時間帯に目覚めていて集団を見守る）と述べた（245ページ参照）とはいえ，それらは比較的わずかな違いで，あくまでも，主に日中に起きていて夜に寝るという一般的な昼行性パターンの範囲内での差だ。

はなく，患者本人はもちろん，ベッドパートナーの生活も改善できる。

睡眠に関する知識をもつことも，人間関係維持の助けになる可能性がある。パートナーが午前2時まで起きているのには生物学的な根拠があるのだとあらかじめ知っているだけでも，言い争いを避けるのに役立つ。最近，友人のティナから聞いたのだが，睡眠時間の大きな食い違いをめぐり，夫と以前から言い争いが続いていたという。彼女は少なくとも午前2時ごろまで起きているのに対して，夫はその時間にはもうベッドのなかで，寝入ってからしばらく経っている。そして，彼女より何時間も前に起床する。ある日のドライブ中，夫はたまたまラジオで概日リズムに関する話を聞いた。ラッセル・フォスター教授，デボラ・スキーン教授，スティーブン・ジョーンズ教授といった有名な科学者たちによる，概日系の生物学的な基盤についての討論だった。わずかひと晩で，夫のイラついたような鋭い目が，よくわかると言いたげな優しい眼差しに変貌を遂げ，何十年かにおよぶ2人の関係で初めて，彼女の変わった睡眠パターンを受け入れ始めたそうだ。

もちろん，最も極端な解決法は離婚だ。といっても，のちのちのことも考えれば，弁護士に電話する前に，睡眠離婚を試したほうがよいだろう。今では多くのカップルが，夫婦のベッドを離れて一人で寝ることを選ぶようになっている。もし，それが両者にとってのよりよい眠りと関係改善につながるのならば，そうしたやり方をしてもよいのではないだろうか？ただし，これは明らかに万人向きではない。人によっては睡眠離婚をほのめかされただけで，本当の離婚を切り出されたのと同じくらい大きく傷つくこともある。前述したシティの勤め人ラケシュに，別々に寝てはどうかと言ったところ，彼は笑顔でこう返してきた。「おもしろいことに，妻はいつも最後には別室で寝ます。眠っている僕のそばで目を覚ましたまま横になっているのに嫌気が差して，別の部屋へ行くわけです。最初から別々のベッドで夜を過ごすのがよいとは，2人とも思っていません。なぜなのかはよくわかりませんが，それが正しいこととは思えないんです」。これについて，カップルの睡眠を専門に研究しているウェンディー・トロクセル博士は次のように述べている。「カップルにとって大事なのは，睡眠に関するカップル間の問題に完全な対処法はないと理解することです。自分たちにとって一番よい方法を考え，それについて健全な話し合いをもつ必要があります」。

睡眠離婚なんてくだらない，実際に離婚することこそ，眠れない夜を解決する究極の方法だと信じている人たちは考え直したほうがよい。離婚すると，もっと睡眠の質が悪くなるように思われる。そのわけを考えてみると，離婚にまつわるストレスや葛藤が一定の役割を果たす可能性がある。しかし，ほかにも多くの理由がありそうで，ひょっとすると難しい生活環境が離婚と不眠両方の可能性を高めるのかもしれない。最近のデータによると，夫婦カウンセリングで睡眠が改善されている——とはいえ，ご婦人方にはあいにくなことに，この効果は夫にしか見られない。

睡眠と妊娠

人生のどこかの時点（たいていは成人期）で子どもをもつ人も多いだろう。受胎の前でさえ睡眠が一定の役割を演じ，研究の結果，睡眠の長さや質と，男性の睾丸《こうがん》の大きさ，精子の数や質に関連があることがわかっている。また，女性の受胎能力も睡眠と関連があるといわれており，考えられるメカニズムの一つとして，不眠が体にストレスを与え，それが生殖ホルモンに対する効果を介して受胎能力に影響を及ぼすのかもしれない。このテーマに関する総説では，睡眠の乱れはわたしたちの暮らしのなかに何か脅威となるものがあることを示しているという仮説が立てられている。つまり，不眠に関連した受胎率低下は，危険な環境での育児を避けるという進化上の適応反応かもしれないというのだ。さらに研究を行って，関連を裏づけ，仮説を検証する――そしてもし睡眠の質と受胎能力に重要なつながりがあるのなら，睡眠の質の改善が受胎能力向上の一つの手段になりうるかどうかを確かめる必要がある。

いざ妊娠すると睡眠が厄介な仕事になることは，出産間近の女性をひと目見るだけでよくわかる。疑わしいと思う人は，パジャマの上着の腹部にサッカーボールを固定してからベッドに入り，睡眠や翌日の疲労感にどのような影響が出るかを確認してみるとよい。お腹のなかに生き物と，それに付属するかさばったものを抱えていることによる不快感に加え，妊娠ホルモンのエストロゲンやプロゲステロン，それに人生のこの時期に多いストレスも睡眠を邪魔する。こうしたことにはすべて文献の裏づけがある。妊娠の第一期という早い時期から，女性は睡眠の質の確保に苦労するわけだが，以前より長い時間眠るようにもなる。快適に眠るのは難しく，夜中に何度も目が覚めることがあるが，それは排尿の必要に駆られての場合もある。妊娠中に，不眠症，レストレスレッグス症候群（むずむず脚症候群），睡眠呼吸障害など多岐にわたる睡眠問題が起こることもある。日中の仮眠が救いだという人もいる。

妊娠中，母体の快適さを向上させるのは重要だが，同様に注意を払うべきは，妊娠中の母親の睡眠不足が未熟児の出産や産後うつといった好ましくない転帰につながりかねないことだ――ただし，論文の著者らは明確な結論を得るにはさらなる研究が必要だと警告している。そうしたことが起こるのは，ストレス反応，免疫応答の変化，体内の炎症といったメカニズムによるものらしい。総合的に見て，妊娠中によく眠れない場合は臨床的な配慮の必要があるように思われる。

睡眠と子育て

妊娠するとよく眠れなくなる可能性があるわけだが，その悩みは出産後に終わるかというと，そうはなりそうもない。赤ん坊は24時間休みなしに3時間ごとに目覚めるというスケジュールで生きているからだ。そして，睡眠不足がいよいよ本格的に始まる。これから起こる事態に対し，完璧に準備ができている新米の親はいない。母親はもっと熟睡できる自身の姿を思い描き，妊娠期間の終わりを待ち焦がれていたかもしれない。現実には，妊娠と出産を乗り越えたあとも，体調や睡眠時間をすぐに回復させられる時間はないことが多い。親はしばしば，さらに難しい夜を過ごすことになる。

出産後の数カ月間，睡眠を奪われ，消耗した親がどのような状態にあるかは調査で確認されている。新米の親たちは子どものいないカップルと比べて，睡眠の乱れや眠気に関連した困難な事態を体験している。ある小規模な研究の報告によると，第一子が生まれたときは，母親よりも父親のほうが睡眠時間が短いというデータがある。しかしそれは，母親が楽をしていたということではない。母親のほうが夜は少ししか寝ておらず，日中に寝ることでその埋め合わせをしていたのだ[*3]。睡眠を奪われたり邪魔をされたりするため，子育てに関して新米の時期は特に注意が必要となる。運転中の事故や，睡眠不足によって起こるさまざまな問題のリスクが高まる可能性がある。

子どもを生むことは，女性の睡眠の長さに最大の変化をもたらすといえるかもしれない。5,800人以上の成人を対象とした調査結果がボストンの

＊3　付随研究でも，赤ん坊が小さいうちは，父親よりも母親のほうが多く寝ていることがわかった。とはいえ，この場合もやはり，母親のほうがよい思いをしているということではなかった。母親のほうが夜間の覚醒回数が多く，睡眠が途切れがちだったのだ。

ある会議で提示され，『シカゴ・トリビューン』紙で報じられたが，それによると，女性の場合は子どもをもつことと不十分な睡眠につながりがあり，男性の場合はつながりがなかった。怠け者の父親が責任を果たしていないことを表しているのだと決めつける前に，ほかの説明も考慮すべきだと睡眠専門家のミンデル（第２章で言及）は言う。たとえば，男性のほうが子どもをもつ前から短い睡眠時間を経験しており，子どもができても睡眠にそれほど大きな変化がなかった可能性がある。これは18万人近くの労働者から得られたデータとも一致する。総合的に見て，ひと晩に７時間以下の睡眠を報告する人の数は，男性（38％）のほうが女性（35％）よりわずかに多い。

こうした一般的な傾向では個々の家庭の状況までは捉え切れず，単親世帯（特にその単親が女性である場合）では睡眠不足が起こりやすい。概して，母親であろうと父親であろうと，今すぐ睡眠くじに当たる可能性は低そうだ。睡眠をめぐってパートナーと意見が合わないときは，ほかのカップルもたぶん同じように悪戦苦闘しているのだと考えるほうが有用かもしれない。もっとも，睡眠不足でイライラしているときには，これは口でいうほど簡単ではない。

新米の親が体験する睡眠の問題には，たいてい二つの要素がある。睡眠を奪われるだけでなく，たとえいくらか眠れたとしても，夜中にくり返し起こされるという困難な事態に遭遇するのだ。故アヴィ・サデー教授（第５章で言及）と同僚らは，この乱れた睡眠が気分や注意に及ぼす影響を調べたいと考え，夜中に起こすという実験によって，家庭内の状況を再現できるだろうと考えた。家庭では夜中に何度も睡眠が中断され，授乳やオムツ交換をしてからまた眠ることができる。実は夜間に何度も起こされるのは育児以外でもよくあり，待機当番の医師やペットの飼い主は，夜中にくり返し起こされる。実験では参加者を二つに分け，一つは睡眠制限グループとし，夜は4時間以上寝ないように告げた。もう一つは夜間覚醒グループとして，ベッドで8時間過ごすことを許すが，1時間半ごと計4回にわたり睡眠を中断させ，10分の課題を実施してから眠りに戻らせた。興味深いことに，睡眠の中断はほとんど眠れないのと同じくらい問題があることがわかった。短い睡眠，または途切れ途切れの睡眠を体験した実験参加者は，普通に眠った場合と比べて，注意の低下と強い抑うつ傾向，さらには疲労感を示した。ごく短時間の睡眠を体験した人と，睡眠時間は長いがくり返し起こされた人の間に差がなかったという事実は，新米の親たちがたとえどれだけ日中に睡眠時間を取り戻していたとしても，大きな睡眠問題に苦しむわけを説明するうえで役立つ。

親の睡眠：以前の素晴らしさを取り戻すのはいつ？

親たちは睡眠の剥奪がどれほど骨身にこたえるかを知って驚くだけでなく，それがずっと続くことによくショックを受ける。妊娠と出産は大変な仕事であるうえ，新生児を抱えた最初の数カ月には終わりがないように感じられ，多くの子どもは3歳になってもまだ夜中に目を覚ますことがあるからだ。しかしその先は？　調べた研究はそう多くはないが，傾向として，家族内における睡眠の相互作用を強調している。子どもの睡眠パターンは親の睡眠パターンに影響を与え，逆もまた同様なのだ。ある研究では，子どものいる被雇用者は子どものいない被雇用者と比べ，子育て中の18年間で計645時間の睡眠を失うと推定されている。毎晩8時間の睡眠を必要とする人にとって，それは一睡もしない夜が80夜以上もあることに等しい——それに，一人の親として言わせてもらえば，実際にはそのデータよりもずっと多いように感じられる。とはいえ，せめてもの救いは，年月が経ち，赤ん坊がよちよち歩きの幼児に，そして子どもからティーンエイジャーに，さらには大人になるにつれ，親は少しずつ多く眠れるようになっていくことだ。実際，成人した子どもの親が報告している睡眠時間は，子どものいない人たちより短いわけではない。

ただし，聞いた話では親の睡眠は決して以前のような形には戻らないという。子どものいる人は，常に何かしら睡眠の妨げになるものがあることに気づく。子どもがベッドを濡らしたり具合が悪くなったりすることもあれば，半狂乱で救急医療機関に駆けつけなければならなかったり，小さな体が不意に親のベッドに潜り込んできたりすることもある。青少年や若年成人の親でさえ，横になっても心配で眠れないまま，大事なわが子が無事に帰宅するのを待つことがあるという。ひょっとすると高齢になっても，親は中年のわが子のことをあれこれ心配して眠れない思いをするのではないだろうか？

ではなぜ，子どもが少し大きくなってからも，親は出産前と比べてよく眠れないのだろう？　一つの可能性として，最大限の警戒態勢をとっていることが，この問題の核心なのかもしれない。注意喚起されている，つまり油断なく気を配っている状態は，眠りとはまったく相いれない（警戒と睡眠を同時に行うことはできない）。とはいうものの，一人の親であるわたしのなかには，子どもたちの求めに常に気を配っていなければ，という気持ちがある。近ごろでは，廊下の先から咳が一つ聞こえただけでも目が覚めてしまう。まるで，脳の一部が常に目覚めていて，大事な宝物を見守り続けているかのようだ。一方で，睡眠不足を子どものせいにするのはやめて，年齢のせいだと認める必要があるのかもしれない。年を重ねるにつれ，睡眠の質が悪化する場合があることも事実だ。だからたぶん，たとえ子どもがいなかったとしても，横になったまま眠れずにあれこれ心配してしまうことはありうるし，その場合は別の理由もあるのだろう。

親のSOS（睡眠を救う）

睡眠と心の健康についてわかっていることからして，子どもがいてあまりよく眠れない親たちが，十分に寝ている人たちよりもストレスや抑うつ傾向を報告しやすいのは，特に驚くべきことではないだろう。睡眠の乱れや短い睡眠時間と，体重増加や神経心理学的機能，そして総合的な健康とのつながりを考えれば，子育ての最初の何年かが困難な時期になりうるのも不思議ではない。

睡眠の剥奪によって困難な状況に陥っているという親たちからの相談には，助けを求めてもよいのだという明確なメッセージを送るべきだろう。考えられるあらゆる援助や手段に資金を供給し，あらゆる選択肢を考慮すべきだ。思いやりのある祖父母の手助け，費用のかかる乳母，医師への受診，育児休暇などは，どれも消耗度の激しい人生のこの時期を乗り切るための力になるだろう。

睡眠と仕事

多くの人々にとって仕事は成人としての生活の中心的な要素であり，キャリアを本格的に追求し始めるのもこの時期であることが多い。仕事に捧げる時間の量，仕事に関連したストレス，あるいは職務のタイミングさえ，睡眠に大きな混乱をもたらす可能性がある。ニュースの見出しにもそれが反映され，「夜勤が『体を混沌《こんとん》に投げ込む』」というような表現が見られる。同時に，睡眠不足は仕事の遂行にとってよいことではないという考えも強調されており，「睡眠不足が『職場での口論のもと』」「睡眠剥奪がビジネスを損なう」といった見出しも見られる。

仕事と睡眠が対立するこうした構図は，わたしたちの身の回りの至るところに見られる。地元の友人で50代のリアムにお茶に招かれたときのこと，ご近所同士のいつもの雑談のあと，話題は仕事のことに移った。わたしがこの本を執筆中だと言うと，リアムは睡眠に関する自分自身の体験を話し始めた。一番下の息子が生まれたとき，睡眠不足で本当につらい思いをしたという。あまりにも疲れていたため，職場に着いたときにはどうやってそこまでたどり着いたのかも思い出せなかった。車を運転した記憶がまったくなかったというのだ（睡眠と運転のページを思い出していただければ，これが運転してはいけない証拠であるとわかるだろう）。スタッフのなかでも仕事のできる優秀なメンバーの一人だったが，当時はかろうじて目覚めた状態でその日を乗り切るのが精いっぱいで，奇妙な霧のなかにいるような感覚だったという。

仕事による違い

睡眠はわたしたちの職業人生に大きな問題を引き起こしかねないわけだが，一部の仕事は睡眠に特別なリスクをもたらすように思われる。たとえば，銀行業や金融といったロンドンのシティの典型的な仕事に就いている人と話した場合，24時間休みなしで働いていると言われても驚いてはいけない。何しろ，「お金は決して眠らない」からだ。これは，この章の序盤で紹介したシティの勤め人，ラケシュが妻の睡眠パターンについてわたしと交わした会話の内容とも一致する。ラケシュは毎朝6時前に家を出て，午後8時過ぎに帰宅する。通勤の様子を説明しながら，次のように話してくれた。「僕は6時の列車でウォータールーまで行くんですが，家族を起こさないように暗いなかで着替えます。スーツの上着と違う色のパンツを履いていることに列車に乗ってから気づいた男として，今ではすっかり有名ですよ！　慢性的な疲労感があって，通勤中も目を開けていることができません。乗り合わせた人の多くが似たような様子で，まるで目を覚ましていられないかのように，うつらうつらしている人が毎朝何人かいます。なかにはすっかり眠りこけている人もいて，ウォータールーに着くと肩を叩いて起こしてやらなくてはなりません。そうしないと，そのまま列車でボーンマスまで行ってしまいますからね！　こうした状況の明るい面といえば，よいことをしたと思いながら一日を始められることでしょうかね」。

しかし，問題を引き起こしているのはシティだけではない。アメリカの疾病対策予防センターの調査では，睡眠時間の短い人（ひと晩の睡眠時間が7時間未満の人）の割合を職業別に分析している。労働者18万人近くの職業を大きく22に分類したところ，短い睡眠時間を報告した人の割合が最も高かったのは，「製造業」（43％），「医療支援」（40％），「医療関係者と技術者」（40％），「食品製造および食品提供関連」（40％）だった。割合が最も低かったのは，「教育，訓練，図書館」と「農業，漁業，林業」（ともに31％）だった。もっとも，自己申告によるデータには一定の限界がある。たとえば，自分の睡眠時間が不十分であることを，すべての人々が正直に打ち明けるかどうかは疑問だからだ。それでもなお，雇用主にとってこのような情報は，社員が十分な睡眠をとることができているかを確認し，サポートが必要であるかどうかを判断する際のヒントになるだろう。

リスクをもたらす職務はほかにもあり，軍関係者や兵役経験者は不眠症になるリスクがある。そうした人々が不眠症になりやすいのは，強いストレスを感じる状況を体験したり，睡眠パターンが不規則だったり，海外勤務後に本国での生活に適応するのが難しかったりするせいだろう。こうした人たちによく見られるそのほかの問題，たとえば心的外傷後ストレス障害（PTSD）やうつ病などは睡眠問題によってさらに悪化する可能性があるため，これは注意が必要な事態だ。

さらに，宇宙飛行士も挙げられるだろう。宇宙飛行士は，いったいどのようにして眠るのだろう？　宇宙には重力がないので，寝ようとして横になるのは難しいはずだ。それに，地球の周回軌道に乗っていれば，24時間のうちに太陽がくり返し昇っては沈み，通常とは異なる明暗のパターンをもたらす。温度や騒音レベルも，常に睡眠に適しているとは限らない。これでは睡眠など不可能ではないだろうか？　だが，どうやらそうではないようだ。就寝するとき，彼らは寝袋に潜り込み，浮遊して何かに衝突ししないよう，床や壁，天井などに体を固定する。自分専用の寝場所，あるいはポッドのような睡眠装置を持っており，それがいわばベッドルームとなる。ただ，こういった話はどれも快適そうには聞こえない。それが理由で，宇宙飛行士はよく眠れず，宇宙で不眠症になって睡眠薬を使っていると報告するのかもしれない。職務がもたらす興奮も安眠にはつながりそうもなく，1969年に月面を歩いたあと，バズ･オルドリンは2時間しか眠れなかったという。ニール・アームストロングに至っては一睡もしなかった。ところで，宇宙での睡眠には何かよい点もあるのだろうか？　宇宙では完璧なマットレスや枕を探したり，快適な姿勢を見つけたりするために苦労する必要はない。重力がないため，体が自然に支えられているように感じるのだ。ひょっとすると，こうした睡眠環境は決して悪いものではなく，ウォーターベッドやハンモックといった人気のあるグッズと同じような寝心地を提供してくれるのかもしれない。

医師や看護師も一定量の睡眠が容認されてはいるが，職務の内容を考えると両立し難いグループだ。医療関係者たちはわたしたちの命をその手に握っており，広範な知識を即座に活用しながら慎重な判断を下し，それでいて感じのよい態度や雰囲気を保つことが求められる。とはいえ，長時間労働が時にそれを難しくする。実際のある研究では，睡眠をひと晩逃すと，法律で運転が認められる限度まで飲酒した場合よりも，職務遂行能力が大きく損なわれるという結果が出た。この研究では，二つの条件が用いられた。一つは実験参加者の睡眠を28時間奪い，もう一つはアルコールを含む飲み物を，血中アルコール濃度が0.10％になるまで一定の速度で飲ませた。そして，両条件を課した期間の最初から最後まで，コンピュータによる課題を用いて,目と手の動きの協調をくり返し評価した。課題の成績は,どちらの条件でも次第に低下することがわかった。定量化してみたところ,24時間眠らなかった時点での成績低下は,血中アルコール濃度が0.10％の状態に匹敵した。これは重大な問題だ。運転に対するイギリスやアメリカの現在の法的限界は,これより低い0.08％なのだ。この研究結果からすると,ひと晩眠らなかった外科医よりも,ワインを一杯飲んだ外科医に手術してもらうほうがよいということなのだろうか？ それに,たとえ十分な睡眠時間がとれるときでも,医師の仕事のスケジュールはきわめて不規則なため,夜間に仕事をして日中に寝ることもある。

シフト制の仕事には特有の問題がつきものだが,それは医療関係者に限った話ではない。体内時計を周囲の世界に入念に同調させ,わたしたちの体という驚くべきマシンを来るべき一日に向けて完璧に調整するのは,何よりも光と食事だ。そこで,ちょっと想像してみよう。常識に向かっておどけた敬礼をして,当たり前の生活時間に背を向けたとしたらどうなるか？ ひと晩中起きていなければならず,代わりに日中に睡眠をとり,しかもおそらく真夜中にたっぷりと食事をとるような生活をしていたらどうなるか？ それがまさに,鉄道会社の指令室で働く30歳のガイが余儀なくされている生活だ。彼は早番(午前7時〜午後3時),遅番(午後3時〜11時),夜勤(午後7時〜午前7時)が6週間でひと巡りする複雑な勤務当番表に従って働いている。彼だけではない。警察官やパイロットなど,社会においてほかにも重要な仕事を担っている人々も過酷なスケジュールで働いている。

損失はどれくらい？

というわけで,わたしたちの仕事は睡眠に影響を及ぼし,睡眠は仕事に影響を及ぼすように思われるが,そうした相互作用にはどれくらいの損失が関わってくるのだろうか？　極度の疲労で仕事を辞めるのは，睡眠がわたしたちの職業人生に与える影響のほんの一例にすぎない。生産性の低下をはじめ，単純に職務をうまくこなせないといった形での損失も発生しうる。シティで働く人の例に戻ると，睡眠不足はラケシュの話に出てきた通勤列車での乗り過ごしよりも，はるかに重大なリスクをもたらすかもしれない。たとえば21歳のドイツ人，モーリッツ・エアハルトの悲劇的な事件がある。彼はロンドンに住み，一流銀行でのインターン期間を終えようとしていた。誰が見ても信じられないほどの長時間労働をこなし，時にはひと晩中仕事をしていた。朝の4時とか5時にメールを出していたことも知られている。2013年8月15日，インターン期間の最終段階にいたとき，彼は仕事に来なかった。のちに，シャワー室でてんかんの発作を起こして亡くなっているのが発見された。この恐ろしい出来事と眠らなかった時期とがまったく偶然に重なった可能性はあるものの，睡眠不足や疲労はてんかん発作の引き金となることが知られている。企業界は睡眠の必要性に対する態度を早急に改める必要がある。

睡眠の制限や乱れと，事故や死亡による人的資源の損失の関連が調べられている。主に不眠症についてハーバード大学医学部の主導で行われた調査では，さまざまな仕事に従事している4,991人に，不眠症やその他の慢性的な不調に加えて，前年に職場で起こった重大事故やミスについても尋ねた。その回答から，不眠症に関連した事故やミスは，そのほかの不調に関連したものよりも多く，より大きな損失をもたらすと考えられた。さらに，アメリカでは不眠症に関連した職場での重大事故が，年に27万4,000件も起きていると推測されている。事故の原因は多面的であることが多いが，睡眠や疲労はとりわけ悲惨な職場事故の多くに関与している。そのなかには，放射線障害で多くの人が亡くなったチェルノブイリ原発事故，7人が犠牲になったスペースシャトルのチャレンジャー号の爆発事故，スーパータンカーが岩礁《がんしょう》に衝突して大量の原油が流れ出し，野生生物に壊滅的な被害を与えたエクソン・バルディーズ号の原油流出事故などがある。

睡眠不足は相当な損失をもたらしているように思われるが，いったいどれくらいになるのだろう？　ランド研究所ヨーロッパ支部による最近の調査では，睡眠不足による損失がアメリカでは年に推定4,110億ドルになる。これはGDPの実に2.28％に相当する金額だ！　同様に，ほかの諸国にとっても睡眠不足がもたらす経済的損失は負担となっており，イギリスでは毎年400億ポンド前後を失っていると推定されている。

寝不足は経済的損失と健康リスクにつながるわけだが，さらに，短い睡眠時間が長期間続くと累積効果が生じるように思われる。これは，人生の中盤における長時間労働が長期にわたる影響をもたらすという研究結果とも一致する。フィンランドのビジネスパーソンを対象にした研究では，長時間労働で睡眠時間が不足している人たちは，普通に働いて普通の睡眠時間を確保している人たちと比べて，20年以上もあとの健康状態が劣っていることがわかった。

シフト勤務は睡眠の質の悪さにつながると同時に，独特の副次的影響ももたらすように思われる。鉄道の指令室で働くガイに，シフト勤務労働者としての生活について聞くと，次のように話してくれた。「シフト制で働くのは，永遠にジェットラグを体験しているようなものです。それがどれほど有害なものなのか，勤務時間が午前9時から午後5時の一般的な仕事に戻るまでは理解できません。シフト勤務は僕をすごく怒りっぽくします。何も問題ないと感じられるようになるのは，夜間勤務の期間が終わって5日が経ち，体内時計が正常に戻ってからです」。

では，ガイの体験や，早番，遅番，夜勤といったシフト勤務にはリスクがあるというわたしたちの本能的な反応には，データ上の裏づけがあるのだろうか？　残念ながら「ある」といわざるを得ない。シフト勤務の労働者は，普通の時間に寝ている同僚に比べて，体や心の健康状態が低いと報告されている。また，がんや糖尿病，心臓発作，脳卒中など，大きな病を患いやすい。これは，深夜勤務を指す「墓場シフト」という言葉に新たな意味をもたせる。

しかし，シフト勤務はなぜ，健康問題と関連があるのだろう？　もしかすると，健康問題を起こしやすい人たちと，シフト勤務で働く人たちは同じようなタイプなのかもしれない。人生というゲームにおいて不利なカードを配られた結果，仕事の選択肢が限定されるとともに，身体と精神の両面でさまざまな健康問題を起こしやすくなったとも考えられる。ある種のケースはそれで説明がつく。とはいえ，この説で大半の人々を納得させることは無理だろう。多くの人には，医師やパイロットが恵まれない人々だとはとても思えないからだ。おそらく，逆の理屈のほうがもっとわかりやすいだろう。つまり，シフト勤務が健康問題のリスクを上昇させるというわけだ。

大学院の学生としてわたしが最初に教えられたことの一つが，何かが別の何かの原因であると証明するのは，驚くほど難しいということだった。代わりの説明がいくつも成り立つ場合が多く，それらをいちいち除外しようとすると，並大抵の苦労では済まない。二つの事柄に関連があるというだけでは，一方がもう一方を引き起こしているとはいえないのだ。たとえば，2000年から2009年にかけてのモッツアレラチーズの一人当たり年間消費量と，土木工学の年間博士号授与数との間には高い相関関係があることが明らかになっているのだが，それはこの二つの変数の一方がもう一方の原因であることは意味しない[*4]。ただし，シフト勤務の場合は喫煙と健康問題の場合と同じように，たぶん因果関係がある。そう考えられる根拠の一つは，「用量反応関係」と呼ばれるタイプの証拠だ。ある事柄（この場合はシフト勤務）が多ければ多いほど，もう一方（この場合はがん）が多くなるという結果になる。こうした結果が出ると，研究者は目を大きく見開いてコンピュータのスクリーンを凝視し，自分が発見しつつあることの重要性とその意味の大きさをかみしめる。

さらに決定的な結果が，マウスの概日リズムを乱す実験から得られている。実験では，乳がんを発症しやすいマウスの明暗周期を毎週変化させた（ある種のシフト勤務労働者が体験するのとほぼ同じやり方で行った）。すると，体重が増え，標準的な明暗周期のもとに置いたマウスより早くがんができるのがわかった。シフト勤務とがんのつながりに関する研究は政策にさえ影響を与えており，デンマークでは長期のシフト勤務労働者で乳がんになった人々には政府から賠償金が支払われた。世界保健機関も，シフト勤務とさまざまな健康問題とのつながりに注目し，シフト勤務には発がん性がある可能性が高いと結論づけている。

しかし，シフト勤務ががんにつながるという考えを裏づける研究ばかりというわけではない。この二つの間の因果関係が確立されようとしていた矢先に，総計140万人の女性が含まれる10件の研究のメタ分析が発表された。シフト勤務と乳がんとの関連を調べたところ，何十年もシフト制で働いていた女性のグループにおいても，二つの間には何のつながりも見つからなかった。この研究とほかの研究の結論に食い違いがある原因については，すでに退職していてシフト勤務で働いていたのは何年も前であるような女性に焦点を合わせるといった調査方法の違いや，シフト勤務と乳がんとのつながりは高齢女性より若い女性のほうが密接だという可能性が指摘されている。全般的に見て，シフト勤務は乳がんの若干の症例や，その

＊4　これを含めその他の疑似相関については，ウェブサイトのhttps://www.tylervigen.com/spurious-correlationsを参照のこと。

ほかの問題の因子の一つだろうと思われる。だが，なぜだろう？

長く起きていれば眠くなるという「当たり前のこと」と，体内時計を思い返してみよう。グリニッジ天文台の時計のような親時計（視交叉上核）に加え，体のさまざまな場所にも独自の時計があることは注目に値する。体内のほぼすべての細胞が自前の時計をもっているのだ。たとえば，夜中に食事をして，毎日の生活リズムに変化を加えようとすると，親時計は動きを止めるかもしれない。場合によっては，体内のミニ時計，たとえば肝臓での遺伝子発現を制御している[*5]（発現のタイミングに関する合図を食事のリズムから受け取る）時計が，体のほかの領域との同調から外れて走り始めることもある。

普段の生活環境では，わたしたちは自然に変動する警戒や遂行能力，代謝，睡眠欲のレベルを最大限に活用している。ところが，昼に寝て夜に働くと，仕事のスケジュールや睡眠，食事が生理機能と合致しなくなる。寝る時間であることを教えてくれる暗闇ホルモンのメラトニンは一般に夜に放出され，光によって抑制されるため，日中に寝ると厄介な事態になりかねない。シフト勤務の労働者が経験する問題の一部，たとえばうつ病にもメラトニンが関わっていることにも注意が必要だ。日中に寝て夜働けば，日光を浴びる機会が減り，ビタミンＤも減少して，わたしたちを弱らせるもう一つのルートを用意することになってしまう。

シフト勤務が社会生活に及ぼす影響も見過ごすことはできない。青少年期には睡眠タイミングの影響で，若者の生活時間が社会のほかの人々と一致しなくなってしまうことを覚えているだろうか？　シフト勤務の労働者の場合も同じで，このタイプの仕事は家族と一緒に過ごしたり，友だちとの時間を楽しんだりする機会を減らし，不和や社会的な孤立をもたらす危険がある。鉄道の指令室で働くガイにもそれが当てはまるようで，次のように語る。「どういうわけか，家にいるよりも職場にいるほうがくつろげます。みんなが同じ船に乗り合わせた仲間だという意識があるからかもしれません」。社会生活に対するシフト勤務の影響は，シフト勤務の労働者がなぜほかの人たちよりも健康でないのかを説明するのにも役立つかもしれない。

最後に，シフト勤務はわたしたちの睡眠の質や長さに対する悪影響を通じて，こうした健康問題を引き起こす可能性がある。ガイにはまさにそれが当てはまり，次のように話してくれた。「夜勤に当たっている期間は，日中にせめて6～7時間寝ておこうと精いっぱい努力しますが，いつもそうできるとは限らず，3～4時間しか眠れないときもあります。逆に夜勤の最後のシフトのあとは，最大でも4時間と，日中はできるだけ少ししか寝ないようにしています。夜は普通の時間（午後11時）に眠れるようにアルコールの力を借りることもあるのですが，どちらにせよ，いつも夜中に目が覚めてしまいます」。ガイが担当する運行ルートについて詳しく話を聞くと，わたしの祖父が働いていたルートと重なることがわかった。祖父は蒸気機関車の運転士で，早番（午前6時～午後2時），遅番（午後2時～午後10時），夜勤（午後10時～午前6時）という3交代制で働いていた。夜勤をひどく嫌っていて，睡眠パターンの変化になかなか適応できず，特に夜勤に就いて最初の2，3日は苦労していた。当時は村の肉屋の向かいに住んでいたのだが，その店先は村人が大勢集まって世間話に花を咲かせる場所になっていた。その影響でどれほど眠りが妨げられるか，かつて不満を漏らしたことがある。村の全員が知り合いなのだから，目の前の家のカーテンが閉まっていれば，自分たちのおしゃべりがどれほど迷惑かわかって当然だろうに，というのが祖父の言い分だった。祖父は腫瘍関連の病気で

＊5　つまりDNAのメッセージを使ってタンパク質などを製造するメカニズムを制御している。

早死にした。事情が違っていたらと思わずにはいられない。

睡眠と仕事の相性の悪さをどう調整するか

睡眠と仕事は互いに難題を突きつけ合っているようにも思えるが，それについて何かできることはないのだろうか？　退職はあくまでも最後の手段だ。金融不安のさなかに辞表を提出するような行動をとる前に，人によって違いがあることを思い出すことのほうが役に立つのではないだろうか。たとえば，シフト勤務を考えてみよう。たったひと晩，深夜まで起きていただけでボロボロになる人もいれば，ひと晩中どんちゃん騒ぎをしても驚くほど平気な人もいる。人によっては他人よりもシフト勤務にうまく対応できるという考え方は，調査でも裏づけられている。その理由としては，人々の間の遺伝的な差異を含め，多くの要素が重要な役割を果たしていると考えられる。ほかにシフト勤務への対応に役立つと思われる要因としては，若いこと，男性であること，朝型ではなく夜型人間であること，神経症的傾向が少ないこと，つまり外向的であることなどもあるが，こうした結論をすべての調査が支持しているわけではない。シフト勤務のタイプも重要かもしれない。ひと口にシフト勤務といっても中身はさまざまで，たとえば輪番制か常夜勤か週末勤務かで影響も違ってくる。

というわけで，辞職はさておき，睡眠と仕事の相性の悪さを緩和するために何かほかにできることはないだろうか？　何もかもうまくいく方法はないだろうか？　わたしの地元の友人で，末の息子が生まれたときに大変な苦労をしたリアムの場合，通勤途中に致命的な交通事故を起こすという真に迫った夢をくり返し見るようになった。運転中や職場で，あるいは自分の健康に，何か取り返しのつかないことが起こりそうだと気づいた彼は，賢明にも自分の限界を悟り，医師に相談して仕事を辞めた。仕事を離れてからは睡眠不足を解消することができ，創造力豊かな本来の彼に戻ってすぐに職場に復帰した。

しかし，解決策をまったくの個人任せにしていて本当によいのだろうか？　雇用主にもサポートできる部分はあるのではないだろうか？　大企業のなかには，十分に休養した脳のほうが賢く，創造性豊かで生産性も高いという事実に気づき始めているところもあるようだ。そうした企業は睡眠を大事にするために，自分たちにできることから積極的に取り組んでおり，グーグル，プライスウォーターハウスクーパース，ウーバーなどの一流企業では，仮眠用の施設が利用できると報じられている。会社が社員の睡眠を大事にするための方法はほかにもある。長時間の通勤を避けるために在宅勤務を許可したり，心身ともに自然なリズムを大事にするためにフレックスタイムを導入したり，勤務時間外にダラダラと仕事のメールをすることを禁じたりといった対策を講じている組織もある。ある会社では，よく寝た従業員には年に最大300ドルのボーナスを支給することまで実施している！　従業員は7時間以上の睡眠20回につき，25ドルを請求できるのだ。

職場の照明を変えることで日中は注意を高め，夜は眠気を催すような試みも行われている。第4章で述べたように，ブルーライトには寝る時間であることを体に教える暗闇ホルモンのメラトニンを抑制する力がある。ブルーライトは覚醒や注意の増大とも関連があるとされており，日中の特定の時間帯には役に立つ。こうしたことから，ある研究では職場の照明を操作して，ブルーライトに富む白色光を4週間，標準的な白色光を4週間にわたって従業員に浴びせる実験をした。予想どおり，ブルーライトに富む白色光は注意や集中力の増大，気分や能率の向上など多くの恩恵をもたらした。また，日中の眠気，ならびに夕方の疲労感や怒りっぽさのレベルの低下ももたらした。おまけに，実験参加者は夜間の睡眠の質の向上も報告した。

ところで，シフト勤務の労働者にはどんなアドバイスがあるだろう？それは勤務時間やシフトのタイプによる。ひと晩限りの夜勤の必要性に迫られた場合，たとえば友人にベビーシッターを頼まれ，その知り合いが夜遅くに帰宅するまで待つとか，徹夜で棚卸しをするという場合は，それに合うように体内時計の動きを変更しようとしても意味がない。少し引き延ばして変形を受け入れてやれば，次の夜にはもとの形に戻るはずだ。この場合に重要なのは，こうしたひと晩限りの変化に対応できるような対策を講じることだ。たとえば日中に仮眠しておいたり，明るい光を浴びて注意を高めたりすることが挙げられる。

ただし，もしナイトクラブの警備員として働くことになり，この先しばらくは夜の仕事が続く見込みならば，新しいスケジュールにできるだけ早く対応できるように生活リズムを変えるほうが理にかなっている。わたしたちの体にとって，光や闇にさらされる時間や，いつ食べたり飲んだり眠ったりするかが，いつ特定の行動をすべきかについての重要な合図となる。しかし，常にそう単純とは限らない。周囲の世界を変えることはできないからだ。それに，わたしたちが何をしようと，人間を取り巻く自然の光と闇が，シフト勤務労働者を混乱させるようなメッセージを送ってくる。休息を助けるためのメラトニンのような薬や，モダフィニルのような覚醒を促進するための薬を使うこともできる。しかし，薬にはリスクがつきもので，医師による慎重な判断なしには決して服用すべきでない。最後に，身体的にも精神的にも健康障害をきわめて起こしやすい人は，シフト勤務ではない職業に就く可能性も探ってみるべきかもしれない。もし不可能であるならば，定期的に健康診断を受けるほうがよいだろう。

つい最近までは，飛行機内やオフィス，パブでの喫煙が可能で，喫煙者が自分の健康のみならず，他人の健康まで危険にさらしていた。今ではとんでもない話に思われるが，わたしたちはいまだに，長時間働くことや，ストレスの多い職務，難しい業務スケジュールをこなすことを期待されている。今後は働く人々の睡眠を改善させ，シフト勤務に就いている多くの重要な労働者を守るためにも，変化を起こす必要がある。しかし，長時間労働やシフト勤務が過去のものとなる日は来るのだろうか？　夜遅く，必死で救急車を呼ぶ電話のことを考えると，電話交換手，救急隊員，救急救命士，病院スタッフといった人々からの迅速な助けに深い感謝の念を抱く。そうした人々が誰かの命を守るために自らの健康を危険にさらしていることを思うと，なおさらその思いを深くする。

40 歳目前なのにまだ眠れない

成人中期は人生のラッシュアワー時代と呼ばれることがある。ロマンチックな関係を維持しようと必死で努力したり，自分より年上と年下の両方の面倒を見なければならなかったりする時期だ。たいていの人は，生計を立てるために働く必要もある。こうした事柄にまつわるストレスが，わたしたちを睡眠不足に追い込むことがある。人生のこの時期には，しばしばほかの人々のために自分の時間を使わなければならず，自分のことは二の次，三の次になりかねない。ひょっとするとわたしたちは，「自分の時間」をいくらか確保する必要があるのではないだろうか？　もしそれができたならば，その時間をたっぷりと寝ることに使うのも悪くはない。そのほうが，人間関係のためにも，キャリアのためにも有益だろう。

第8章

CHAPTER 8

長くつらい夜：高齢者の睡眠

高齢者（65歳以上）には24時間につき7～8時間の睡眠が推奨される

オリーブ・クックは社会の宝だった。90歳を超えてなお，戦没者記念日が近づくと負傷した軍人の救済資金を募るために真っ赤なポピーの造花を売る姿が見られた。しかし，2015年5月6日，92歳の彼女の遺体がとある峡谷の底で見つかったというニュースが報じられた――自ら命を絶ったのだ。家族宛ての遺書には，もう生きているのに耐えられないとあった。うつ病や健康状態の悪化といった困難もさることながら，夜中にほとんど眠れなくなり，もうやっていけないと思うようになったのだ。

この報道にイギリス中が心を痛め，首相がその死を悼む談話を発表した。とはいえ，彼女が挙げた理由のなかに睡眠が含まれていたことは，多くの人にとってひとごとではなかった。睡眠は高齢者の悩みの種であることが非常に多く，ひどい苦しみのもとになりうる。では，人生のこの時期の睡眠はどのようなものなのだろう？　そもそも，なぜそうなるのだろうか？

高齢者の睡眠

本書の中盤で，青少年期に起こる睡眠タイミングの奇妙な変化を取り上げた。就寝時刻が遅くなり，朝早く起きるのがつらくなる。これをひっくり返すと，高齢者の典型的な眠りとなる――遅くまで起きているのがつらくなり，就寝時刻が早くなるのだ。わたしたちの祖父母がパーティーの席を真っ先にあとにする理由はそこにある。このような違いがあることは，進化の点から理にかなっているのかもしれない。もし常に誰かが目覚めていて集団を見守ることができれば，安全に過ごせる可能性が高まる。これは「よく眠れない祖父母」仮説と呼ばれる――就寝と起床が早い高齢のメンバーが，集団内のほかの人たちを見守る。若者の睡眠パターンがこの恩に報いるものであれば，なおよい――そうすれば常に誰かが目覚めていることになる。この考えにはデータの裏づけがある。カナダ，アメリカ，タンザニアの研究者が，タンザニアの狩猟採集民であるハッザ族の睡眠パターンを調べた。ハッザ族は普通，30人前後の集団で暮らしている。男性は鳥やハチミツなどの食料の狩りや確保を主導し，女性は木の実や種子，果物といった食料の採集を率先することが多い。狩猟採集民は，わたしたち人類の多くにとってもはや遠い過去のものとなった暮らしを知る目的で研究されることがある*1。このときの調査では，ある集団における18歳以上の年齢層を対象に調べたところ，20日間の調査期間中，全員が同時に眠っていたのはわずか18分だけだった。つまり，ほぼ常に誰かが目覚めていて，周囲の世界の出来事に目を配っていたのだ。眠っているときには周囲を警戒できずに無防備になるので，夜間警備員がいれば助かるということだ。

睡眠段階も年齢とともに変化し，高齢期に入ると睡眠が浅くなる。しかし，浅い睡眠が増えれば必然的にそのほかの段階の睡眠が減り，レム睡眠や深い徐波睡眠が少なくなる。徐波睡眠は心身の修復にとって重要であるため，その減少は加齢に伴って中枢神経系が劣化していくことを意味するのではないかといわれている。

人生のこの時期には睡眠の乱れや問題が急増し，高齢になるにつれて夜間に覚醒している時間が長くなるのが普通だ――おそらく，ベッドの相棒は自分の頭のなかの考えだけという状態で。高齢者には睡眠時無呼吸や，レストレスレッグス症候群（むずむず脚症候群）もよく見られる。

大学の講師を退職した79歳のマルコと睡眠パターンについて話をしたとき，彼は次のように語った。「わたしは午後10時頃にベッドに入るのが習慣なんだ。朝5時30分頃の起床までに，排尿のために少なくとも3回は起きる。続けて眠れるのは長くて3時間。ただし，数カ月前に一度だけ，4時間という新記録を出したことがあった」。同世代の仲間もそうなのかと尋ねると，互いの睡眠のことなどめったに話題にしないが，たまにそういうことがあると，仲間たちはまるで秘密クラブの会員であるかのように，訳知り顔でうなずくという。

マルコの状況は同年齢の多くの人と比べてやや極端だが，彼の体験の一部を裏づけるデータもある。夜中にトイレに行く夜間排尿は高齢になるほど多くなり，継続的に起こるようになると睡眠妨害の主な要因となる。非常にありふれた現象でもあり，マルコの年齢では80％前後の人々が夜間に少なくとも1回はトイレに起きる。ただし，何度も行く人はそれほど多くない。何度もトイレに起きるようなら，治療が必要な場合もあるので原因を調べたほうがよい。原因はさまざまだが，夜間に尿の生成量が増えたり，うつ病のせいで夜間に目が覚めたり，睡眠時無呼吸のような障害で目が覚めるといったことが考えられる。多くの場合，高齢の肉親が睡眠のことで愚痴をこぼすようであれば，それなりの理由があるのだ。

問題の大きさをちょっと考えてみよう。イギリスでは2050年には人口の1/4が65歳以上になると予想される。その大半が，睡眠に関していつも問題があると訴えるようになるだろう。これは9,000人以上の高齢者を対象とした調査結果とも一致する。その50％以上が，日常的に睡眠に不満があると報告した。つまり，わたしたちの友人や隣人，愛する人の多くが，日中に眠気を感じたり，夜の静寂のなかで横になっても眠れなかったりして，自分の睡眠に関して憂うつな気分になっているのだ。

＊1　具体的にどの集団を調査対象としたかによって結論が違ってくる可能性があるため，この研究法には欠陥がある。

加齢プロセスによる睡眠の変化はなぜ起こるか？

さまざまな物事が進行して，こうした睡眠の変化や問題をもたらしている可能性が高い。加齢というプロセスによって脳に変化が起こり，その一部が睡眠に影響を与えるのかもしれない。第1章で述べたように，睡眠は脳の異なる領域間の複雑な相互作用によってもたらされる。そうした領域が，互いのスイッチをオンにしたりオフにしたりしようと争い，その結果，睡眠や覚醒が起こる。脳の視床下部の腹外側視索前野（VLPO）は睡眠をもたらすうえで中心的な役割を果たす。したがって，高齢になってそのような領域のニューロンが減れば，いざ寝ようと思ったときに問題が起こるだろう。

行動様式の変化

行動上の変化も問題につながりやすい。もちろん，高齢者の行動が型にはまっているというわけではない。今の時代，わたしたちは，若者が自分の寝室から何十億ドルものビジネスを立ち上げ，100歳の高齢者がマラソンを走るような多彩な社会に生きている。とはいえ睡眠に関しては，その変化の説明に役立ちそうなステレオタイプな傾向も見られる。たとえば家で過ごす時間が増えたり，なかには介護施設で過ごしたりする人もいる。すると，運動量や日光を浴びる時間が減るとともに，昼寝をする機会が増えるだろう。

家で長時間を過ごし，友人や家族，隣人に会わなくなると，人間関係が希薄になって孤独感を抱くようになるかもしれない。高齢者には孤独感を訴える人が多い。誰だって時には孤独感を覚えるものだが，そこには自分の社会的なネットワークが一定水準に達していないという感情が含まれ，安全だという感覚が薄れる。安全や安心を感じることと睡眠には大きなつながりがある。危害が降りかかるかもしれないと考えられる状況で意識のない状態になることは，賢明ではないからだ。したがって，自分の脆弱性を認識することが，おそらく孤独感と質の悪い睡眠を結びつけるのだろう。睡眠が途切れ途切れとなり，心と体を常に警戒態勢に置くのだ。高齢者が孤独感を口にするのは，退職したり，友人を失ったり，病弱になったりしたときなどが特に多い。もちろん，孤独は高齢者特有の問題というわけではない。わたしはロンドン大学キングスカレッジの研究者と共同で，若年成人の睡眠の質と孤独感を調査したことがある。孤独を感じると報告した人々は睡眠の質の悪さも報告し，日中にそれに伴う問題があることがわかった。悲しむべきことに，こうした結びつきは過去に暴力や虐待にさらされた人々のなかで特に強かった。これは，自分が生きている世界を危険で恐ろしい場所と見る傾向が強いためではないだろうか。こうした人々があまり眠れなかったのは，誰も自分を守ってくれないと感じていたか，あるいは過去に体験した虐待が夜間に起こったためである可能性が高い。友人と過ごす時間を増やしたり，地域の活動に参加したり，成人学級に出席したりして社会的なネットワークを改善することが，孤独感をやわらげ，よく眠れるようになる方法の一つとなるだろう。

ホルモンの変化

加齢に伴う行動様式の変化が睡眠に影響を与えるとしても，行動の変化だけで，高齢者が体験する睡眠の変化のすべてを説明できるわけではない。「グラミー・グラニーズ」（テニスクラブ）会員の元気な高齢女性たちの睡眠の質が悪いのはどういうわけだろう？　彼女たちは，友人も多く社会活動もたくさんしている。その気になれば，自分の年齢の半分以下の若者たちに，運動の仕方や日光の浴び方，人生を最大限に楽しむ方法を一つや二つ教えることができるだろう。それなのに，そのうちの何人かは睡眠の問題で悪戦苦闘している。ライフスタイルのほかに，加齢のどういった側面がこうした睡眠の変化や問題の原因となるのだろうか？

一つ考えられるのはホルモンの変化だ。特に女性への影響は大きい。女性ホルモンのエストロゲンやプロゲステロンの濃度は更年期に急激に下がる。更年期は通常，成人期のもっと早い段階，50歳前後で起こる。急に顔が熱くなったり，汗が止まらなかったりするホットフラッシュ，不安，抑うつ傾向といった症状が現れることがあり，どの状態も安眠をひどく損なう。

元大学講師のマルコが，彫刻家である妻のマリアと睡眠の話をしてはどうかと言ってくれた。75歳になったばかりの彼女は，更年期による睡眠への影響を話してくれたが，それはほかの多くの人たちの報告と一致するように思われた。マリアはこう話す。「閉経期に入ったのではないかと初めて思ったのは，月経が軽くなり始めたときです。いつもより不安感が強くなり，眠りがどんどん浅くなるのに気づきました。関節の痛みが増し，夜になると特に強く感じました。顔や首のあたりがとても熱くなることが多く，夜中に目が覚めたものです。燃える溶鉱炉と化した体に閉じ込められているようでした。何をしても熱を冷ますことができません。冬の一番寒い時期でも夜中に布団をすっかりはねのけ，それでも体のなかが熱いんです。それでいて，足先はこごえるようでした。義姉も同じ頃に似たような経験をしていたのですが，夜中に汗でびっしょりと濡れたシーツを替えなくてはならないと話していました」。

このテーマを追究したある研究では，40～59歳の女性を対象に，自己申告による睡眠の持続時間および質と閉経状態との関連を調べた。閉経前の女性では，一晩の睡眠時間が7時間未満と答えた人の割合がわずか33％だったのに対して，閉経後の女性では41％だった。さらに高い割合（56％）を示したのが，閉経周辺期と呼ばれる移行期間中の女性だった。

閉経後の女性は閉経前の女性と比べて，睡眠に問題があるとか，疲れが抜けないまま目が覚めると報告する割合も高かった。マリアの説明はこの調査結果と一致し，彼女は次のように締めくくった。「わたしはどうしても，よい睡眠習慣を取り戻すことができませんでした。今では睡眠は仕方なくするものになってしまい，眠る楽しみはもう過去のものです」。

年老いた体と健康

身体的な病気も睡眠の質に関係していて，その影響は生涯にわたって増大し続ける。年齢を重ねるにつれて病気を発症する割合が増すからだ。がん，糖尿病，アルツハイマー型認知症，パーキンソン病，前立腺肥大は高齢になるにつれてよく見られるようになる。だが，これらは睡眠の質の悪さと関係があるとされている病気のほんの一部にすぎない。こうした問題と睡眠を結びつけるメカニズムはさまざまだ。この章のなかで追って詳しく述べるが，痛みや不快感，夜間排尿だけでなく，これらの病気を改善するために服用しているさまざまな薬による影響も，睡眠を妨害する原因となることがある。

視覚の障害

体の至るところが加齢プロセスによって苦しめられるが，スティーブン・ロックリーとラッセル・フォスターの両教授が言うように，特に興味深い変化が起こる場所の一つは目で，加齢とともに徐々に黄色くなり始める。フクロウのような目になるという意味ではなく，目の水晶体が黄色味を帯びてくるのだ。これは長期にわたる色素の蓄積によって起こり，網膜に届くブルーライトの量の減少をもたらす。高齢の画家が青い絵の具を多く使う傾向にあるのはその影響だといわれているほどだ。目に起こる変化は，加齢プロセスが睡眠に影響を与える興味深いルートの一つとなる。ほかならぬ，そのブルーライトがわたしたちの体内時計の設定に最も重要な役割を果たすからであり，また，わたしたちが夜遅くにタブレットやスマートフォンのスクリーンを見つめるときに体内での暗闇ホルモンのメラトニンの生成を妨げるのも，このブルーライトだからだ。こうして目にブルーライトのフィルターが新たに形成されると，睡眠タイミングに影響を与える周囲の光があまり役に立たなくなる。高齢者がほかの年代の人より早くベッドに入るのはそれが理由かもしれない。ただし一つ注意しておくと，これは高齢者が夜寝る直前にタブレットを使う言い訳にはならない。不眠症をはじめとする相談や訴えがよく見られる高齢期には，やはり睡眠衛生が大事だからだ。

加齢に伴うその他の目の変化も睡眠の邪魔をする可能性がある。水晶体が濁る白内障がその一例で，網膜に届く光の量が少なくなる。白内障の手術は濁った水晶体を透明なレンズと交換するものなので，気が弱い人にはあまり向いていないかもしれない。とはいえ，白内障の治療は単なる視力回復以上のメリットがあり，睡眠の改善にも役立つ可能性が高い。

白内障は失明の主な原因の一つだが，睡眠と視覚障害に関してはきわめて興味深いつながりがある。『*Patient H69*（患者番号H69）』の著者であるバネッサ・ポッターは，多忙な仕事と子育てを両立させていた41歳のとき，珍しい神経の病気で視力を失った。著書には，病気になったあとに睡眠がどれほど困難になったかが記されている。それは，再び眠れるようになるなら，永久に失明してもかまわないと思うほどの苦しみだったという。数年後，ポッターは再び視力を取り戻し，幸いなことに睡眠は正常に戻った。

光をまったく感知できない目の持ち主の半数以上が，フリーラン型障害とも呼ばれる非24時間睡眠覚醒リズム障害に苦しんでいる。体内の親時計が周囲の世界から独立して活動を始める障害だ。人の生来の一日はたいてい24時間より長いので，体内時計の照合基準となるべき光がないと，寝る時間が毎晩少しずつ遅くなり環境との同調から外れてしまう。この効果は急速に蓄積する。毎晩30分ずつ遅く寝るとすれば，月曜には午後10時に夢の国へ旅立っていたのが，次の日曜には午前1時になる計算だ。そんな状態で生活するのがどれほど大変か，想像してみてほしい。仕事へ行くには何があっても朝起きる必要があるから，日中はぐったりと過ごすことになる。たいていは，幸いなことに光やその他の合図が，就寝時刻がじりじり後退するのを止めてくれる。万が一，そうした後退が起こったとしても，すぐに使える手段もある。たとえば，慎重にタイミングを見計らってメラトニンを服用すれば，この障害への対処に役立つ。

興味深いことに，まったく目が見えないとされていても光を感知できる人はいて，そのメカニズムが最近になって発見された。わたしたちがものを見ることができるのは，学校の生物の授業で習ったように「桿体《かんたい》および錐体《すいたい》」視細胞のおかげなのだが，目にはほかにも光を検出できる細胞のあることがわかったのだ。これは「光感受性網膜神経節細胞」と呼ばれ，脳にメッセージを送って親時計が外界の環境を追尾することを助ける。つまり，完全に失明している人の一部は，目が見える人と同じように朝の光を浴びたり夜の暗闇に接したりすることで，体を周囲の世界になじませることができる。眼球がひどく損傷しているといった理由で，医師からは失明した目の摘出をすすめられることがあるが，そうした決断は軽々しくすべきでない。失明していたとしてもまだ光を感知することができ，それを体内時計の調整に役立てられる人々が確実にいるためだ。

心の健康

加齢がもたらす難題があるにもかかわらず，高齢期は喜びに満ちた時期にもなりうる。これまではさまざまな事情で活用できなかった機会を生かせるようになり，絵画，音楽，執筆，ダイビングを習うこともできる。また，孫との充実した時間を過ごすこともできる。それは，自分の子どもを育てていたときにはもてなかったような幸福な時間だろう。老後は，きちんと片づいた家に住み，落ち着いた日々のなか，焼き立てのクロワッサンと新聞のにおいで目覚めることのできる時間だと表現するのは言いすぎだろうか？　わたし自身が描くそんな夢はさておき，人生のこの時期は，精神的な難題を突きつけられる時期でもある。自分自身の死と向き合うこと，あるいは愛する人の死に直面することは，途方もない精神的な負担をもたらす。

ストレスとなるライフイベントは，不安症やうつ病の発症の一因となる。人によっては，パートナーを亡くして，温かったベッドが冷たい場所になる。かつては羽毛布団の奪い合いによって起こった睡眠障害が，新たに気づいた夜の静寂がもたらす睡眠障害に道を譲る。驚くにはあたらないのだろうが，科学的な調査の結果，配偶者を亡くして悲嘆に暮れる高齢者は不眠となり，仮に眠れたとしても質の悪い睡眠になることが明らかになっている。この悲嘆体験と睡眠障害とのつながりは，主に気分の落ち込みによると説明されている。

ストレスも，安眠にはつながりそうもない思考プロセスをもたらす。何年か前，わたしは思考と高齢者の睡眠の仕方との関係をテーマとする研究を行い，学部生のソフィー・イェーラルやポスドク研究員のトム・ウィリスを含む素晴らしいチームとともに，睡眠に関連する高齢者の思考を調べた。特に，人々を夜眠れなくする思考内容についてもっと知りたいと思ったからだ。イェーラルが南ロンドンの公民館や介護施設に出向いて，睡眠一般に関する考えや，寝入る直前に考えることを高齢者に尋ねた。もっと若い実験参加者での以前の調査結果と同様に，わたしたちの調査でも，睡眠の質の悪さは睡眠を邪魔するような考えと関連があった。たとえば，眠れないときには眠ろうともっと一生懸命努める必要があるというような考え方だ。就寝前に気分を高ぶらせたり，不眠や途切れがちな睡眠が大惨事をもたらすかのように考えたりすることとも関連があった。高齢者が眠れないときに示す懸念と，人生のほかの段階にある人々が示す懸念には，いくらか違いがあることが明らかになった。たとえば高齢者は，体の自由が利かないこと，日課の混乱，体調，薬を増やす必要性などについて心配していた。社会的に孤立するのではないかというような，家族や社会との関わりについての懸念も表明された。こうした結果は，睡眠問題に悩む高齢者の考え方を考慮し，人生の時期が違えば睡眠に関する懸念も違ってくると認識することが重要であるという見解を裏づける。提供するサポートは，そうした要素に合わせて調整する必要がある。

というわけで，高齢になるにつれて安眠できなくなるのには多くの理由があるように思われるが，どういったリスク因子が最も重大なのだろうか？　2016年に発表されたある総説論文がリスク因子比較を行っている。それによると，高齢期の睡眠の質の悪さに対する最大の予測因子は，年齢そのものよりも，女性であること，うつ状態であること，身体的に不健康であることだとわかった。こうしたカテゴリーに入る高齢者には，安眠を助ける支援が特に必要だろう。

年齢を重ねるにつれ，睡眠問題と遂行能力や健康はどう結びつくか？

睡眠不足は一生を通じて，数多くの困難な事態をもたらすと考えられている。となると，睡眠不足の高齢者にはこの先にどんな状況が待っていると心配すべきなのだろうか？　まずよいニュースとしては，高齢成人は若年成人よりも睡眠不足に耐えやすい。ある研究では，高齢（65～76歳）と若年（18～29歳）の成人を26時間眠らせず，その間に眠気を定期的に報告させ，1時間おきに課題を与えて反応時間を10分間にわたって調べた。

すると，若年成人に比べ高齢成人のほうが，睡眠剥奪が進行しても影響が少ないように思われた。開始時にはどちらの年齢群の実験参加者も良好な遂行能力を示したが，16時間後には若い実験参加者が能力低下を示したのに対し，高齢の実験参加者のほうは能力の低下が小さく，注意の低下も小さかったのだ。ただし，こうした肯定的な結果があるにもかかわらず，高齢者のほうが寝不足によく耐えられるという結論にすべての専門家が賛成しているわけではない。また，質の悪い睡眠や不眠は，人生のどの段階においてもよくないことは明らかだ――加齢プロセスにおいても，それは助けにはならないという見方がある。

例として，短い睡眠や質の悪い睡眠を考えてみよう。こうしたものをテロメア長との関連で調べた研究がいくつかある。テロメアは染色体の端にある構造で，染色体を保護する役目を担う（建設現場でかぶるヘルメットのようなものだ）。わたしたちの体が年をとるにつれ，テロメアは短くなっていく。短いテロメアは心血管疾患，肥満，うつ病など，多くの健康問題にも関係している。結果は一様とはいえないものの，さまざまな研究で，不眠や睡眠の質の悪さを報告する人たちは白血球のテロメアが短いことがわかっている。成人だけでなく子どもについてもそうした報告がある。こうした関係性の根底にあるメカニズムが今後解明されれば，睡眠の長さや質と加齢を結びつける経路の一つに関して新たな知識が得られるだろう。

認知能力の問題

睡眠が加齢プロセスに関係しているであろうもう一つの経路が，高齢者の認知能力の低下を通じた結びつきだ。高齢者の認知能力の低下といっても，バスの無料定期券を受け取ったとたんに頭が鈍くなるという意味ではない。近年のノーベル賞受賞者の年齢を調べれば，平均が66歳だとわかる。分野によってはさらに高齢で，文学の受賞者は平均72歳だ。

しかし，実際に認知の問題が加齢につれて発生する場合は確かにあり，高齢者の睡眠時間と認知能力に関する研究のメタ分析では，短い睡眠と——興味深いことに——長い睡眠を報告した人たちの両方で精神機能が多くの領域で低かった。具体的には，実行機能や言葉の記憶，判断を下したり行動を導いたりするために使えるように情報を保持する能力に問題があった。童話『三匹のクマ』のゴルディロックスという女の子と，その子が勝手に食べてしまうお粥《かゆ》の場合のように，極端なのはよくないと証明されたわけだが，なぜそうなのだろう？　色々な説明が可能だ。本書で一貫して睡眠の重要性を強調してきたことからして，短い睡眠との関連は自明のことに思えるだろう。たとえば，十分に睡眠がとれないことは，アルツハイマー型認知症の発症に大きな役割を果たす有害なタンパク質のアミロイドβが脳から適切に除去されないことを意味し，それが認知能力上の困難につながる。一方，長い睡眠との関連は直感からすると納得しにくい。長く眠るのはよいことではないだろうか？　しかし，長い睡眠はまた別のさまざまな問題をもたらす。その理由の一つとして，長い睡眠が生理機能のリズムを乱す可能性が挙げられる。眠る時間が短かったり，不適切な時間帯に眠ったりする人は，体が本来睡眠を欲している時間帯に目覚めていることを強いられるかもしれない。それと同じように，長く眠る人はおそらく，体が起きているようにと指示を出しているときでさえ，うたたね寝をしてしまうのだろう。それに，長時間の睡眠は概して質の悪い睡眠になりやすい。就寝時刻を午後11時から午後9時に変えてみれば，どういうことかわかるだろう。睡眠の効率が落ちるのだ。長い睡眠は，心身の健康問題がほかの障害と平行して起こっている印でもあり，こうした関わりからも長い睡眠が時には好ましくない結果をもたらすことがわかる。

神経変性疾患

睡眠の変化は，アルツハイマー型認知症のような神経変性疾患の主要な特徴であることが多く，非常に多くの人に影響を与えている。まだ小さかった頃に，アルツハイマー型認知症になった曾祖母のベティを老人ホームに訪ねたことを今でも覚えている。どの時間帯に訪問しても，たいていはうつらうつらしていて，いつも記憶があいまいで話が噛み合わなかった。少しでもチャンスがあればふらふらと歩き回り，わたしたちのことがわかっていたのかどうかもわからない。それでも若い頃の楽しい思い出はいくらか残っているようで，時折声高らかに笑うのだった。

曾祖母の晩年の行動は，彼女の病気がもたらしたものだった。曾祖母が患った病気が，ある種の脳機能の変化を引き起こしたのだ。おそらく最も著しい変化を受けたのが記憶だったのだろう。睡眠障害はアルツハイマー型認知症発症のリスク因子で，この病気を特徴づける認知機能の低下よりも前に起こることさえある。発症すると，患者は日中の過度の眠気や不眠に悩まされる。睡眠構造にも変化が起こり，レム睡眠や深い睡眠の量が減少する。こうした問題はすべてアルツハイマー型認知症の重症度とともに悪化するように見られ，病気が完全に発症した頃，患者は夜の時間帯によく眠れなくなることがある。その代わり，24時間を通してたびたび短い睡眠をとる。実際，このために患者はもう最愛の人に世話をしてもらうことが難しくなる。世話をする側がひと晩たりともゆっくり休めなくなるからだ。場合によっては介護施設で面倒を見てもらうようになる。

パーキンソン病もやはり睡眠異常を特徴とする神経変性疾患だ。この病気を患った人は，体の特定部分が無意識に震えたり，動作が緩慢になったり，筋肉がこわばったりする。年齢とともに発生頻度が増すので，この章の高齢者の部分で取り上げたいと思う。とはいえ，ここで取り上げるほかの病気と同じく，より若い人にも起こりうる。有名な例としてはマイケル・

J・フォックスがいる。1980年代のハリウッドの伝説的なスターであり，ティーンエイジャーの憧れの的だった彼は，30代の若さでこの病気と診断された。有名なボクサーであり活動家でもあったモハメド・アリの場合は40代だった。パーキンソン病患者に見られる睡眠障害のタイプはさまざまで，この病気と診断される前に始まることが多い。不眠症，レストレスレッグス症候群（むずむず脚症候群），日中の眠気などがある。

パーキンソン病患者に見られる睡眠障害のうち，最も人目を引くのはレム睡眠行動障害だろう。この珍しい障害は，レム睡眠に伴う通常の麻痺が働かないときに起こる。ある意味で睡眠麻痺の逆の状態といえる。睡眠麻痺では，覚醒してもレム睡眠による麻痺が続くのだが，それとは逆に，運動する能力がレム睡眠にまで持ち込まれる。夢が実演され，複雑な運動行動や発声を伴うこともある。発作が起こると夢のなかの脅威に反応して，なぐりかかったり，わめいたり，ののしったりする。頻度は低いが暴力的でない行動も見られ，ダンスをしたり，笑ったり，歌ったりすることもある。目は終始閉じたままだ。発作が終わると本人は目を覚まして理路整然と話をすることがあり，行動を引き起こした夢を思い出すこともできる。これは本書の前半で述べた睡眠障害とは異なる。たとえば，夜驚症（第3章参照）は深い睡眠中に起こる。この特異な障害で懸念されるのは，パーキンソン病やそのほかの病気の発症を強く予見させる点だ。実際，レム睡眠行動障害と診断された男性29人を何年も追跡調査した研究では，その80％前後がパーキンソン病，または認知症を発症したという衝撃的な結果に終わっている。これは憂慮すべき結果のように聞こえるかもしれないが，研究の対象が50歳を超えた男性であり，彼らがなぜこの睡眠障害になったのかが明らかでなかったことも注意する必要がある。言い換えると，この場合のレム睡眠行動障害は特発性だった。つまり，頭部外傷や精神疾患といったほかの症状の一つとして説明することができなかったのだ。必ずしもこの衝撃的な関連がもっと若い人々にも見られると考えるべきではないだろう。若い人々はそのほかの理由からレム睡眠行動障害を体験する可能性がもっと高いからだ。たとえば，うつ病の投薬治療への反応のため，あるいは心的外傷後ストレス障害（PTSD）にかかっているため，といった理由が考えられる。というわけで，もしあなたにこの睡眠障害の徴候があったとしてもパニックになる必要はない。ただし，心配ならば，医師に相談して原因を突き止めたほうがよいだろう。

睡眠と神経変性疾患になぜ関連があるのかについては，多くのメカニズムが提唱されている。以前は，睡眠問題はそうした疾患の結果だと考えられてきた。たとえばパーキンソン病では，睡眠に関与する脳構造や神経伝達物質の変化はもちろん，痛みや治療に用いた薬剤の影響で睡眠問題を引き起こしうるというわけだ。ところが，今ではこの考えが覆され，睡眠問題もまた，神経変性疾患の発症に一定の役割を果たすと考えられている。おそらく最も確立された関連は，すでに言及したように睡眠とアルツハイマー型認知症の主要な特徴である脳内のアミロイドβの蓄積とのつながりだろう。といっても，睡眠不足だからアミロイドβがたくさんつくられるということではなく，脳から効率よく除去されなくなるのだ。睡眠と脳の変性を結びつけるメカニズムはほかにも色々考えられる。たとえば，睡眠不足は脳内に炎症をもたらし，それが脳を衰弱の危険にさらすのかもしれない。もっとも，エビデンス欠如のため，なぜそうした関連が見つかるのかに関する仮説の多くは推測にすぎない。

わたしにとって，睡眠と神経変性疾患のつながりを考えることは，自分の健康に感謝し，そうした疾患に苦しむ人たちが直面する数多くの難題を改めて認識するひと時となる。また，役に立つ方法に気づくきっかけともなる。タイミングを慎重に見計らった明るい光への曝露，睡眠衛生に関する情報，不眠症治療のための認知行動療法に加え，場合によっては睡眠問題のための投薬治療もある。そのすべてが，現在は治療不可能とされている疾患に苦しむ人々にとって，日中と夜間双方の生活を改善するための方法として期待できる。

心血管転帰と糖尿病

本書の中盤で（第6章参照），睡眠と体重とのつながりに触れた。シフト勤務が心臓発作や脳卒中のリスクを増大させることも指摘した。そう考えると，睡眠のその他の側面が2型糖尿病や脳卒中，心臓発作に関係しているという見方も意外ではないだろう。わたしたちが睡眠に費やす時間の長さはインスリン感受性や耐糖能に影響を及ぼす可能性があり，場合によっては2型糖尿病の発症と睡眠をつなぐ一つの経路となりうる。糖尿病は心臓や血管を侵す病気のリスク因子でもあり，これもまた睡眠の長さと心血管転帰との関連を説明する多くの可能性の一つとなるかもしれない。短い睡眠は心臓へのカルシウムの無症候性蓄積をもたらすこともあり，心疾患のリスクを高めるメカニズムへと通じる。睡眠時無呼吸も心血管の状態と関係があるが，それは一つには血中の酸素不足が血圧を上昇させるからだ。体が酸素の低濃度を埋め合わせようとして血圧を上げることで，重要な臓器が必要とする酸素を限られた供給量下でも確保できるようにするからだ。

がん

がんもまた悲惨な病気と言えるだろう。前述したシフト勤務との気がかりなつながりに加え，睡眠のさまざまな側面もこの病気の発症と進行に関係しているかもしれない。短い睡眠，長い睡眠，昼寝，質の悪い睡眠などと，がんという病気には関係があるという仮説が立てられている。ある科学者グループが，13カ国の150万人以上を調べた実証研究や疫学研究に検討を加えて，睡眠とがんとの関係を明らかにしようとした。その結果，実験データや提示されたメカニズムは，睡眠時のある特定の側面ががんをもたらしうるという考えと矛盾しないと結論づけている。一方で，このつながりを実験室外で検証しようと疫学データを検討してみると，状況ははるかにあいまいで，明確な結論を出すことができなかった。これはつながりが現実の世界には存在しないということではない。しっかりした結論を出すには，睡眠とがんの関係に関して，今後の研究でより組織的に検討する必要があるということだ。

がんに関係する睡眠のまた別の特徴として，睡眠呼吸障害がある。夜間に呼吸が一定期間くり返し止まったり，浅い呼吸になってしまったりして，酸素を十分に取り込めなくなる障害だ。アメリカとスペインの科学者による研究では，実験参加者の睡眠呼吸障害を睡眠実験室で評価し，この呼吸障害の有無と重症度によって分類した。次いで，実験参加者を最長22年間にわたって追跡調査し，初回評価時の睡眠呼吸障害と，その後のがんによる死亡に関連があるかどうかを調べた。その結果，明確な用量反応関係があり，実験室で評価された呼吸障害が大きければ大きいほど，のちにがんで命を落とす可能性が高かった。驚くべきつながりだと思えるかもしれないが，動物を用いた研究を見れば，さらに納得できるだろう。マウスの実験では，低酸素症（すなわち酸素欠乏）とがん腫瘍の増殖とに憂慮すべきつながりのあることが明らかになっている。これもまた，夜間の呼吸障害を決して無視してはならない理由の一つとなる。

その他の健康問題

睡眠との関連が見つかっている疾患のリストは，今なお更新され続けている。とはいえ，そうした大きな病気をいったん脇に置いて，風邪のような日常的な病気に注意を向けた場合も，やはり睡眠は大いに関与しているように思われる。

2015年に発表されたある研究では，164人の睡眠を1週間にわたって評価した。その後，風邪を引き起こすライノウイルスを含む溶液を鼻に数滴投与し，5日間追跡調査して，具合が悪くなるかどうなるかを見た。アクティグラフ（腕時計型の装置）による評価で睡眠時間が短かった（ひと晩に6時間以下）人々は，もっと長かった（ひと晩に7時間以上）人々よりも風邪を発症しやすかった*2。おそらくこれは，睡眠が奪われると免疫機能が弱まる傾向があるからだろう。ひと晩眠らなかっただけでも，体内の炎症反応が増加し，体がまるで感染症と闘っているかのような反応を示すことがわかっている。睡眠の仕方と睡眠そのものが，くしゃみをしたり鼻をかんだりすることの多い冬の時期にいかに大切であるかがよくわかる。どのようなつながりがあるにしろ，こうした結果は日常の体験とよく一致する。疲れているときにはひと晩夜更かししただけでも，限界を超えてしまって1週間も寝込む羽目になることがあるものだ。

病室での睡眠

本当に運が悪いと，睡眠不足と健康の下向きのスパイラルは，人間を病院へと向かわせる。すると，入院自体が睡眠にさらなる大混乱をもたらす。ひょっとすると，患者の睡眠をあまり尊重しないことで，医療従事者は大きなチャンスを逃しているのかもしれない。病棟では，同室の患者たちがぺちゃくちゃと会話を続け，24時間電気がつけっぱなしであることも多い。高齢者だけでなく，あらゆる年齢層の人がこうした状況に置かれて

＊2　睡眠の長さを自己申告方式で評価した場合はこうした関連は見られなかった。実験参加者が自分の睡眠の長さをきちんと推測できなかったのだろうか？　なぜそうした結果になったかはよくわかっていない。研究現場では概して，睡眠の評価方法しだいで異なる結論に達することがある。

いる。

悪いことに，入院中の体験は睡眠に永続的な悪影響をもたらす可能性もある。幼い子どもが，半分眠っている間に血液を抜かれたり，鼻に管を挿入されたりして救急救命室で目覚めた場合，家に帰ってからも以前のようにぐっすり眠ることができなくなってしまうのではないだろうか？　子どもにしてみれば，熟睡することが安全だとはもう信じられないのだから，それは当然の反応だろう。そうした仮説には厳密な検証が必要だが，入院が睡眠問題のリスク因子である可能性を裏づける調査がある。ある小規模な研究で，退院して３カ月後の不眠症のレベルが以前よりも高まったことがわかったのだ。病院では睡眠が常に優先されるわけではなく，医師や看護師は難しいバランスを迫られる。スタッフの人数に限りがあるうえ，カーテンを閉め，灯りを消して眠りたいという患者の望みは大事だが，夜間に状態が悪化するおそれのある患者をモニターする看護師の務めのほうがもっと大事かもしれない。そのバランスをとるのは本当に難しい。

ただ，病人の回復を助けるためにできることはもっとあるはずだし，睡眠という天然の治療薬を処方すれば役に立つ場合もある。だからこそ，多くの取り組みを耳にするたびに，いつも勇気づけられる。たとえば，入院患者の睡眠を改善するために，音や光，室温を調節し，夜間の見舞いを制限するような動きがある。そうすれば，回復のための絶好のチャンスを体に与えられるだけでなく，早期の退院を可能にし，ベッドを空けることができるだろう。睡眠は患者の苦しみをやわらげることもでき，調査によれば，よく眠れないと患者は傷みをより強く感じるらしい。実際，疼痛《とうつう》知覚に対する睡眠の影響の大きさは，ある種の鎮痛薬の効果に匹敵するともいわれている。今度軽い痛みがあったときは，薬ではなくパジャマに手を伸ばすのも悪い考えではないかもしれない。

時間療法

受けもつ患者の睡眠の改善に加え，医師が患者の転帰を最終的に改善するためにできるもう一つの方法が，体内時計にもっと注意を払うことだ。体内時計はわたしたちの生理学的なプロセスの多くに必要不可欠であり，一日のうちでなぜ特定の時刻が就寝や起床，食事，受験，さらにはレースへの出走に最適なのかも，この体内時計で説明できる。そのうえ，わたしたちが体験する病気の症状の多くは，時間の支配を受けるように思われ，消化性潰瘍はたいてい夜間に痛みが起こる。同じように，少し例を挙げただけでも，がん，アレルギー，喘息《ぜんそく》，関節炎，心血管疾患などの症状は，概日パターンに従い変動することがある。したがって，おそらく驚くにはあたらないだろうが，わたしたちの体内時計はある種の薬の効果——それに副作用の程度——を予想するうえでも重要なように思われる。時間療法とは，まさにそれを考慮に入れて薬物療法を概日リズムに調和させる治療法を指す。狙いは薬の効果を最大限に高めることだ。

これは人気のある研究分野になりつつある。コーヒーは朝一番に飲むのが最高なように，ある種の薬も特定の時間に服用すれば最も効果的なのかもしれない。このテーマを追究する研究が今，何百も行われている。イギリスのバーミンガム大学の科学者らによる研究では，高齢者がインフルエンザワクチンを朝のうちに接種すると，遅い時間帯に接種するより，抗体反応の観点からより効果的らしいとわかった。インフルエンザウイルスのあらゆる型についてそうとわかったわけではなく，研究の規模も小さかったが，このタイプの研究には，コストのかからない公衆衛生上の改善法を提供する可能性があるという一例となっている。

今後は，一日のうちのどの時間に化学療法を受けるかが，文字どおり生と死を分けるようになるのだろうか？　特に，夜間に苦痛が増す前述の消化性潰瘍のように症状が一日を通して一進一退する場合は，薬を投与するタイミングが重要になるだろう。今から50年後には医療分野が一大変革を遂げていて，オーダーメイド医療や時間療法によって治療効果が向上し，副作用が低減されているかもしれない。しかし，やがてはそうした改善がもたらされる可能性があるとしても，時には望みうる最高のケアや，このうえなく綿密な治療計画も改善にはつながらず，もはや死を避けられないことがある。わたしたちの体内時計は人生のこの最期の瞬間にも一定の役割を演じ，どの時刻に息を引きとることになるかを説明してくれるかもしれない。

眠るのは死ぬとき

肌感覚でいえば，睡眠と死にはつながりがあるように思われる。そのときが来れば，わたしたちは愛するペットや最愛の人が眠るように生涯を終えるのを看《み》とる。しかし，その人の人生における睡眠習慣で死を予測できるのだろうか？　答えはイエスかもしれない。2003年に発表されたある研究では，主に60～80歳の健康な高齢者185人を睡眠実験室で評価した。その後4～19年にわたって追跡調査したが，その間に66人が死亡した。論文の著者らは，その期間中に誰が亡くなるかを予想するうえで，睡眠のいくつかの側面が重要であることに気づいた。たとえば，年齢や初回評価時の健康問題などを考慮に入れたあとでもなお，寝つくのに30分以上かかる人たちは亡くなる可能性が高く，夜間に目覚めている時間が長い人も同様だった。睡眠段階にも興味深いつながりがあり，レム睡眠の比率が特に低かったり高かったりする人も亡くなりやすかった。もちろん，十分な数のさまざまな研究によって支持されるまで，このような結果を最終的な結論とみなすべきではないだろう。とはいえ，睡眠のさまざまな側面と免疫系や心血管系の健康，がんなどとの関係についてわたしたちがすでに知っていることを裏づける結果ではある。睡眠の質が死亡率に関係しうるというのは，決して荒唐無稽な考えではないのだ。

睡眠の長さと死との結びつきは昔から科学者を魅了し，多くのメタ分析のテーマとなってきた。そうした分析は，短い睡眠と長い睡眠の両方が，一般的な長さの睡眠よりも死のリスクを高めると結論づけている。最近の総説もそうした結果を裏づけており，ある報告書は，睡眠時間の短い人は一般的な長さの人と比べて，1年以上あとに追跡調査した際の死亡リスクが12％高かったと指摘している。さらにその効果は直線関係を示し，睡眠時間が6時間より短くなればなるほどリスクが増した。興味深いことに，長い睡眠と死亡リスクの増加にも，1年以上あとの追跡調査時に用量反応関係があったという。このことについてダニエル・ビュイス教授（第1章参照）と意見交換したところ，彼はこう語った。「睡眠時間と死亡率との関係で最も興味を引かれるのは，我々にはそれについて何らかの手を打てる可能性があるということだ。生物学的な決定要因があるとはいえ，睡眠はある程度は自発的な行為といってよい。我々が次に知る必要があるのは，睡眠時間の短い人をもっと長く眠れるよう支援してやれば生理機能に好ましい効果があるかどうか，そしてそれが長期にわたる健康と，さらには死亡リスクの改善につながるかどうかだろう。長時間の睡眠に関しては，もう少し慎重な対応を要する。わたしには，長く眠る人の睡眠時間を減らすのがよい考えだという確信はない。しかし，少なくとも研究を続けて，長時間の睡眠がこの一見好ましくない効果をもたらす原因を追究することはできる」。

睡眠時間の長さと死との間にはこのような複雑な関係がある。さらにこの二つはほかの方法でも絡み合っており，体内時計がわたしたちの死ぬ時間にさえ影響を及ぼすのではないかと思われる。ある報告書によれば，車に轢《ひ》かれたというような外傷ではなく，心疾患のような病気による死亡が最も起こりやすいのは朝（午前8時がピーク）で，午後にそれより小さな山がある（午後６時がピーク）。興味深いことに，死亡のタイミングは死亡原因に左右される――病気が違えば，症状がピークになる時間帯も違うのと同じだ。心血管関連のリスク時間帯を調べると，朝が一番危険なように思われる。これはこの時間帯に起こる生理学的な変化，たとえばストレスホルモンのコルチゾールのピークや血圧の上昇の影響かもしれない。それらは体にとってストレスとなりうる。

死なないうちに眠る

晩年に近づくにつれ，変わりゆく体や生活の影響で眠るのが難しくなる。ホルモンの変化，睡眠を制御する脳領域の細胞の死，目に起こる変化といったことはすべて，以前よりも眠りが訪れにくくなることを意味する。眠れたとしてもかつてより浅い眠りで，わたしたちの体の歩みは社会のほかの人たちとは歩調が合わなくなる。これまでより早く寝て早く起きるようになるのだ。運命の残酷ないたずらというべきか，睡眠不足は加齢に関連した問題，たとえば認知能力の低下などの前兆ともなる。

それでも，人生のこの時期の睡眠がすべて悪いとは限らず，ぐっすり眠れる人もいる。そのほか，人生の最も多忙な時期にいて，日々の生活に負けてしまいそうな人たちは，ブレーキをかけて好きなときに横になれる老年期を待ち焦がれる。老年期には責任も軽くなり，目覚まし時計をお役御免にできるだけでなく，日中に新たな活動のチャンスを楽しむこともできる。高齢者には睡眠の問題がよく見られるとはいえ，加齢につきものというわけでないのは確かだし，助けとなる手段にもすぐ手が届く。次の章ではきわめて大事な睡眠を手に入れるためのアドバイスやコツを紹介する。この世での貴重な日々を最大限に生かすには，望みうる最高の睡眠を手に入れる必要がある。

第9章

CHAPTER 9

眠りの国への切符：
最高の眠りを手に入れて
夢を実現するためのヒント

睡眠不足という疫病？

ここまでで，ゆりかごから墓場までの睡眠の科学をひと通り紹介した。睡眠がいかに重要なものか，納得していただけたと思う。このように睡眠は健康を支える柱であるにもかかわらず，ないがしろにされることがあまりにも多い。望みうる最高の自分を実現したいなら，ぜひとも睡眠を活用する必要がある。しかし，睡眠を優先したいとことさらに主張するのは，裏を返せば，自らのひどい睡眠不足に気づいているということなのだろう。成人の大半に推奨されている7～9時間の睡眠には遠く及ばない人が多いのだ。「睡眠不足という疫病」が蔓延《まんえん》しているとメディアがよく書き立てているのも，驚くにはあたらない。とはいえ，それは本当のところどういう意味なのだろう？　実際にそんな事態が起こっているのだろうか？　最近の疫病としてはエボラ出血熱や鳥インフルエンザ（H7N9）がある。十分な睡眠をとれないことは確かにそうした感染症とは違うが，この場合に「疫病」という用語が使われているのは，睡眠不足が広く蔓延していて，そこに何か共通する新しい性質が見られることを意味しているのだろう。

まず，睡眠不足が本当に蔓延しているのかどうか，考えてみよう。わたしたちの多くは，推奨された量よりはるかに少ない時間しか寝ていない。これはアメリカの2012年の国民健康調査でも明らかだ。30万人以上の成人を対象とした聞き取り調査で，その29％は毎晩の睡眠時間が6時間未満と答えている。ほかの年齢層でも同様で，アメリカ国立睡眠財団の「アメリカにおける睡眠」の調査では，調査した青少年の半数近くが，学校がある日の睡眠時間は最低推奨時間の8時間に満たないと答えている。

満足にはほど遠いこうした状況が新しいものなのかどうかは，それほど明確ではない。現代社会では成人の多くが競争社会のなかで日々を送っており，コーヒーで何とか一日を乗り切り，夜遅くまでメールや電話を受けている。そのほか，テレビやビデオゲーム，SNSやネットサーフィンに時間を使って寝そびれてしまう人たちもいる。わたしたちの祖父母の時代にはそうした気晴らしはなかった。以前は家でインターネットを使うことなどできなかったから，昔ながらの紙の本を読んだり，ラジオを聞いたりするのにもっと時間を費やしていただろう。しかし，生活におけるそのほかを比べた場合はどうだろう？　祖父母の世代のほうが，眠る時間がもっとあったといえるのだろうか？

一日が終わると，わたしたちは着ていたものを乾燥機つきの洗濯機に投入できる。何か食べたくなれば，誰かの手で注文どおりにまとめられ，ほんの数秒で用意できる食べ物がある。店で手に入れられるチキンは，子どもが喜ぶようにテディベア型にあらかじめ成形されている。ジャガイモは包装されたマッシュポテトを取り出して，気が済むまで変わったアレンジを楽しめる。食器は食洗機が洗ってくれるし，蛇口をひねれば温かいお風呂につかることができる。

わたしたちの祖父母やその先祖たちはどうだったのだろう？　かつての生活はこれほど楽だっただろうか？　衣服は手で洗い，絞り機で水気をとってからロープにかけて干した。ディナーはもともとの素材の段階から調理した（20世紀前半に生まれた子どもたちには，チキンのテディベアなどなかった）。もちろん，食洗機やセントラルヒーティングもなかったし，お風呂という贅沢《ぜいたく》を味わいたければ，お湯を沸かして金盥《かなだらい》に注ぐという骨の折れる作業が必要だった。これで本当に早く就寝することができたのだろうか？

また，さらにさかのぼって，睡眠に対する産業革命の影響についてはどうだろう？　ある研究チームが，ボリビア，ナミビア，タンザニアの三つの孤立した狩猟採集，または園芸社会に暮らす人々の睡眠パターンを調査した。アクティウォッチというセンサーを用いて睡眠を測定したところ，これらの社会の人々の睡眠時間（平均6.4時間）は，産業化した社会の人々の睡眠時間と同じだった。彼らは日没後3時間ほどしてから就寝したが，これもまた，産業化した社会の人々の睡眠パターンとだいたい同じだ。わたしたちの関心を農地よりメールに向くようにした産業化は，睡眠の仕方に結局それほど大きな変化を起こさなかったのだろうか？　専門家が全員，そう考えているわけではない。

サリー大学の時間生物学教授であるマルコム・フォン・シャンツによれば，「電化の波の先端に位置する共同体（南アメリカとアフリカ両方）についての調査は，電化の結果，睡眠相の遅延が起こったことを一貫して示唆している。照明と娯楽が手に入れば夜更かしが促されることは当然だ」という。彼は続けて次のように語る。「しかし，それは睡眠時間の減少も意味するのだろうか？　アルゼンチンの二つの共同体を比較したオラシオ・デ・ラ・イグレシアらは，実際にそうなっていることを見いだした。しかし我々がモザンビークで似たような比較を行ったときには，睡眠時間の長さにはまったく差が見られなかった。これは人の睡眠に大きな柔軟性があることを示しているのではないかと思う。電化は人々の寝る時間を遅くして睡眠時間を減少させるかもしれないが，どれだけ朝寝坊できるかにも大きな違いをもたらす」。

睡眠時間の長さの違いを主に調べた研究もあり，時代とともに睡眠時間が短くなっているという考えを直接検証しているが，結果はまちまちだ。成人では最近数十年で睡眠時間が長くなったと報告している研究があり，子どもや青少年でも同様だという研究もある。そのほかの研究や，成人に関する文献（過去50年の睡眠時間の客観的な測定に注目したものを含む）の総説は，まったく変化を指摘していない。シカゴ大学の生物医学人類学者のクリステン・ナットソン博士が主導した研究では，1975年から2006年の間に実施された，8件の別々の調査から抜き出した時間記録日誌を調べている。実験参加者があらゆる活動の時刻と持続時間について，自由記述式で記録した24時間日誌だ。全体として，短い睡眠時間が近年大きな問題になってきたという考えを裏づける事実はあまり多くなかった。「あらゆる人を合算すれば，そういう結果になります。しかし，フルタイムの労働者の間では睡眠時間が短い人の割合が確かに増えていて，雇用形態の特徴が短い睡眠時間をもたらした可能性を示唆していました」と，ナットン博士は言う。さらに，研究では睡眠をそのほかの要因と切り離して考察する傾向があるが，睡眠不足の影響は時と場所との関連で考える必要があると説明した。そして，「もし実証研究で指摘されたように，6時間未満の睡眠が本当に食欲を増進させるとしても，身体的な活動度が高かったり，食べ物の入手が限られていたりすれば，必ずしも肥満にはつながりません。睡眠パターンが健康にどう影響するかを解明したいのならば，そうした影響を，それが起こる具体的な文化や環境において調べる必要があります」という例も挙げた。

長期にわたる動向に関しては，総合的に見て，わたしたちの多くは実際にとっている睡眠時間よりも多く眠る必要があるように思われる。ひょっとすると，ずっと前からそうだったのかもしれない。日常生活で起こるあらゆる事柄が，必要な睡眠の邪魔をするのだ。とはいえ，短い睡眠時間が与える影響は，今と昔とではまったく違っているかもしれない。

睡眠時間の長さだけでなく，ほかの面も長年の間に変化したのだろうか？　歴史家のロジャー・イーカーチは変化したと考えている。1980年代，彼は産業革命以前の夜の時間に注目した自著の『失われた夜の歴史』のための調査をするなかで，ある驚くべき言及に出くわすことに気づいた。二つの睡眠への言及だ。それについてイーカーチと話した際に，彼は次のように述べた。「『第一』および『第二』の睡眠への言及を初めて見つけたのは，チャンセリーレーンの国立公文書館にあった法律文書の宣誓供述書のなかと，中世後期から1700年代後半にかけての旅行記や詩などの文学作品のなかだった」。さらにその後，19世紀ヨーロッパの作家（チャールズ・ディケンズやレフ・トルストイも含む）も，「第一」と「第二」の睡眠に言及していることを発見したという。この件を調べていくうちに，産業革命以前には午後9から10時の間に就寝するのが一般的で，その後しばらくして真夜中に1時間ほど目を覚ましてから，第二の睡眠を堪能することがしだいに明らかになってきた。目覚めている時間は，愛し合ったり，夢をじっくり考えたり，そのほか実にさまざまなことをするのに使われていた。この睡眠パターンは，睡眠維持障害に苦しむ人に対し，ベッドに横になったまま眠れずにくよくよ考える行為に代わるモデルを提供できるのではないだろうか？　そう考えると興味をそそられる。つまり，不眠症が忍び寄ってきても，やきもきする必要はないというメッセージとなるのだ。祖先のパターンにならって，第一と第二の睡眠を楽しめばよい。

慰《なぐさ》められるメッセージではあるが，誰もが認めているわけではない。たとえば，前述のボリビア，ナミビア，タンザニアの三つの孤立した狩猟採集，または園芸社会の人々の睡眠パターンを調査した研究では，それらの共同体の人々が夜中に長時間目を覚ましているという確固たる証拠は見つからなかった。このことから，イーカーチの記述した二峰性睡眠パターンは，おそらく自然な状態ではないのだという反論が提起された。それでも，第一および第二の睡眠というパターンが，なぜ産業革命前のヨーロッパだけでなく，非ヨーロッパ諸国でも広く報告されているのか理解するのは容易ではない。睡眠の理解に画期的な貢献をするこの対立する説にうまく折り合いをつけさせて最終的な結論を出すには，さらなる調査が必要だ。

よりよい睡眠のためのヒント

睡眠不足という新たな疫病を体験しつつあるかどうかはともかく，わたしたちの多くがもっと睡眠を必要としていること，そして現に手にしている睡眠の質をより改善したがっていることは，疑う余地がない。睡眠という霊薬は，たとえそのために一日が短くなったとしても手に入れたいものなのだ。では，どうやって手に入れたらいいのだろうか？

健康問題に対処する

健康問題は睡眠の妨げになりかねないので，対処が必要だ。これは目覚めている間に起こる心身両面の健康問題を含む。おできやたんこぶを真剣に受け止めてすぐに手当てをする必要があるように，心の健康に関する事柄についても手当てが必要だ。睡眠を妨げる健康問題には睡眠障害が含まれ，たとえば睡眠時無呼吸は，ある年齢の男性に非常に多い。第8章で述べたように，脳卒中や心臓発作など，数多くの病気と関連がある。また，睡眠時無呼吸の人はしばしば記憶や認知能力上の困難を訴え，日中に極度の疲労感を覚えることがあって，車の事故や職場での事故のリスクが増す。睡眠時無呼吸は決して珍しくない障害で，そうしたリスクとの関連が十分に確立されているにもかかわらず，この障害自体はそれほどよく知られているわけではない。キャリー・フィッシャーは映画『スター・ウォーズ』で反乱軍の将軍にもなったレイア姫の役を演じて人気を博した女優だが，その死に睡眠時無呼吸が影響したと報道され，多くの人が衝撃を受けた。ただし，睡眠の専門家はそれほど驚かなかった。この障害は体に計り知れない重圧をかけるからだ。この睡眠障害をきちんと診断することの重要性はくり返し表面化し，2016年のニュージャージーでの列車衝突事故で100人以上の死傷者が出た際にも改めて注目された。それほど重大な結果につながるとは誰も思いもしなかったわけだが，事故を起こした列車の運転士には未診断の睡眠時無呼吸があったことがのちに判明したのだ。この障害は決して見過ごしてはならず，症状がある人は医師に診てもらうのが賢明だ。必要ならセカンドオピニオンを求めたり，専門家を探したりすべきだろう。

睡眠薬を避ける

直感には反するかもしれないが，よい睡眠のためのもう一つのヒントは，睡眠薬がどうしても必要かどうか，慎重に考えることだ。睡眠薬とのつき合いは人生のごく早い段階から始まり，睡眠を助けるためにまだ幼い子どもにメラトニンを与えることがある。眠るのに苦労している特定の子どもには役立つ場合もあり，行動療法テクニックがうまくいかなかったときは有効かもしれない。とはいえ，第3章で述べたように，子どもへの長期投与の影響を調べた研究がほとんどないことにくり返し懸念が表明されている。

不眠症の成人が服用する睡眠薬にも，やはり問題がある。正常な睡眠をもたらさず，根底にどんな原因があるにしろ，それに対処することなく覆い隠すだけだからだ。処方薬（ベンゾジアゼピン類およびZ薬など）はもちろん，市販薬（抗ヒスタミン剤や生薬など）も，服用前によく考えたほうがよい。違法薬物は当然避けるべきだ。

アメリカ内科学会では，不眠症のための睡眠薬が認知症や骨折（意識が朦朧《もうろう》として転倒するため）のような厄介な事態をもたらすとされていることを認め，使用は短期間に限るべきだと注意を促している。こうした薬を処方してもよいのは，たとえば愛する人の死に伴う不眠のような，しつこい不眠の期間を乗り越えるのを助ける場合だろう。

ただし，薬の使用はケースバイケースで判断する必要があり，処方された薬の服用を専門家の助言なしに中断するのは賢明ではない。睡眠障害のなかには，ナルコレプシーのように医師に相談せずに薬を中止すると危険な場合もある。書物から得られるアドバイスは，患者の病歴を注意深く考慮したうえで与えられる医師からのアドバイスには到底かなわない。とはいえ，睡眠関連薬の服用が最善の道かどうかについて医師と話し合う際には，必ず事前に十分な情報を仕入れておこう。そうした薬の処方を医師がためらう場合は，たぶん医学的な根拠があるのだと肝に銘じよう。ある同僚が「バケツいっぱいもの薬」を要求する不眠症患者のことを話してくれたが，その薬が長期の健全な睡眠という望みをかなえてくれそうもないことを知らないのだろうと言っていた。

不眠症に対しては薬を飲む代わりに認知行動療法を行えば，子どもと成人の両方について，長期の不眠の克服に効果がある。睡眠がわたしたちの健康に大いに関係していることを考えると，時間をかけるだけの価値はある。

気の利いた道具や装置の使用は慎重に

睡眠を助けるために購入する装置についても，慎重に考えたほうがよい。睡眠は自動的なプロセスであるべきで，努力したり，計画したりすべきものではない。オックスフォード大学のコリン・エスピー教授（第7章で言及）が，睡眠，セックス，ゴルフの間の興味深い共通点を指摘している。やり方にこだわりすぎると，たちまちうまくいかなくなるのだという。

それを考えると，子宮のなかのザーザー音に似た音を出すテディベアが本当に必要かどうかは疑問だ。子守歌につくり直したロックミュージックや，視覚や聴覚の刺激に応じて頭皮や首にうずくような感覚をもたらすことを狙う自律感覚絶頂反応（ASMR）動画には，睡眠を助けるリラックス効果があるのだろうか？　睡眠を追跡する腕時計型装置や，パートナーによる毛布の独占を防ぐための留め金がなくても生きていけるのではないだろうか？　二つ折りにすればクッションになるフードつきパーカーや，腕に抱かれたようにして眠ることができる「ボーイフレンドピロー」はどうだろうか？　高級店で買ったあの美しいシルクのアイマスクを使う機会などあるのだろうか？　睡眠を助ける商品の数は増えるいっぽうだが，効果は本当にあるのだろうか？

なかにはよく考えられていて，本当に効果をもつものもあるかもしれないが，睡眠の邪魔になったり，それがないと眠れなくなったりしてしまうものもあるだろう。ある同僚は睡眠の追跡装置を購入したあと，すっかりそれにとりつかれてしまったと話していた。睡眠の長さや質について，何とかして昨晩よりもよい数値を出そうと，自分自身との終わりのない戦いに突入することになったのだ。彼女にとっては何もよいことはなく，横になっても目が冴えて眠れなくなってしまったという。

運動と食べ物を検討する

運動も睡眠を助けるのに効果的で（第6章参照），朝の公園でヨガの太陽礼拝のポーズをすれば，朝一番に光を浴びるというおまけの恩恵もあるかもしれない。第8章で紹介した元大学講師のマルコは，日中に体を積極的に動かすとよく眠れるようだと言っていた。食べ物とアルコールにも触れ，午後7時以降にとると睡眠を妨げることがあるという。

口に入れるものについて考えることは，実際に役に立つ可能性がある。たいていの人は，ぐっすり寝るには何を食べたり飲んだりすればよいか，聞いたことがあるだろう。悪夢を見るから寝る前にチーズを食べてはいけないといわれたことがあるかもしれない。よく眠れるからと，寝酒をすすめられたこともあるだろう。あるいは，リラックスするには夜はコーヒーではなく，カモミールティーを飲むべきだろうか？　寝る前のラベンダービスケットは？　こうした情報をもとに，オンラインショッピングの買い物カゴの中身を変更しようとしているなら，クリックする前に科学的な根拠を検討したほうがよい。

まず，睡眠の世界という無言劇の悪役から始めると，『ピーター・パン』

に登場するフック船長はたぶんカフェインだろう[*1]。成人の多くが覚醒を助けるためにコーヒーを飲むことからして，寝ようとするときにコーヒーを飲むのは理屈に合わない。もちろん，カフェインが含まれるのはコーヒーやお茶だけではない。ココア，チョコレート，ある種の鎮痛剤，緑茶，一部の炭酸飲料にも含まれる。カフェインが睡眠に影響を及ぼし，寝入るのを難しくするとともに，短くて浅い途切れ途切れの睡眠をもたらすことがわかっている。そのメカニズムさえ，解明されている（第1章のアデノシンを覚えているだろうか？）。

カフェインへの感受性にも，人によって大きな違いがある。そして睡眠に対する影響は年齢や性別，体重はもちろん，遺伝的な違いにも左右される。ある人は寝る前に大量のコーヒーを飲んでも平気だと主張し，一見すると何の悪影響もなさそうなのに対し，そんなことは考えただけでも神経が高ぶってしまうという人もいる。前者は夕食後のコーヒーという楽しみを味わえるが，目を覚ましている必要があるときにコーヒーを使う恩恵は受けられない。一般に，午後遅くなるほどカフェインは避けるようにといわれる。非常に長い間，体内にとどまる可能性があるからだ。たとえばある研究では，就寝の6時間も前に摂取したカフェインが睡眠を劇的に妨げることがわかった。その実験では実験参加者に400mgのカフェインを与えているが，これはほとんどの成人が安全に摂取できる一日の最大摂取量とされることもあり，家庭で淹《い》れたコーヒー4杯，またはお気に入りのコーヒーショップの超大型カップ1杯に相当する。カフェインを就寝直前，就寝の3時間，または6時間前に摂取させたところ，6時間前に摂取した場合でも，偽薬であるプラセボを摂取した実験参加者より睡眠時間が1時間前後少なくなった。わたしたちはさらに一歩踏み出して，カフェインを完全に避けることを考えたほうがよいかもしれない。朝の8時という早い時間に摂取したカフェインが，たとえ真夜中までベッドに入らなくても眠りを浅くしうるほど，体内に長時間とどまる可能性があると指摘されているからだ。

次にアルコール飲料がある。職場での過酷な一日のあと，多くの人はボトルに手を伸ばす。ワインか，ビールのリアルエールか，はたまたジントニックかはともかく，アルコールが心身をリラックスさせ，幸せな眠りに落ちるのを助けてくれるだろうと思うのだ。しばらくは，まさにそうした効果があるように思われる。その根底にあるメカニズムの一つは，アルコールが，第1章で初めて触れた睡眠を助ける中枢性神経伝達物質（そして覚えているかもしれないが，不眠症のためのある種の薬剤の主成分でもある）GABAの効果を模倣することにある。そのため，アルコールを飲むとすばやく眠りに落ち，ピクリとも動かずに眠り続ける。途中で目覚める機会は少なくなり，深い睡眠の時間が増える ── しかし，よいニュースはここまでだ。たとえば，ある研究によると，アルコールを飲んだ人たちの「深い睡眠」を詳しく見てみると，通常とは少し違うことがわかる。目覚めてリラックスしているときに多いアルファ波が見られるのだ。これは，羽目を外した夜の深い睡眠は，本来の回復作用のある睡眠ではないことを示唆する。夜の後半はどうかといえば，もはやよい睡眠のふりさえしない！この時間にはたびたび目が覚めるようになり，大量に飲酒していた場合はレム睡眠も逃してしまうかもしれない。

たらふく飲んだ誰かの隣で寝たことのある人なら，アルコールがいびきを促し，トイレに行く回数を増やすことを証言できるだろう。アルコールと睡眠について考える場合，一番大事なのは安全を考慮することかもしれ

＊1　カフェインは睡眠には問題となるかもしれないが，必要な場合に疲労感をやわらげるという利点もある。未熟児の睡眠時無呼吸の治療にも用いられて効果を上げている。

ない。しばしば悲劇的なニュースで報じられるように，たとえばアルコールと睡眠薬を一緒にとるのは致命的な組み合わせになりかねない。すべてを考え合わせて科学的根拠を検討してみると，寝酒を一杯いかがと言われても，それほどそそられなくなる。

飲食物が睡眠に及ぼす影響については，ほかにはまだ確証の得られたものはないものの，睡眠にとってのもう一人の悪役は高脂肪の食事のようだ。総合的な睡眠不足や，日中の眠気の増加などの問題をもたらすとされている。避けるべき食べ物や飲み物のリストが長くなると，一番よいのは食事を完全にやめることなのだろうかと思いたくなる！　しかし，それでは何の解決にもならない。同じように，厳しいカロリー制限も睡眠に悪影響を及ぼす。フィットネスに熱中している20代のリアが，「5：2ダイエット」をしていたころの生活を話してくれた。週のうち5日は普通に食事をし，残りの2日はカロリー摂取量をわずか500kcalに制限したところ，生まれて初めて睡眠に大きなトラブルが起こったという。「わけがわからなかった。いつもはすごく寝つきがよくてぐっすり眠れるのに」と，彼女はひどく憤慨していた。つまり，食べ物を制限すると，夜眠ろうとしたときに問題が起こることがあるように思われる。安眠のためにはいったい何を食べればいいのだろうか？

睡眠に関してはカフェインがフック船長なら，妖精のティンカーベルにあたるものは何だろう？　脂肪の多い魚？　タルトチェリージュース？　はっきり断言できるものはないが，無数の候補者が魔法の杖《つえ》の資格をめぐって争っている。では，その栄誉を求めるそれぞれの具体的な主張は何なのだろう？

食べたものが睡眠にどう関係しているかを調べた研究の総説では，有益かもしれない少数のグループが注目されている。たとえば，高炭水化物食を考えてみよう。研究結果には一貫性がないものの，高炭水化物食はすばやい寝つきをもたらす可能性がある（レム睡眠の増加ももたらすが，徐波睡眠は減らす）。炭水化物を高濃度に含む食品には，野菜や豆類のような健康的な食品だけでなく，ケーキや焼き立ての精白パン，精白粉を使ったパスタ料理のように，あまり健康的でない食品も含まれる。これらのなかには，ほっそりとした体型を保ちたいのならば避けるようにと，雑誌が呼びかけているものもある。こうした悪役のような食品が，実は寝つきを助けるということがありうるのだろうか？

遠回りをして，おなじみのメラトニンを振り返ってみよう。炭水化物を摂取すると，わたしたちの体には変化が起こり，アミノ酸のトリプトファンが脳に利用されやすくなる。トリプトファンはセロトニン，およびメラトニンの前駆物資だ。つまり，ベッドサイドにビスケットをしまっておいて，寝る前にむさぼるのが最善の安眠法ということだろうか？　残念ながら，そうではない。今のところ，摂取する炭水化物のタイプが重要なようだ。さらに，食べるタイミングも考える必要があり，体内の概日リズムの同調を維持するには，妥当かつ一貫した時間に食べなければならない。

高炭水化物食品が睡眠に影響しうるプロセスを考えると，トリプトファンを直接含む食品――シチメンチョウ，ナッツ，魚，牛乳など――は睡眠を促すのに有益な可能性があるのではないだろうか。しかし，ここで一回りしてもとの場所に戻る。このトリプトファンが実際に脳に入るかどうかは，体内でほかに何が起こっているか，たとえば摂取された炭水化物の量がどれくらいかなどにいくらか左右される。学校の家庭科の時間に食事指針ピラミッドで学んだように，食品は個別に考えるべきものではないのだ。最適の睡眠を得るには，食品の組み合わせと，食べるべきタイミングを今後の研究でさらに確立しなければならない。心理的な効果も重要だという。たとえば，温かいミルクが睡眠を促すのは，それが就寝時の決まりごとだった子ども時代の記憶を呼び起こすせいでもあると指摘されている。

次に，メラトニンそのものを含む食品がある。タルトチェリージュースがその一例だ。いくらか変わった飲み物に思えるかもしれないし，たいていの人は飲んだことがないだろう。ところが，タルトチェリー（特にモンモランシー種）にはメラトニンが豊富に含まれる。ある研究で，そのジュースを飲むと尿中のメラトニン濃度が高まり，長時間の良質な睡眠が得られることがわかった。人や動物のメラトニン濃度は夜間に最も高くなるのが一般的で，そのため夜間に搾乳された牛乳は睡眠の促進に特に役立つのではないかといわれている。牛乳中のメラトニンが，ちょうど赤ん坊のときの夜の母乳のように，眠気を催させるのだろう。

カモミールやカバ，レモンバームなど，気分をリラックスさせて睡眠を促進する性質があると主張されている植物やハーブもたくさんある。お茶として摂取されることが多い多年草のカノコソウは，特に注目を集めている。一部の不眠症患者はその効果に絶大な信頼を寄せており，いくつかの研究では，自覚できるほどの睡眠改善があったと示している。とはいえ，結果には一貫性がなく，睡眠を客観的に測定した場合にプラセボをしのぐ魔法のような効能を示したという証拠はほとんどない。

よりよい睡眠を得て，その恩恵を享受しようと食生活全般の改革に乗り出す前に，実際にどれほどの違いが生まれるのか，考えてみる必要がある。カフェインやアルコールを避けるのが好ましいのは確かだろう。食事に何を足すべきかとなると，わたしなら，今すぐ買い物カゴの中身に何らかの変更を加えようとは思わないとだけ言っておこう。この分野の研究では，しばしば実験参加者の人数が少なく，結果に一貫性がないため，さらなる研究が必要だ。食品の組み合わせや摂取のタイミングについても，もっと理解を深めなければならない。そうした情報を手にするまでは，健康的な食事を心がけることが最良のアドバイスとなる。とはいえ，粗悪な食事への欲求をときどき思い切り満たすためのお粗末な言い訳として，怪しげな睡眠効果をもち出すつもりなら，どうぞご自由に。

うたた寝して失敗？　昼寝について真剣に考える

昼寝は体によいといわれているが，悪い場合もあるのだろうか？　わたしたちは誰もが，人生のどこかの時点で昼寝を習慣にする。乳幼児はもちろん，妊娠や病気，それに晩年などの身体的ストレスのかかる時期にも昼寝をすることが多い。疲れた状態で車を運転する代わりに仮眠をとるのはいつだって結構なことであり，昼寝をすれば元気が回復して集中力も増し，一日をよりよい状態で乗り切れる。昼寝は免疫系を支え，ストレスのレベルや痛みへの感受性を下げ，精神衛生を支える。うたた寝が特に効果的なのは，注意や遂行能力が自然に低下する昼食後かもしれない。ナップ（昼寝）とカプチーノを合わせた「ナプチーノ」に絶大な信頼を置いている人もいて，コーヒーを飲んだらカフェインが効いてくる前にすばやくひと眠りする。そのあと，やる気満々で目覚めるというわけだ。

こうした利点があるにもかかわらず，昼寝には負の側面もある。昼食後の休憩は，遅れている報告書を仕上げたり，機知に富んだ会話で感銘を与えたりするのに必要な活力をくれるかもしれないが，逆に睡眠慣性，つまり頭がぼーっとした状態になってしまう恐れもある。睡眠慣性を避けるために短い仮眠（20分以下）がしばしばすすめられるが，短い仮眠でさえ，時には望ましくない状態をもたらす。昼寝をすると夜間の睡眠がいくらか足りなくなる場合もある。第1章でも言及したとおり，長く起きていればいるほど，睡眠欲が大きくなる。もし午後に昼寝をすれば，夜の睡眠欲が低下して寝つきが悪くなってしまう。退職した講師のマルコは，自分には確かにそれが当てはまると言う。不眠症のような睡眠障害のある人には特に問題になるだろう。不眠症患者が昼寝を避けるように指示されるのはそのためだ。

昼寝については，誰にでも当てはまる指針というものはない。昼寝に関する調査報告を読んだわたしの同僚を見れば，それがよくわかる。彼女は昼寝が自分にも有益だと確信し，夫にまでそうするように説得した。2人は毎日午後1時に一緒にベッドに潜り込んだ。そして並んで横になって，何とか寝つこうとした。ところが結局，丸々20分もぼんやり天井を眺めた末，仕事を再開するはめになった。1週間これを続けたあと，夫婦は敗北を認め，昼寝はよいものかもしれないが，誰にでも有用というではないという結論に達したのだった。

殺し合うのでなく愛し合おう

ストレスは睡眠の最大の敵の一つだが，残念ながらそれは至るところにある。ストレスを受けたとき，たとえば試験が近づいていたり，先生や上司に怒鳴りつけられたり，渋滞につかまったりしたときに，どのように感じるかと考えてみれば，睡眠に影響があるのも当然だとわかるだろう。そのような状況に置かれると，アドレナリンとともにストレスホルモンのコルチゾールが上昇する。コルチゾールは通常，就寝の前には低く，朝目覚めたあとに急上昇する。寝る直前に砂糖も牛乳もなしのコルチゾールのダブルショットを出されるのが，よいことであるわけがないことは直感的にも理解できる。アドレナリンはわたしたちを闘争モードか逃走モードにするホルモンだが，寝る前に緊張をほぐそうとしているときに，闘ったり逃げたりする準備を進める必要があるだろうか？　実験データによって，他人から粗末な扱いを受けたというようなストレスが，寝つきの悪さをもたらすことが裏づけられている。夜遅く，わたしたちの問題解決スキルはベストの状態にはありそうもない。真夜中に問題を解決しようとしても，睡眠の邪魔になるだけだ。それに，就寝前の精神的かつ肉体的な興奮は寝つきを悪くする。問題があるなら就寝時刻のずっと前に対処を試みたほうがよい。夜に白熱した議論をするのは避けるのが一番だ。

セックスについてはどうだろう？　少々の親密な行為は安眠を助けるのではないだろうか？　直感からするとイエスだ。しかし，この点に注目した調査は著しく少ないように思われる。とはいえ，愛し合うことが安眠につながると考えるのは理にかなっている。そもそも，セックスをする理由としてストレスの緩和が挙げられる場合もあるし，オーガズムのあとには筋肉の弛緩が増す。それは確かに睡眠にとってよいことだ。睡眠の専門家の口癖というべき，「寝室は睡眠とセックスのためだけにとっておくように」という言葉とも一致する。たぶんこの言葉は，後者は睡眠にとって悪いものではないとそれとなく強調しているのだろう。

寝室では活動を避ける

というわけで，寝室でセックスすることは許可されたわけだが，そのほかはすべてだめなのだろうか？　睡眠に苦労している人にとっては，確かにそうかもしれない。たとえば読書を考えてみよう。この昔ながらの就寝時の習慣は，簡単に寝つける人には何の害もなく，大きな楽しみの一つだろう。しかし，寝つくのに苦労している人は，ますます目が冴えてしまう事態にもつながる。

寝る前に少し音楽を聴くのはどうだろう？　これもやはり，なかなか寝つけない人は制限したほうがよいかもしれない。ただし，リラックスさせるような音楽は，寝つくのに苦労している人の睡眠の改善に役立つ可能性がある。医学論文などの充実度に定評のある『コクランレビュー』*2の著者の一人であるキラ・ヴァイブ・ジェスパーソンに，不眠症の成人の睡

＊2　コクランレビューは医療に関する科学的根拠に基づく高水準の情報を提供するウェブサイトだ。

眠を改善するための音楽について尋ねたところ，彼女は次のように語った。「音楽を聴くと，睡眠に問題のある人の主観的な睡眠の質が改善することを示唆する証拠がいくつかあります。この主観的な効果は実に重要ですが，睡眠の質の客観的な測定値という観点からすると，やはりもっと良質な研究によって，音楽が役に立つかどうかを確かめる必要があります」。つまり，音楽を聴くと睡眠の質がよくなるように感じるかもしれないが，それを裏づける睡眠実験室からの証拠はまだ多くないということだ。

寝室でのそのほかの活動に関しては，睡眠にはどんな影響があるだろう？　たとえば，ベッドにイングリッシュマフィンにポーチドエッグとほうれん草をのせたエッグフロレンティーンのようなしゃれたごちそうを運べば，パートナーを感激させることができるかもしれない。とはいえ，たとえ1回限りの特例のつもりだとしても，睡眠に苦労している人には必ずしもすすめられない。ベッドに入ってからノートパソコンで仕事をしたり，映画を見たり，ゲームをしたりするのも同じだ。

ではなぜ，睡眠に困難を抱えている人には楽しみが許されないのか？なぜ，寝室での活動はセックスと睡眠だけにするようにアドバイスされるのか？　ベッドで読書をしたり，音楽を聞いたり，食べたり書いたりする行為は，自分は寝つきがよいと思っている人には問題がなく，楽しみでさえあるかもしれない。しかし場合によっては，やはり問題となる可能性がある。寝室と覚醒状態とのつながりを強化しかねないからだ。臨床医の説明によると，読書，映画や音楽の鑑賞といった活動は，大多数の人には眠気を起こさせるのに対して，不眠症の人には大きな問題を引き起こし，症状を悪化させかねないという。最善のアドバイスは，もし『戦争と平和』を読むとか，アメリカのミュージシャンのミートローフの曲を聴くとか，朝食をがつがつ食べたくなったときは，それにふさわしい場所を探すべきということだ――それは寝室ではないだろう。

意外性を避ける

ローマへの思いがけない旅行は，どんなにけんかの絶えないカップルも幸せにするかもしれない。しかし，熟睡するための方法となると，意外な展開は避けて，日常的な行動を続けるのが最善だろう。わたしたちは，あらゆることを毎日同じやり方で同じ時間にすべきなのだ。退屈に聞こえるかもしれないが，睡眠には驚くべき効果が期待できる。眠りに関しては，退屈であればあるほどよい。単調な生活こそ，わたしたちに必要なものなのだ！　もし毎日同じことをし，就寝時刻も一定なら，わたしたちの体は特定の合図を睡眠と結びつけるようになり，毎日同じ時刻の就眠に向けて，自然とゆっくり進んでいく。一貫した起床時刻も重要で，わずらわしい夜間覚醒のない回復睡眠を得るのに効果的だ。この考えは，睡眠覚醒パターンの変動をもたらす要因を再検討した研究によって裏づけられている。変動が大きい人ほど睡眠が不足していて，不眠症の徴候を多く示すことがわかったのだ。ストレスやうつ病の徴候も多く見られた。社会的ジェットラグを避けるには，週末も同じような生活時間を維持するのが理想だ。ただ，一般に就寝時刻は一定がよいとはいえ，週末は別かもしれない。変則的な時間に寝ることも，ゆっくり寝る機会が少なかったストレスの多い1週間からの回復には役立つ。結局のところ，睡眠負債の状態には誰もなりたくないのだ。

もし睡眠負債になってしまったら，負債が積み上がるままにせず，返済の努力をしたほうがよい。といっても，そう簡単ではなく，借金が大きいと全額返済する方法などないように思えるものだ。それを実証したのが第1章で触れたランディ・ガードナーの有名な研究で，彼は科学の名のもとに264時間にわたって睡眠を奪われた。彼に必要な睡眠が17歳の平均である9時間だったとすると，取り戻すべき睡眠時間は99時間（9時間の睡眠不足が11日間）にもなる！　それなのに，睡眠を許されたとき，彼は一気に99時間の眠りに落ちたわけではなかった。最初の晩の睡眠時間は，15時間というどちらかといえばささやかなものだった。3日目には9時間少々に落ち着き，実験の1週間後にはちょうど7時間眠った。最初のうちこそ，逃した睡眠をいくらか取り戻しているように見えたものの，このプロセスの歩みは遅かった。睡眠のタイプを調べてみると，彼の体は浅い睡眠よりもレム睡眠や深いノンレム睡眠を優先しているように思われた。これはおそらく，それらのタイプの睡眠が特に重要であることを反映しているのだろう。一般に，睡眠覚醒スケジュールに一貫性をもたせる必要性について考える場合，十分な睡眠をとることの必要性とのバランスをとらなければならない*3。

内なるヒップスターを諦めて早寝をする

人によっては，年を重ねるにつれ，パーティーやナイトクラブ，そしてそれにつきものの夜行バスでのお楽しみの機会には縁がなくなり，代わって早寝へと変わっていく。しかしこれは，無為に過ごした青春時代の終わりを嘆く理由になるだろうか？　それとも，新たに手に入れたこの早寝を活用すべきだろうか？　就寝時刻が睡眠の量に関係するという証拠があるのは確かだ。第7章では，スマートフォンのアプリを使って世界中の成人の睡眠に関する情報を集めた研究に触れた。国が違えば寝る時間の長さにも違いがあり，たとえばイギリスの人々は，ブラジルの人々より長時間寝ていた。データをもう少し詳しく調べてみると，睡眠時間の長さを決めるカギは起床時刻ではなく就寝時刻であることが非常に明確になった。ほかの年齢層でも同様の結果が得られており，第4章で述べたように，青少年の睡眠の量は親が決めた就寝時刻と関係があるようだった。睡眠の長さにとって就寝時刻が重要なのは筋が通る。夜何時に寝るかは自分でコントロールできることが多いが，次の日の活動が決まっていれば起床時刻には交渉の余地がないからだ。したがって，早めに寝ればより多く眠れるわけで，たいていの人にとってそれは悪いことではない*4。

日中に太陽光線を浴び，夜は光を避ける

光は体内時計を周囲の世界と同調させるうえで，環境からの最も強力な合図となる。ということは，一匹狼にならって住まいを引き払い，荒野の真っただなかでテント暮らしをするのがいいのだろうか？　友人のアン＝マリーがまさにそれを実行に移した。競争社会に嫌気が差して，イギリスの田舎で幼い息子と一緒に，電気も水道も暖房もないテントで暮らすことにしたのだ。昼と夜，季節の移り変わりに合わせた自然な生活を送った彼女は，これまでになくよく眠れると報告した。よく眠れたという彼女の体験はアメリカの研究者によって裏づけられている。睡眠パターンと体内時計に対する光と闇の効果のさらなる解明を目指して，一連の実験が行われた。ある実験では，一定数の人々の睡眠パターンを1週間にわたって評価したのち，コロラド州ロッキー山脈で冬の間キャンプ生活をするよう頼んだ。実験参加者が目にする光は太陽と月，キャンプファイヤーからのものだけとなった。すると，人工の光やその他の最新設備に接していたときより，2時間半ほど早く就寝するようになった。そのうえ，以前より毎晩2時間以上長く眠り，日中はより活動的になることもわかった。こうした結果の一部は光で説明がつく可能性が高く，キャンプ中の実験参加者たちは家

＊3　仕事がある日とそうでない日の起床時間の差が2時間を超えないようにすべきだといわれることがある。とはいえ，週末に必要な睡眠時間の量は，その週の睡眠不足の深刻度に左右される。一貫した起床時間は回復効果のある熟睡の促進にとって重要である。

＊4　就寝時刻を徐々に早めるのは，睡眠時間が十分でない人にはよい考えだ。ただし，早く寝てもいいのはその時刻に眠れる場合に限るため，不眠症の人にはよい考えとはいえないだろう。眠れないままベッドに横になっている時間が増えることになるかもしれない。

にいるときの13倍も光を浴びていた。照明のない暗い夜も手助けになったと思われる。睡眠にとっての光の重要性は，日中の外出はもちろん，夜間の遮光ブラインドやアイマスク，調光器の使用を考える価値があることを思い出させてくれる*5。わずかな光でも睡眠に影響を及ぼすことがあるので，電気目覚まし時計を使うなら，寝るときには反対向きにすることが大切だ。

冷やす？　それとも温める？

寝る前に気持ちよく温まるのが好きな人もいる。わたしはたいてい，お気に入りの古いバスローブにくるまり，茶色のフリースの毛布をかけてソファにねそべって，夜のひとときを過ごす。この就寝時のぬくもりへの情熱を共有するほかの人たちは，スチームバスを楽しんだり，湯たんぽを抱いて体を温めたりする。

このように，一般には寝るときに体を温めたいという欲求があることを考えると，安眠のためにはひんやりした環境で寝るようにというアドバイスには，少々面食らう。具体的なアドバイスを求める人のためにいうと，代表的な提言では，成人の理想的な睡眠温度としては，屋内の温度を少し寒い16～19℃に設定するよう推奨されている。しかし，助言にはいくらかばらつきがあるものだし，最も快適と感じる温度には個人差がある。温度を何度に設定すべきかは，厚い上下一体型のパジャマで寝るか，それとも裸で寝るかに左右される。あるいは羽毛布団の断熱性能や体の大きさなどにも影響を受ける。あるシミュレーションでは，「平均的な男性」（体重，体表面積，代謝に関して）は睡眠中の温度をちょうど15℃に設定すると快適だろうと推測している。そうすればエネルギーの節約にもなり，財布にも環境にも優しいだろう。睡眠中に涼しい環境を維持することが最も重要なのは人生のごく初期の段階で，過熱状態は乳幼児突然死症候群のリスク要因となりうると指摘されている。

では，温かいお風呂とひんやりした環境の両方が熟睡をもたらすというアドバイスにはどう折り合いをつけさせたらよいのだろう？　たぶん一番簡単なのは，最終的な狙いが体の中心部の温度の引き下げにある点に注目することだろう。体温は一日を通じて変化する。一日が終わりに近づくと深部体温が低下するが，これは眠りに落ちる時刻と一致する。深部体温が乱されると睡眠も乱される可能性があるため，深部体温を低く保つのは理に適っている。

涼しい環境ではわたしたちの体は熱を失うので，温度調整を行うサーモスタットを低温に設定するのはうなずける。しかし温かいお風呂はどうだろう？　サバイバル技術の講習では，低体温症の人の体をこすったり，温かいお風呂に入れたりしないようにと注意される。なぜかというと，皮膚をこすったり，お風呂で温めたりすると，体表面の血管が拡張するからだ。これは血液が体の中心部から皮膚のほうに移動することを意味し，それがあまりにも急激に起こると，低体温症の人には生命の危険度が高まる。血液が皮膚の近くに集まると血液から熱が奪われやすいためだ。したがってこのプロセスは深部体温の低下につながり，それが入眠をもたらす。ところで，わたしの古いバスローブはどうなのだろう？　捨てるべきなのだろうか？　科学的事実がどうであろうと，わたしの結婚生活のためには，答えは断然イエスだろう。

温度は睡眠にとって重要であるにもかかわらず，注目度は光よりはるかに低い。寝る前にはブラインドを下ろし，明かりを暗くするものだが，べ

＊5　睡眠覚醒相が前進している（就寝と起床が早すぎる）人向けのアドバイスはまた別だ。睡眠スケジュールの後退を助けるため，夜の早い時間帯に明るい光を浴びることがすすめられるかもしれない。

ッドに入る前にサーモスタットの設定を変えることなど，たいていの人は考えもしないだろう。しかし，ひょっとするとわたしたちは安眠の大きなチャンスを逃しているのかもしれない。こうしたことは家庭の問題にとどまらない。ホテルやホステル，病院，大学寮，介護施設などを設計したり運営したりする人々にとっても，提供する施設の照明や温度について慎重に考えることは大切だ。これは居住者の快適さのためだけでなく，彼らの睡眠のためでもある。

夢の国への快適な旅を涼しい環境が助けることを考えると，睡眠に対する地球温暖化の影響を心配すべきかもしれない。ハーバード大学の科学者が主導した研究では，寝不足について75万人の実験参加者が自己申告した情報を夜間の気温のデータと一緒に分析した。夜間の気温が高いほど睡眠不足が深刻になるという関連が見られた。また，地球の気温の上昇が予想されていることから，今後睡眠不足が増加するのではないかとしている。わたしたちの美しい惑星を守るために自分にできることをする理由の一つとして，至福の睡眠の達成も挙げられるというわけだ。

電子機器を追放する

寝るときは涼しくしておく必要があるのなら，寝室から電気毛布を追放したほうがよいということだろう。とはいえ，禁止すべき電化製品はまだまだたくさんある。子ども部屋にテレビを置けば，わが子からの崇敬の念を獲得できるだろうが，夜遅くまでテレビを見てつけっぱなしのまま寝入るのは，わが子の睡眠の質には何の役にも立たない。ベッドの足元に置いた戸棚にテレビを組み込めば贅沢な雰囲気が味わえるだろうが，大きなリスクを伴う。実際，テレビ番組の視聴は問題を引き起こしかねず，Netflixの最高経営責任者は睡眠が最大のライバルだと断言したと報じられている。これを受けてアメリカ睡眠医学会は，ストリーミングサービスの利用者向けに，作品を一気に見る行為は責任をもって行うようにという声明を出した。ほかにも，タブレットやスマートフォンからのブルーライトをフィルターで取り除くとか，ベッドでは電子機器を使わず，少なくとも寝る30分前にはスクリーンを消すといった対策を講じるようすすめている。

寝室からは電話やタブレット，おそらくミュージックシステムさえも排除すべきだろう。そうすれば寝室を静かなオアシスにすることができる。タブレットから放射される光が睡眠に大混乱をもたらす恐れがあるだけでなく，深夜の電話やおもしろいアプリによる興奮も問題を引き起こす。電子機器に加え，時計も禁止にしよう。眠れないと時計ばかりを気にするようになり，ますます眠れなくなるからだ。寝室にどうしても時計が必要な場合も，電気式なら付属の照明は消すことだ。

いつも清潔に

清潔なベッドリネンが何より好きという人がいるが，それは悪いことではない。わたしたちがベッドで過ごす時間の量と，この2平方メートルばかりのスペースですることを考えてみよう！　春のように爽やかなベッドを，悪臭のするくぼみに変えてしまうのに長くはかからない。汗まみれの夜には足の爪の菌がつきものだし，真夜中の情熱的な営み，しつこい咳もある。わたしたちの体からは毎日無数の細胞が剥がれ落ち，ベッドのダニと一緒に瞬く間に蓄積して，はっきりわかる汗臭さをリネンに残す。実際，睡眠中にわたしたちがさらされる空気汚染物質を調べた報告書を読むと，背筋が寒くなる。細菌，真菌，アレルゲン，マットレスからの汚染物質がすべて，睡眠環境の一部となっているのだ。そうしたものはどれも安眠には役立ちそうもなく，清潔なシーツを安眠の代名詞とみなしている人もいるほどだ。アメリカ国立睡眠財団による寝室の調査では，25～55歳の成人1,500人に寝室環境と睡眠について尋ねた。質問された10人中7人以上が,「洗い立ての匂いがするシーツ」で寝ると，より快適に眠れると報告した。定期的にシーツを替え，朝には羽毛布団を上げてベッドを風に当て，夜の間に吸った湿気をとるようにしよう。きっと安眠を支えてくれる。

寝室の空気の質について考えるなら，寝るときに家の窓や寝室のドアを閉めることにも注意が必要だ。これには，汚染物質や交通騒音，あるいは若い雄鶏など，眠りを妨げかねないものからわたしたちを守るという実際的な理由もあるが，可能であれば，寝室の換気を行うと，湿気を逃がして目に見えるカビやカビの胞子の発生を抑え，それに伴う呼吸器疾患，アレルギー，喘息のリスクを抑えることができるなど，多くの利点を得られる。また，家の周囲の目に見えるカビは睡眠不足と関係があるとされている。さらに，窓を開ければ，寝室に溜まる二酸化炭素の濃度を下げることもできる。ある小規模な研究では，二酸化炭素濃度の低下と，睡眠の質および日中の心身機能両方の改善を関連づけている。

家族に対処する

睡眠と家族は相性がよくないことが多い。いびきをかいたり布団を独り占めしたりするパートナーや，ベッドに潜り込んでくる子どもは，睡眠にとって迷惑以外の何ものでもない。わたしたちは睡眠を常に家族という枠組みのなかで考えることを迫られるし,積極的に対策を講じるべきだろう。もしパートナーの騒音でゆっくり休めず翌日の仕事に差し支えるようなら，どこか別の場所で寝ることはできないだろうか？　もし不法侵入してくる子どもにイライラさせられるなら，その行為が定着することのないように，そのつど自分のベッドに戻らせよう。

ペットはしばしば家族の一員とみなされ，わたしたちの睡眠に試練を与える能力において子どもと同等の地位を占める場合もある。新しく迎え入れた子犬は，世話をする人の眠りをめちゃめちゃにすることに関しては新生児と同じくらい影響力があり，成長したペットでさえ睡眠の妨げになることがある。犬はおしっこをさせ，抱きしめてやる必要があり，夢を見ながらわたしたちを走り回らせることもある（人間に比べて犬はレム睡眠麻痺があまりよく働かないように思われる）。ペットを飼っている人の約半数は寝室で寝させているという。この事実はわたしたちの睡眠に大混乱をもたらしかねないとはいえ，ある種の恩恵もあるともいわれている。眠るには安全だと感じる必要があると考えられることから，犬や猫がいることで守られていると感じ，ぐっすり眠れるのだという主張がある。アメリカの研究者が睡眠に対する犬の影響を調べている。成人40人とその飼い犬に睡眠追跡装置を7晩つけさせたところ，寝室に犬がいると81％の睡眠効率がもたらされた*6。つまり，飼い主は平均して，ベッドにいた時間の81％を実際に眠って過ごしていた*7。さらに詳しく調べてみると，犬を寝室に入れるがベッドには上げない場合の睡眠効率（83％）が，犬をベッドで寝させた場合（80％）と比べてわずかではあるが数値が大きいことがわかった。一つの結論として，たとえ飼い犬を寝室に入れることにしたとしても，最適の寝場所は床の上だということをしっかりしつけておくのがいいだろう。

睡眠を「目標」にしない

睡眠に関する問題は，短すぎるのか長すぎるのか，途切れがちなのか不

---

*6　睡眠効率を算出するには，実際に眠っていた時間を合計して，ベッドで過ごした時間で割ればよい。もし眠っていた時間は8時間だが，ベッドにいた時間が10時間ならば，あなたの睡眠効率は80％となる。

*7　この結果の理解を助ける背景知識として，アメリカ国立睡眠財団では85％が成人の良質な睡眠にあたると考えている。74％以下は，ほとんどの年齢層（若年成人を除き）において良質な睡眠とはみなさないとしている。

規則なのかを問わず，ほかの問題と関係があることをわたしたちは知っている。とはいえ，問題を放っておくことも必要だ。睡眠をどう考えるかが，問題がやがて慢性化するかどうかに重大な影響を及ぼすからだ。ひと晩よく眠れなかったとしても，それは必ずしも，どんどん悪化する問題を抱えていることを意味するものではない。よく眠れない夜なんて一度も経験がないと言える人が，いったい何人いるだろう？　精神的，または身体的な病気や，職場での最悪な一日だけが寝不足をもたらすわけではなく，多くの要因が寄与している可能性がある。睡眠に関しては気楽に構えるようにすべきだ。理想をいえば，睡眠は楽しみであるべきであって，ストレスのもとであってはならない。睡眠に影響する事柄のなかには，年齢のように自分ではコントロールできないものもある。おそらく，よい睡眠習慣に従ったあとは――そして自分の問題に対する助けを探し求めたあとは――受け入れることを試してみるべきだろう。皮肉にも，よく眠れないことを受け入れたほうが，問題を悪化させてしまう事態を防ぎ，睡眠の質の改善につながる場合さえある。

楽しい夢を

人によっては，適切な長さの健やかな眠り以上のものを睡眠に求める。完璧な眠りには，終わってほしくないと思うような素晴らしい夢も含まれるのだ。たとえば，翼を羽ばたかせて高く飛んだり，舞い降りたりする夢。夢をもっとコントロールできたらと望む人も，もっと長く見続けたり，違う展開にしたりできたらと願う人もいる。明晰《めいせき》夢《む》とはまさにそのような夢で，夢を見ていると認識しながら，自身で夢をコントロールできる。人口の半分以上が幸運にも生涯に一度はそのような体験をし，1/4ほどが月に一度以上，そうした夢を見ると報告されている。第1章で，ハーバード大学医学部の精神医学名誉教授で，夢の研究の第一人者であるアラン・ホブソンの研究に触れたが，彼は1960年代のある期間，明晰夢を用いて誰でも好みの人物とベッドをともにすることができたと述べている。明晰夢を体験している人の脳活動を調べてみると，覚醒と夢の両方の要素を含む状態にあり，そこからこの独特の中間的な状況が生まれていることがわかる。

ぜひとも明晰夢を見たいと思っている人に役立つ方法には，どんなものがあるだろう？　さまざまな方法が開発されており，「リアリティチェック」のような認知的方法もその一つだ。これは日中，夢を見ているのか，それとも目覚めているのかを自問するもので，睡眠中に自分の状態に気づくことを助ける。気づくことができれば，夢を自分でコントロールできるようになる。

そのほか，レム睡眠中に光や音，水などの刺激を使う方法がある。たとえば夢を見ている最中に，「これは夢です」という言葉を聞かせてもよい。狙いは，自分が眠っているという何らかの認識を得て，夢をコントロールすることにある。アラームが鳴ったあとにうたた寝するのも，明晰夢を見るのに役立つことがある。覚醒している脳の活動の一部が，夢のなかに戻される可能性があるからだ。ただ，明晰夢を見たいと思っている人にとってはあいにくなことに，こうしたさまざまな方法は多くの支持を得ているわけではない。こうした夢を見るのは簡単ではないのだろう。幸運にも明晰夢を見る能力に恵まれた人は，その能力を賢く使うとよい。

錠剤

この本の狙いは，わたしたちの人生の驚くべき1/3の時間，つまり眠って過ごす時間についての情報を伝えることにある。もしこれを読んだあとに上質な睡眠を手に入れられたり，もっと睡眠を楽しもうという気になったりすれば，それほどうれしいことはない！　わたしたちは少し時間をとって，自分や愛する人の睡眠を優先させるためにもっとできることがないか，真剣に考えてみるべきではないだろうか。あのシリーズもののエピソードをもう一話見るより寝ることを優先してもよいし，延び延びになっていた遮光ブラインドの購入を決めたり，寝室から煩わしい電子機器を追放するのもよいだろう。

しかし，もし別の選択肢があるとしたら？　睡眠の必要性を取り除いてくれる錠剤や注射があるとしたら？　今のところそれは非現実的だ——しかし，ほんの数十年前は，現在の生活に欠かせないインターネットもそのような状態だった。それに，人間を長期間覚醒させ，睡眠から遠ざけておける薬はすでにある。その一例がモダフィニルで，ナルコレプシー患者に処方されることがあり，覚醒と注意の維持を助ける。これはほかにも，シフト勤務労働者や，睡眠時無呼吸，レストレスレッグス症候群（むずむず脚症候群）に苦しむ人などの日中の眠気の治療にも使われている。健康な人の脳の特定のプロセスを増強する神経強化をもたらすこともあるため，時には「頭のよくなる薬」と呼ばれる（ただし，リスクがないわけではない）。

しばらく前から，睡眠の必要性を徹底的に引き下げる薬の開発もそう遠いことではないという議論もある。

睡眠を本当に不要にできるとしたらどうだろう？　この思考実験は目新しいものではなく，著名な睡眠科学者のジム・ホーン教授が名著『眠りの科学への旅』（2011年，化学同人）で説明している。ここではホーンの考えの概略を紹介し，それを少々発展させてみよう。そんな錠剤があれば素晴らしいに違いない。疲れて不機嫌な子どもにレストランや飛行機内でだだをこねられることもなくなり，就寝時の争いは過去のものとなる。悪夢を見るのではないかと脅える必要もなくなる。ホアンは，娘のリンが夜中にホテルの部屋から夢中歩行で抜け出す心配をもうしなくて済む（第3章参照）。ミセス・シンクレアは，麻痺した状態で目覚めるという恐ろしい思いをしなくて済む（第3章参照）。夜の間に頭が爆発するのではないかと心配する必要もなくなる。うちの夫は，わたしが例の古いバスローブ姿で家を歩き回る姿をもう見なくてよいと大喜びするだろう。

わたしたちは，輝かしい時間をもてるようになる。90歳の人は，目覚めて過ごす時間が30年ほど長くなる。ひょっとすると親は，子どもたちが遅れずに家を出発できるように朝からうるさく指示を出す代わりに，登校前の時間を一緒に遊んで過ごせるかもしれない。上司は部下が仕事に専念できる時間が増えて喜ぶだろう。そして夫婦の会話も大幅に増える！

一方，朝からめまぐるしく動き回って疲れ切った子どもたちにも，いくらか好ましい点がある。ただし，睡眠がなければ，寝る前に物語を読んでやる楽しみもなくなる。それに名言にもあるように，「親が子どもを一番愛しく思うのは，ぐっすり眠っていてくれるとき」なのだ。いつも目をらんらんと光らせている子どもというのは，少しばかり可愛げがないのではないだろうか？　睡眠がなくなれば，子どもたちが寝入ったあとの至福の時間は失われる。幼い子どもが家中をめちゃめちゃにする速さに，大人の片づけはとても追いつけない。寝不足の朝には，その日最初の最高のコーヒーをゆっくり味わう楽しみがある。疲れた夜には，グラス一杯のワインを飲もうという気になる。脳がもうこれ以上使いものにならないとわかっているからだ。疲労はわたしたちに，本を持ちながらくつろぐための，あるいはテレビの前でのんびりするための貴重な言い訳をくれる。ベッドに入ることは衣服を替える理由となる。洗い立てのパジャマに着替えて，清潔なリネンに身を沈めるときほど好きなことはないという人もいる。夜，パートナーの隣に横たわると，なぜか絆が確認されるような気がする。たとえ疲れすぎて何もする気が起こらなくても，だ。悪夢から目覚めて，現実ではないとわかったときにはとてもうれしいものだ。寝起きをともにすることで相手との協調性が育まれ，和気あいあいと人生のダンスを踊っていける。よく晴れた日のイングランドは素晴らしいところだ。雲や雨がようやく去ったという共感と喜びがある。しかし，いつも晴れている世界では干ばつが起こる。それなら，睡眠のない世界はいったいどんなふうになるのだろう？

それに，睡眠を不要とする錠剤ができればパートナーと顔を合わせる時間が本当にもっと増えるのだろうか？　会社はスタッフにもっと多くのことを期待するようになるかもしれない。ラケシュは不眠の妻の待つ家へ帰してもらえるだろうか？（第７章参照）　もう睡眠を必要としないのなら，家に帰って寝るための時間を従業員に与える必要があるだろうか？　会社はスタッフに眠る権利を与えず，四六時中働くよう強制するかもしれない。そして，たとえ注意は維持されていても，仕事から離れてじっくり考えたり，「問題をひと晩寝かせたり」する時間がないなかで，どれほどうまく仕事をこなせるだろう？　そもそも，わたしたちはその一日を振り返ったりするだろうか？　睡眠や夢に寄与する新発見には，何の進展も見られなくなるだろう。友人のミシェルは人生に何が起こるかを夢で予知できると信じているが，第三の目を空回りさせたまま，取り残されてしまうかもしれない（第３章参照）。

そして，夢自体はどうなるのだろう？　肉体が去ったとき，夢はわたしたちに愛する人と再会する最後のチャンスをくれる。というわけで，わたしの疑問は次のようなものだ。もし睡眠の必要性を永久に取り除く錠剤をつくり出せたら，どうなるのだろう？　体を修復し，脳から毒素を取り除き，学び，記憶し，忘れることを可能にしてくれるような薬，若返ったように，今日一日に起こりうる攻撃的な出来事にも立ち向かう準備ができたと感じさせてくれるような安全な錠剤ができたとしたら，わたしたちは睡眠――時には物議をかもすことがあったものの，常にわたしたちの傍らに寄り添う友人だった睡眠――に最後の別れを告げることができるだろう。

こうして振り返ってみると，人生のさまざまな段階における睡眠について，わたしは多くの人たちから話を聞いた。彼らはこの錠剤を飲むだろうか？　全般的発達遅延と診断された幼いチャーリーの父ミッチは，この錠剤から恩恵を受けるだろうか？　不眠症でひどく苦しんでいるロジャー，あるいはシフト勤務労働者のガイは？　何年も前から睡眠に魅力を感じなくなっている高齢カップルのマルコとマリアは？　もし今夜，わたしの枕の上にその錠剤があるとしたらどうするか？　わたしにはわかっている。あなたはどうだろう？

あとがき
AFTERWORD

この本のアイデアが芽を出しつつあった頃，わたしの幼い息子2人は朝から晩までめまぐるしく動き回りながらも，どういうわけか，夜になっても目を覚ましているだけのエネルギーを残していた。もしかしたら，この本を書くのに必要な睡眠不足の専門知識を，わたしが自分のこととして会得できるようにしてやろうと思っていたのかもしれない——もしかしたらの話だが。そんなつらい夜や，それに続く朦朧《もうろう》とした日々にもかかわらず，本を書く過程をポジティブに感じていた。睡眠の重要性が一般社会でないがしろにされている現状を思うと，睡眠の科学についての情報を広める必要があると考えたのだ。

当時のわたしは，睡眠が時代の最先端の話題になろうとしているとは思いもしなかった。その傾向はわたしが草稿を仕上げて編集に取りかかっている間にどんどん高まり，出版から2年経った今ではすっかり現実のものとなっている。

実際，本書の構想が生まれて5年ほどで，睡眠に対するマスコミや世間の態度は劇的に変わった。今ではテレビ番組やポッドキャスト，ニュース記事を通して，睡眠の重要性に関する最新情報が絶えずわたしたちに届く。同僚の睡眠研究者の多くと同じく，わたしも週に一度は新しい調査報告書やセレブの睡眠，睡眠に関する新しい番組などについてのコメントをメディアに求められる。

こうした関心の高まりにより，行動にも変化が現れ始めているように思える。報告書によって数字はさまざまだが，15歳以上の18万人を超える人々を対象とした最近の調査では，自己申告による睡眠時間が2003年から2016年の間に，平日は毎年24時間につき1.4分，週末は0.8分増加したことがわかった。大きな違いには見えないかもしれないが，日ごと，年ごとに蓄積していけばこれは明らかに大きな数字になる。この心強い傾向は，学生や被雇用者，退職者を調べた場合に見られたもので，あらゆる人がそうだったわけではない。たとえば失業者ではそうした傾向は見られず，睡眠に関しては置かれた状況が違えば対処すべき難問も明らかに異なるという事実を改めて思い出させる。調査報告書の著者らは，就寝前に読書やテレビ視聴をする人が減る傾向にあること——その結果就寝時刻が早まっていること——が，こうした変化に寄与した可能性が高いと考えている。

睡眠が広く一般に取り上げられるようになったのと並行して，睡眠関連商品の市場も拡大している。今では，外界の騒音を遮断する音を流すことで睡眠を助けるイヤホン，体温調節をサポートし，できるだけ快適に夜を過ごせるようにつくられた寝具などが購入できるし，「眠ることをエンターテインメントに変える」というゲーム，「ポケモンスリープ」まである。睡眠を助ける可能性のあるものなら，市場では何でも引っ張りだこのようだ。第3章で触れた『ねむたいこいし』は，就寝時に子どもをリラックスさせることを目的にわたしが共同執筆した絵本だが，驚いたことに，関心のある出版社に見せるための印刷見本さえできないうちに，その翻訳出版権が中国，スペイン，スロバキア，日本で売れたという。

睡眠に対する世間の関心の高まりと時を同じくして，安眠を助けることを目指す政策が提案され，その一部はすでに実施されている。睡眠の専門家たちは青少年のために学校の始業時間を遅らせようと長年働きかけてきたが，その運動にも弾みがついてきたようだ。アメリカの学校の始業時間を遅らせることを率先して主張してきたウェンディー・トロクセル博士（第7章で紹介）に近年の状況を尋ねたところ，次のような答えが返ってきた。「期待できる変化が数多く進行中です。たとえばシアトルの公立学校をはじめ，アメリカ中の多くの学校が科学的事実に注意を向け，始業時間を遅らせています。また，カリフォルニア，ペンシルベニア，ニュージャージーなどいくつかの州では，健全な始業時間に関する法律を制定しようという心強い動きがあります。イギリスではさらに一歩進んでいて，希望する場合は，すべての中等学校が午前10時に始業できるようになっているんです！」。睡眠研究者は学校の始業時間をもっと遅くすることを以前から訴えてきたが，学校での疲労感にうんざりした16歳の少女が，この件に関するオンライン請願運動を始めたと知り，わたしは感銘を受けた。

睡眠に対する世間の考え方の変化に励まされるようにその他の動きも進行中で，「夏時間を廃止せよ」という提言もその一つだ。現在，世界中の多くの国では時計を年に2回変更する。「春に進め秋に戻す」という合言葉のもと，春が来れば時計を進め，秋には巻き戻すのだ。春に行われる夏時間への切り替えは，朝に浴びる光を減らし，夜に浴びる光を増やすことにつながる。これは早朝の暗闇のなかで過ごす時間が長くなることを意味し，新聞配達をする子どもやオーブンに火をつけるために起きるパン屋，ごみ収集作業員，バリスタ，市役所職員，それにもちろんわたしたちの多くにとっては，朝がいっそうつらくなる。そして，夏が来れば長く気持ちのよい夕べを過ごすことになり，バーベキューをしたりリラックスしたりするにはうってつけでも，眠ることを考えるとあまりよいことではない。眠くなるには暗闇が重要であることを考えると皮肉だが，夜の光は夏時間の主な利点とみなされている。一年の残り（つまり秋から冬にかけての期間）は，「標準時間（あるいは冬時間）」と呼ばれるものが使用される。

ではなぜ，夏時間を廃止して恒久的な冬時間（何やら『アナと雪の女王』のストーリーのように聞こえるが[*1]）で生活したほうがよいのだろう？肝心なのは，そうすれば時計の同調性が増すという点だ。体内にあって太

＊1　「冬時間」のような用語を使うのは問題があると科学者は指摘している。恒久的な標準時間制の実施に対する抵抗感を助長する恐れがあるからだ。もちろん，時計をどうセットしようと，総合的な光の量に変わりはない。

陽の影響を受ける時計と，外界の時計——腕時計や掛け時計——との整合性が高まるのだ。学校の早い始業時間や海外旅行，問題の多いシフト勤務などのせいで生理機能と矛盾する生活をしていると，健康に問題が起こることがある。こうした考え方を支持する証拠が，同一標準時を用いる時間帯内のさまざまな場所で生活している人々の健康を調べた研究から得られている。時間帯の西の端に近い場所で暮らす人ほど，体内時計と腕時計との食い違いが大きい。体の内と外の時計が同調していないこうした西方居住者のほうが，より大きな健康問題を経験し，平均余命が短いのだ。

夏時間には長期の重大な悪影響の可能性があるだけでなく，短期的にも，時計を進めると体にストレスがかかって睡眠不足になったり，心臓発作や交通事故の頻度が増したりするといった数多くの問題を引き起こすおそれがある。ヨーロッパ生物リズム学会に加え，ほかの睡眠および概日リズムの学会も，恒久的な標準時間を強力に支持する夏時間反対声明を承認している。声明には，恒久的な標準時間への変更が，より適切な体重や心臓の状態，アルコールやタバコの消費の減少，がんの症例数の減少，精神的な健康の改善，学校および職場での遂行能力の増大といった健康上の改善をもたらしうることを示唆する証拠が引用されている。

それにもかかわらず，世界中の政治家はいまだに，恒久的な標準時間と恒久的な夏時間（最悪のシナリオ）のどちらを導入するのが最善か，それとも二つを交互に使用するべきかを討議し続けている。立法府の議員たちも混乱状態にあるらしく，カリフォルニアでは二つの法案が同時に検討されているという。一つは恒久的な夏時間への切り替えを提案し，もう一つは学校の始業時間を遅らせることを提案している。皮肉なことに，前者を実施すれば後者のもたらす恩恵は帳消しになってしまう。

睡眠への配慮はわたしたちの生活のほかの領域にも浸透している。この

2年ほどの間に，コーヒーショップが子どもにカフェイン入りの飲み物を提供することを断っているという記事を見かけるようになった。わたしが住むカフェ文化花盛りの近隣でも，青少年の一団が無害なミルクシェイクのように見えるものを握ってコーヒーショップからぞろぞろ出てくるのをよく見かける。だが，実はカフェインたっぷりの飲み物である可能性も高い。クリーム入りの甘い飲み物は子どもには魅力的だろうが，子どもの食生活にこれ以上カフェインを加えるのは心配だ。1990年代の「アルコポップ」の人気を思い出さずにはいられない。アルコールとレモネードのようなフレーバーを組み合わせたもので，子どもが好みそうなため，危険な飲み物とみなされた。消費者の反発を買って一部の店からは撤去され，棚に残ったものには高い税金がかけられた。

子どものカフェイン摂取に関する研究には限界があるので，どれくらいまでなら問題がないのか，本当のところはわからない。きわめてまれではあるが，過剰なカフェイン摂取で死に至ったという恐ろしいケースがあるようだ。イギリス政府も危険性に気づいているように思われる。この本を書いている時点では，子どもへのエナジードリンクの販売を禁止しようという計画もある。だが，それでは不十分かもしれない。若い人たちのカフェイン摂取に関する議論が進み，しかるべき方向に向かうことを期待したい。

イギリス政府は睡眠をめぐる昨今の傾向にまた別の方面でも機敏に反応し，人生の各段階で必要な睡眠の量に関する勧告の作成を計画している。それによって健康が改善され，国民医療サービスの負担が減ることが期待されている。

科学も着実に進み続けている。2017年のノーベル賞が概日リズムに注目した研究に与えられたことを機に，その年だけでも睡眠や概日リズムの論文が何千件も発表された。このテーマに関するわたし自身の研究も続いており，この分野における絶え間ない進歩と，一緒に仕事をする才能豊かな人々の存在が大きな刺激となっている。睡眠研究は，ほかの科学分野にも広がりつつある。わたしは今，発達心理学の一流誌である『ジャーナル・オブ・チャイルド・サイコロジー・アンド・サイキアトリー』の特集記事の共同編集にあたっているが，睡眠だけに焦点を合わせた特集になる予定だ（2020年9月29日公開。https://acamh.onlinelibrary.wiley.com/doi/full/10.1111/jcpp.13331）。取り上げる論文は，子どもを侵す心理学的な障害，たとえば不安症，抑うつ傾向，薬物使用，注意欠如・多動性障害（ADHD）などと睡眠との関連を論じたものになる。この特集記事がきっかけとなって，睡眠と若者の心の健康というきわめて重要で動きの速い分野で，さらに多くの研究が行われることを願っている。

一般の人々の知識や行動，政策検討，科学的進歩における最近のこうした進展は，わたしたちが睡眠のユートピアに到達したことを意味するのだろうか？　残念ながら，そうではない。睡眠に関する知識は以前より手に入りやすくなっているものの，ある種の神話がいまだによく見られる。たとえば，睡眠中は脳が働いていないとか，少ない睡眠で最高の成績をあげる方法があるなどの主張がまかり通っている。そのうえ，いささか皮肉なことに，ダニング＝クルーガー効果，すなわち専門知識の豊富さと自らの知識レベルに対する自信の大きさが必ずしも比例するわけではないという現象のとおり，最低レベルの専門知識しかもたない人が，しばしば自分のスキルを最大限に過大評価している。わたしたちの日常生活に睡眠がどれほど大きな影響を及ぼすかについて最低の知識しかない人が，自分の（限られた）知識に絶大な自信を抱くのだ。その結果，毎晩2，3時間の睡眠でもうまく頭が働くとか，眠れないときにはベッドに横になり，一生懸命眠る努力をしなければならないといった誤った考えが広まることになる。

睡眠の新しい時代におけるもう一つの問題は，その進展のスピードが予想外に遅いことだ。もちろん，重要なメッセージは大勢の人々に届いている。社会的変化という点である程度の進展は見られるものの，まだ十分ではない。たとえば，ウェンディー・トロクセルは学校の始業時間に関して進行中の素晴らしい取り組みを数え上げたあと，まだその道のりは遠いことを強調した。「この方針の利点は十分に確立されているにもかかわらず，アメリカの中学校と高校で始業時間を午前8時30分以降にしている学校はまだ20％にも届きません。ですから，たとえ強固な科学的事実があり，世間に広くメッセージが伝わっているとしても，若者が必要な睡眠時間を確実に確保できるようにするには，まだすべきことがたくさんあるのです」。

そのうえ，いくらか皮肉な成り行きではあるが，睡眠への注目度が高まった影響で，新たな睡眠問題も浮上している。つまり，正しい睡眠と誤った睡眠が存在するという認識を，より多くの人がもつようになったのだ。睡眠が肝心だと教えられたために，間違った寝方をしてはいけないと，寝ることに異常に神経質になっている人たちもいる。ある友人が最近，こんなことを言っていた。「今は睡眠があまりにも強調されすぎている。睡眠不足の悪影響についての知識がありすぎるせいで，わたしは少し睡眠にとりつかれているような気もする。そんなわたしを見て子どもたちも不安になるし，不安になればなるほど，よく眠れなくなる。なんと，子どもたちは睡眠自体に不安を感じるようになってしまった」。彼女の発言は，オックスフォード大学のコリン・エスピー教授が1965年に引用したヴィクトール・E・フランクルの次のような言葉を思い出させる。「睡眠は，手の近くに舞い降りて，こちらが何も関心を向けない限りそこにとどまるハト［のようなもの］だ。もし捕まえようとすれば，たちまち飛び去ってしまう」。

そうかと思えば，こうあるべきと信じている睡眠と，自分の実際の睡眠が食い違っているという何らかの認識から，自分は睡眠不足だと考える人たちもいる。おそらくその認識は，睡眠トラッカー（追跡装置）から得られた情報をもとにしているのだろう。いまや大人も子どももこぞって睡眠を追跡し，一部の人たちは提供されるデータをもとに自分の睡眠に不安を感じるようになっている。睡眠追跡装置は市場に広く出回っているが，睡眠測定の究極の判断基準とされる睡眠ポリグラフィーと比べれば，心配になるほど正確さに欠ける。「完璧な睡眠」を得ることへの執着があまりにも広く見られるようになったため，「オルソソムニア」という名前がつけられたほどだ。「オルソ」は「正しい」を「ソムニア」は「睡眠」を意味する。毎日の睡眠について必要以上の情報を得ることを誰もが歓迎しているわけではなく，ある人は次のように語っている。「わたしの睡眠追跡時計は不必要な感嘆符をつけることが大好きなの。まるで誰かにねちねち文句を言われているみたいで，はっきり言ってうんざり！」。

わたしは仕事仲間であり友人でもあるジェイソン・エリス教授にメールを出して質問した。彼はイギリスのノーサンブリア大学睡眠研究センターの所長で，不眠症の人々に国民医療サービスの枠組みのなかで認知行動療法を行うかたわら，不眠症の治療にあたるほかの人々の教育も手がけている。わたしが知りたかったのは，彼の臨床経験が，同僚や友人はもちろん，臨床医からわたしがこの1年間に何度も聞かされたことと一致するかどうかだった。彼は長期有給休暇中だったが，ボストンとフィラデルフィアの間のどこかを走っている列車からすぐに返事をくれた。「わたしの経験からすると，我々が今目にしているのは，『安眠過敏症』というべき人の増加だ。要するに，たいていは非常によく眠れているのに睡眠追跡テクノロジーにとりつかれてしまい，普遍的法則から自分がいかに『逸脱』しているかを割り出そうとしているわけだ。厄介なことに，個人に何時間の睡眠が必要かについて，あるいは睡眠そのものの理想的な組成についてさえ，絶対的な数値というものはもちろん存在しない。多くの場合，そうした人たちは過去にメディアを通じて嫌というほど与えられた数値（つまり8時間）を引き合いに出すが，それがそもそも事態をおかしくしているのだ」。

このような問題が増えてきていることは，科学的な情報を伝える際には常に用心とバランスが肝心であることを思い出させてくれる。何十年にもわたる研究によって，健康にとっての睡眠の重要性が明らかになったのは事実だが，そうした成果を伝える際になおざりにされてきたものがある。それは，どちらかといえば当たり前のことでありながらもきわめて大切なメッセージ，睡眠についてはまだよくわからないことがたくさんあるというメッセージだ。睡眠と健康との間の複雑なつながりを完全に理解するにはまだ多くの研究が必要であり，研究のある種の分野では互いに相反する結果が出ているのが現実なのだ。メディアがよく報じている関係性のなかには，根拠の薄弱なものや研究結果が再現されていないものがある。そのうえ睡眠の改善は，生活に役立つ可能性のある多くの変化のなかの一つにすぎない。ところが，そうしたほかの変化はどれも，インパクトのある見出しにはならない。

それに，睡眠不足で死ぬことはないというメッセージも，十分に発信されていない！　これは不眠症と死亡率との関連を調べた最近の研究論文で特に強調されている点だ。論文では17件の別々の研究データを利用しており，実験参加者の総数は3,600万人を超える。追跡調査の結果，不眠症[*2]の症状を訴えていた人々はそうでなかった人々と比べて，死亡の可能性に

＊2　不眠症は「短時間の睡眠」と同じものではない。不眠症であっても，ひと晩あたりの推奨睡眠時間は確保できているかもしれない。同様に，睡眠時間が短いからといって不眠症とは限らない。

関して統計的に意味があるほどの増加を示さなかった。さらに興味深いことに，睡眠薬の服用と死亡リスクの増大にはつながりがあった。これは睡眠薬の処方には慎重であるべきだという一般的な合意とも一致する。総合的に見てこの研究結果は，不眠症の人の平均余命に関する心配は不要だというメッセージとなっている。これが広まってくれればよいのだが，果たしてそれほど大きく世間に伝わっているのかどうか，わたしにはよくわからない。それでも，このバランスのとれた全体像を提供することは，夜にベッドで繰り返し寝返りを打つ人たちには大きな意味がある。

眠る能力を失ってしまうのではないかと心配する人々もいるが，睡眠剥奪研究はもちろん，車のハンドルを握りながら眠り込むという恐ろしい事例からも，必要な場合には体が睡眠をいかにすばやく手に入れるかがはっきりわかる。睡眠が重要であることに疑いの余地はなく，わたしたちはあらゆる機会を活用して，必要な休息を確保すべきだ。もしそれができないなら自分の限界を心得ているべきで，たとえば寝不足だったり眠気を感じたりしたときは，決して運転してはならない。とはいえ，この件について議論する際にはバランスを忘れないようにする必要がある。

睡眠の大切さが社会に浸透している一方で，最も睡眠不足になりやすい人たちがなぜもっと注目されないのだろうか？　たとえばアメリカとメキシコの国境にある拘留施設では，一日24時間，明るい光のもとで生活している人々がいる。安全のための措置とはいえ，概日パターンや睡眠に悪影響があることは間違いない。これは路上で眠ろうとするホームレスの人々にも当てはまる。ウィリアム王子が戸外で寝るホームレスの人々の窮状に光を当てたのは10年以上も前のことだ。それにもかかわらず，睡眠の重要性に対する社会の関心の高まりが，最も苦しんでいる人々のための十分な支援や資金提供につながっていないことに衝撃を受ける。

わたしは長年，戸外で寝るということについてたびたび考えてきた。わたしの人格形成期に母が何年か，ホームレスの人々を相手に仕事をしていたからだ。母に電話をして，ホームレスの人々が睡眠に関してどんな困難に直面しているか，もっと情報をもらうことにした。70代になった母は退職して，今はわたしや妹の子育ての手伝いに多くの時間を費やしているが，家のない人々を助けたいという情熱はまだ失っていない。母はわたしに，テントで眠り，毎日そのテントを担いで何マイルも歩くあるホームレスの男性の話をしてくれた。夜にはすっかり疲れ切っているので，驚くほどよく眠れると言っていたそうだ。ただし，ギャングや動物にテントを囲まれ，次にどうなるかわからないという恐怖の時間だけは別だという。

これは，戸外で眠る人たちから母が長年の間に聞いた多くの話の一つにすぎない。「多くの人が，通りすがりの人から攻撃されたり，侮辱的な言葉を投げつけられたりするのを恐れていた」と母は言う。「そして，身を守るために集団にとどまる人もいた。集団で真夜中まで話が弾むと眠るのは不可能だったけれど，一人ぼっちではないという安心感が得られるからだ。路上で寝る人たちは段ボールの上に寝袋を広げて寝ることが多かった――それでも舗道は固く，寝心地はよくなかったと思う。雨や雪が降っていて寒いときには全然眠れなかったはずだし，戸外で寝る人たちにとって，早朝まで歩き回るのは珍しくなかった」。

母の話はさらに続く。「なかには，もし眠るとしてもどちらかの目は開けていて，ぐっすり眠ることなんてない気がするという人たちもいた。何日もちゃんと眠っていないという話も聞いた。酔いつぶれるまでお酒を飲んで，飲むと恐怖感を追い払うのにいくらか役立つ気がすると話す人もいた。けれどもそんなことが長続きするはずはなく，結局は体を壊すことになる。永遠に疲れがとれないように感じるというホームレスの人たちがあまりにも多かった。日中にドロップ・イン・センターに立ち寄って1時間か2時間寝ることもあったけれど，決まった睡眠習慣はなかった。圧倒的に多いのは拒絶されているという感覚，誰も本当に気にかけてはくれない，誰の手もわずらわせることはできないという思いだった」。

路上で寝ていない人々でさえ，似たような問題から逃れられなかったと母は言う。「話を聞いた人の多くが，拒絶されているという根深い思いがあって，他人に助けを求めることができないと言っていた。知り合いの家のソファを渡り歩いている人たちでさえ，歓迎されていないと感じることが多く，立ち去るよう言われるのではないかと，1カ所に長くとどまることを恐れていた。だから，たとえ頭の上に屋根があったとしてもそうした感情が圧倒的に強く，なかには夜になるとその思いで頭がいっぱいになり，眠れなくなってしまう人も……」。

幸い，状況はゆっくり変わり始めているようで，進行中のプロジェクトや対策を求める強力な声がある。その一つは，Amazonの創設者で世界一裕福なジェフ・ベゾスによるものだ。2018年，彼はホームレスの家族の支援を含む支援事業に20億ドルを拠出すると約束した。

ある夏の日の夕刻，わたしは自分たちの幸運に気づいていないわが家の子どもたちをベッドに寝かしつける。本を読んでいる上の子の部屋をあとにして，下の息子の部屋に侵入している夕方遅くの太陽を何とかしようと試みる。遮光ブラインドとカーテンの組み合わせも太陽には太刀打ちできず，ブラインドのたるんだ部分やカーテンの隙間から，光がこっそり忍び込んでいる。息子はその日の出来事を詳しく報告する絶好の機会と見て，学校での様子を知りたがるわたしの気持ちに乗じて，就寝時刻を遅らせることを期待する。太陽との対決を邪魔されたわたしはあきらめて退散し，息子は眠気に屈する。

自分の就寝時刻が来る前のゴールデンタイムを迎える準備が整うと，わたしは腰を下ろして，夜も光に照らされて睡眠に苦労している世界中の人たちのことを考える。母への電話のこと，そして今夜もイギリスだけでも何十万もの人たちが，どこかのソファに一夜の宿を求めようとしたり，悪くすると路上で何とか眠ろうとしたりしていることを思い返す。恒久的な標準時間制の実施を求める運動や，状況の改善を目指してこれから現れようとしているその他の取り組みに思いをめぐらす。この本が出版されてから1年あまり。この本は睡眠に関する知識にほんのささやかな進歩をもたらしたにすぎない。しかしその後も毎日のように新たな研究が計画され，論文が発表され，報道記事が登場している。睡眠問題に関する政治的なリーダーシップの発揮も見られ，支援の手を差し伸べる民間の動きもある。あれこれ考えるのはこれくらいにして，そろそろわたし自身もベッドに入ろうか —— 今こそ本当に，わたしたちすべてによりよい夜が保証される時がきたのだという思いを強くしながら。

献辞

両親のジョーとゲリー，夫の「ゴールデン・ウルフ」，そしてたまに夜行性の子どもたち，ヘクターとオルソンに。ありがとう。

■ **著者**

アリス・グレゴリー／Alice Gregory

ロンドン大学ゴールドスミスカレッジ心理学教授。オックスフォード大学で学士課程を修了。ロンドン大学精神医学研究所で博士課程を修了。睡眠と精神病理学，行動遺伝学，金縛り，頭内爆発音症候群との長期的な関連性など多様な研究分野に貢献。一般への科学情報発信に優れ，ガーディアンやBBCフォーカスなどのメディアにも定期的に寄稿。『ねむたい こいし ～読むだけで眠たくなる絵本～』（かんき出版）の著者でもある。

■ **監訳者**

西多昌規／にしだ・まさき

早稲田大学スポーツ科学学術院・准教授。東京医科歯科大学医学部卒業。自治医科大学講師，ハーバード大学医学部客員研究員，スタンフォード大学医学部客員講師を務める。日本精神神経学会精神科専門医，日本睡眠学会専門医・評議員などの資格を持つ。専門は睡眠医科学，身体運動とメンタルヘルスなど。著書は『リモート疲れとストレスを癒す「休む技術」』（大和書房），『自分の「異常性」に気づかない人たち』（草思社）など多数。

■ **訳者**

日向やよい／ひむかい・やよい

東北大学医学部薬学科（現薬学部）卒業。宮城県衛生研究所勤務を経て翻訳に携わる。主な訳書に『ダ・ヴィンチの右脳と左脳を科学する』（ブックマン社），『イカ 4億年の生存戦略』（エクスナレッジ），『交雑する人類』（NHK出版），『機能性医学入門』（アチーブメント出版），『感染の法則』（草思社）などがある。

英国式

科学が実証する 睡眠の技術

人生を最高にする眠り方

2021年12月15日発行

著者　アリス・グレゴリー
監訳者　西多昌規
訳者　日向やよい
翻訳協力　株式会社トランネット http://www.trannet.co.jp/
編集　道地恵介，杉浦映子
編集協力　株式会社ナウヒア，磯田智見
表紙デザイン　岩本陽一
発行者　高森康雄
発行所　株式会社 ニュートンプレス
〒112-0012 東京都文京区大塚 3-11-6
https://www.newtonpress.co.jp

ISBN 978-4-315-52482-6
